科学出版社"十四五"普通高等

医学技术学 论

主　　编　李真林　罗凤鸣　杨永红

副 主 编　黄　进　何成奇　刘陇黔　应斌武

编　　委　（按姓氏拼音排序）

柏　森（四川大学华西医院）　　　　陈晓航（四川大学华西医院）

何成奇（四川大学华西医院）　　　　黄　进（四川大学华西医院）

冀　飞（中国人民解放军总医院）　　李　群（四川大学华西医院）

李光俊（四川大学华西医院）　　　　李真林（四川大学华西医院）

刘陇黔（四川大学华西医院）　　　　刘婷婷（四川大学华西医院）

卢　强（四川大学华西医院）　　　　罗凤鸣（四川大学华西医院）

马新武（山东第一医科大学附　　　　孟照莉（四川大学华西医院）
　　　　属省立医院）　　　　　　　瞿　筝（四川大学华西医院）

王　振（四川大学华西医院）　　　　魏瑞华（天津医科大学）

谢　轶（四川大学华西医院）　　　　徐月萌（四川大学华西医院）

杨　必（四川大学华西医院）　　　　杨　霖（四川大学华西医院）

杨永红（四川大学华西医院）　　　　叶　铮（四川大学华西医院）

尹子文（四川大学华西医院）　　　　应斌武（四川大学华西医院）

余　伟（四川大学华西医院）　　　　张　彦（重庆医科大学）

张予馨（四川大学华西医院）　　　　张玉婷（四川大学华西医院）

钟仁明（四川大学华西医院）　　　　钟晓绯（四川大学华西医院）

周进祝（上海健康医学院）

编写秘书　瞿　筝（四川大学华西医院）

科 学 出 版 社

北　京

内 容 简 介

本教材基于医学技术学导论课程特点编写而成,涵盖了医学技术学的内涵外延、使命担当、形成与发展、研究方式与思维方法、自主革新与学科交叉,以及各分支专业的学科定位、历史与现状、培养目标、人才能力结构、职业领域与就业岗位、我国人才培养与人才需求、领域前沿与发展前景等内容,与时俱进,强调科学性、系统性,推动有深度的实质性学科交叉,传达多学科融合的创造性思维。教材紧紧围绕立德树人的根本任务,在专业内容中渗透医学人文的温度与情怀,帮助学生建立职业使命感与自豪感。

本教材面向我国高等医学院校医学技术学本科生和研究生,也可作为广大青年教师、青年医学技术从业者、职业继续教育者的参考用书。

图书在版编目(CIP)数据

医学技术学导论/李真林,罗凤鸣,杨永红主编.—北京:科学出版社,2023.11

科学出版社"十四五"普通高等教育本科规划教材

ISBN 978-7-03-077064-6

Ⅰ.①医… Ⅱ.①李… ②罗… ③杨… Ⅲ.①临床医学–高等学校–教材 Ⅳ.① R4

中国国家版本馆 CIP 数据核字(2023)第 218965 号

责任编辑:周 园/责任校对:宁辉彩
责任印制:霍 兵/封面设计:陈 敬

科学出版社 出版

北京东黄城根北街 16 号
邮政编码:100717
http://www.sciencep.com

三河市宏图印务有限公司 印刷
科学出版社发行 各地新华书店经销
*

2023 年 11 月第 一 版 开本:787×1092 1/16
2023 年 12 月第二次印刷 印张:10
字数:269 000

定价:45.00 元
(如有印装质量问题,我社负责调换)

前　言

　　医学技术学是一组医学相关专业群的总称，推动着各项医疗技术手段的革新与发展，肩负着解除患者病痛、提高人类生存质量的重要使命。医学技术学学科已形成自己特定的研究对象、学科体系、学术组织。为了适应新时代不断深化的高校教育教学改革的需要，四川大学华西临床医学院/华西医院作为医学技术本科培养的开创者，认真组织编写了这本《医学技术学导论》。本教材填补了国内医学技术学导论类本科教材空白，旨在通俗易懂、精练清晰地建立医学技术学学科版图及各分支专业的全面概览。教材充分贯彻党的二十大报告中关于教育、科技、人才是全面建设社会主义现代化国家的基础性、战略性支撑思想，紧紧围绕立德树人根本任务，坚持正确政治方向；贯彻现代医学教育"以学生为中心"的教育思想观念，强化医教协同；坚持"三基、五性、三特定"的教材编写原则；强化课程与教材思政，弘扬"敬佑生命、救死扶伤、甘于奉献、大爱无疆"的职业精神。

　　本教材主要涵盖了医学技术学的内涵外延、使命担当、形成与发展、研究方式与思维方法、自主革新与学科交叉，分别展示各分支专业的学科定位、历史与现状、培养目标、人才能力结构、职业领域与就业岗位、我国人才培养与人才需求等，强调科学性、系统性、与时俱进。同时紧扣领域前沿，重视学科交叉，面向当代医学诊疗模式和健康医疗服务新业态的飞速发展，推动有深度和实质性的学科交叉贯穿其中，传达学科最新发展前景与趋势，传达多学科融合的创造性思维，强调高度、广度、深度、维度。

　　本教材能够顺利出版，得益于全体编写人员尽心尽责的工作态度，从而按时完成了编写任务，保证了教材的质量。由于我们编写能力有限，教材疏漏之处还请各位同道和读者批评指正。

编　者

2023 年 7 月

目　　录

第一章 总 论

第一节 医学技术学的定义

医学技术学通过整合医学、工学、理学等科学原则和循证实践，促进医学理论与科学技术的交叉融合，探索与疾病相关的一系列技术与手段的原理及创新，进而推动医疗卫生事业发展和提升居民健康水平。作为一个专业集合，医学技术学的外延包含了多个专业领域，应用场景日渐为人民群众所熟知。其与临床医学相互联系、相互依存，同时也相互区别。

一、医学技术学的内涵

医学技术学是临床医学、护理学、药学、口腔医学以外的一组医学相关专业群的总称，是一门基于现代科学技术原理和实践，对直接或间接服务于临床的一系列预防、诊断、评估、治疗、康复及其他医学相关技术的理论和实践进行研究与创新的学科。学科呈现较强的实践性、交叉性和时代性的特征。

1. 实践性 信息采集、诊断提出与治疗措施实施等医疗服务实践是医学技术学的基础，学科的研究与创新过程中必须有实践的参与，同时研究与创新成果的正确性和有效性也必须通过实践来检验。

2. 交叉性 医学技术学涉及的众多医疗服务实践环节都离不开现代医疗设备的应用，基于此衍生出的学科特有的知识体系客观上存在医学与物理学、化学、仪器科学、计算机科学等多学科知识理论的交叉。

3. 时代性 当代科学新技术成果将率先在医学领域应用于患者的信息采集、诊断技术和非手术药物治疗措施的改进，同时伴有设备改进，因而医学技术学学科的发展呈现极强的时代特征。

仅谈概念可能还是相对抽象，但以下与医学技术学息息相关的场景想必大家一定不会陌生：

无论是就诊还是体检，相信大家都有过在采血窗口等待化验结果的经历。大家的血液样本采集后将经历一系列复杂的检测流程，最终呈现在大家面前的是一张张专业、清晰的报告单，这一系列的过程就是医学检验。医学检验技术为临床医生提供诊断疾病的依据，因此常被大家亲切地称为"医生的眼睛"。

大家去医院体检时都需要拍胸片，同理，大家所熟知的磁共振成像（magnetic resonance imaging，MRI）、B超、计算机体层成像（computed tomography，CT），以及通过放射治疗来对患者体内的肿瘤进行精确治疗等，都是医学影像技术在发挥作用。

随着各类电子产品的盛行，眼睛无疑成为大家获取日常信息依靠最多的器官，由此衍生出了一系列与视觉受损和双眼视功能障碍有关的疾病，不仅累及双眼，还有可能累及全身，甚至影响患者的心理健康。如何科学有效地预防儿童青少年近视，如何有效延缓儿童青少年近视的增长速度，如何合理、科学且正确地矫正近视、远视、散光等屈光不正，如何正确处理年龄相关性老视、视疲劳等非眼部器质病变性疾病，如何为低视力患者提供视觉康复从而帮助他们更好地生活……致力于为人类提供全生命周期的视觉保健，专注视觉科学及其相关的研究，这就是眼视光学。

每一个呱呱坠地的婴儿都会做听力筛查，因为有些小宝宝可能天生就听不见。现代社会的年轻人由于长期佩戴耳机可能引起听力下降、耳鸣，白发苍苍的老人由于"老年性聋"可能难以与亲人沟通交流……如何确定他们的听力情况，如何为他们选择合适的助听装置（助听器/人工耳蜗等），如何让他们听到声音、听清声音、听懂声音从而实现无障碍沟通，这就需要听力与言语康复学来提供帮助。

有一支特殊的队伍堪称重症监护治疗病房（intensive care unit，ICU）的"特种兵"，他们需要精准评估患者病情严重程度，精确予以呼吸支持和气道管理等呼吸治疗，他们就是呼吸治疗师！针对危重症患者，尤其在危急时刻需要辅以机械通气（即"插管"）或者体外膜氧合（extracorporeal membrane oxygenation，ECMO）时，如何选择适宜的启动时机与治疗模式是呼吸治疗师的工作内容。

大家时常遇到一些人，或是受伤，或是因病手术，病情稳定后却始终无法回归正常的工作和生活，甚至无法完成简单的走路、吃饭、穿衣动作。这就是康复治疗存在的意义：聚焦生理和心理功能的恢复。小至运动损伤导致的软组织损伤或骨折，大至车祸导致的脊髓损伤或脑外伤，以及老年人群最常见的卒中，都可通过针对性的康复治疗来帮助他们恢复独立生活和工作的能力。

通过上述一系列场景，想必大家对医学技术学有了更好的了解。

整体而言，医学技术学立足医学，与工学、理学等学科深度交叉融合，一方面研究如何更好地将最新科技应用到医学领域，另一方面推动各种医疗技术与手段本身的革新与发展。相对于计算机、电子、核技术及应用等理工类相关学科，医学技术学立足医学，可从需求端避免相关学科在技术研发中与临床需求脱节，有利于促进科研成果的转化落地，逐步解决国产医疗装备临床认可度低等迫切问题。因此，医学技术学学科所独有的医学与工学、理学等学科天然融合的特性，使其与上下游学科具有不可替代的互补性。

二、医学技术学的外延

基于前述医学技术学的内涵，由此引申出具备相应本质属性的一切对象为其外延。在我国，医学技术学作为健康相关专业的集合，包含了一系列聚焦健康促进、预防、诊断、评估、治疗、康复及其他医学相关技术的专业。每一个医学技术学专业各有聚焦，但可能同时承担着多个技术角色，共同构筑临床诊疗的全流程闭环。

1. 医学检验技术　是一门运用现代物理、化学方法和实验室技术，借助高科技精密医疗仪器设备进行检测，为临床提供实验室诊断的学科。其研究的对象主要是与疾病相关的体外诊断、检测、监测、治疗效果检查、结果解读等所需的技术和能力。从业人员工作场景：医院检验科、疾病预防控制中心、科研院所、独立医学实验室、检验诊断设备公司及研发机构等。

2. 医学实验技术　是一门以基础医学、临床医学和生物学为指导，应用一系列病理学、药理学、生物化学、细胞生物学、分子生物学、生物工程学、生物信息学等学科实验技术对医学问题进行研究，并促进新实验技术的开发和应用，旨在为疾病的发病机制研究和治疗手段、疾病防治的新方法和新材料、药物新用途的开发提供科学依据和研究方法。从业人员工作场景：疾病预防控制中心、食品药品检验机构、科研院所、医药相关企业及研发机构。

3. 卫生检验与检疫技术　是一门以一系列物理、化学、微生物和分子生物学等技术为手段，检测并研究环境、人体及人群健康相关的物理因素、化学因素、生物因子和生物标志物，为评价环境的卫生安全性和人群的健康状况、溯源健康危害因子，以及为进行风险评估、预警和对健康危害采取应对措施而提供技术支持和可靠依据的学科。从业人员工作场景：疾病预防控制中心、市场监督管理局、环境保护局、海关、医院和第三方检测中心等。

4. 医学影像技术 是一门研究医学影像摄影与数据采集、传输、处理和存储，以及放射防护的学科，其主要研究对象是医学影像检查技术，包括数据采集、传输存储、图像后处理技术和介入放射学技术。从业人员工作场景：医院放射科、科研院所、医学影像设备公司及研发机构等。

5. 超声医学技术 是一门集临床医学、声学和计算机科学的融合学科，使用一定频率范围的超声波与人体相互作用，通过检测某一特定声学参量并以 B 型、彩色多普勒等多种方式显示生物体组织结构或功能状况，进行超声影像学检查、辅助诊断、治疗的学科。从业人员工作场景：医院超声科、科研院所、医学影像设备公司及研发机构等。

6. 放射治疗物理技术 是一门以现代医学和物理学为基础，研究电离辐射（放射线）与非电离辐射用于人类疾病治疗过程中的物理现象，寻求现象后面的规律，建立新的原理、方法和技术，并加以应用的学科。研究内容包括肿瘤放射治疗物理学、肿瘤放射治疗技术学、核医学物理学、辐射防护等。从业人员工作场景：综合医院放射治疗科、肿瘤专科医院、科研院所、放射治疗设备公司及研发机构等。

7. 眼视光学 是一门运用现代光学原理与技术解决视觉障碍，结合理学、工学各学科特点，以保护人眼视觉健康为主要内容，以建立全生命周期人眼健康综合管理诊疗体系为目标的新兴交叉学科，其研究内容涵盖现代医学、光学、材料学、生物医学和神经科学等多学科，包括屈光检查和配镜，眼病的检查、诊断和处理，视觉系统异常的康复等。从业人员工作场景：综合医院眼科、眼科专科医院、妇幼保健专科医院、科研院所、眼镜或眼视光学器械公司及研发机构等。

8. 物理治疗学 是一门从功能障碍角度研究健康问题发生的原因、机制及治疗的学科，其通过一系列评估获取功能障碍诊断，并有针对性地采用功能训练、手法治疗，借助光、电、声、磁等物理因子治疗技术来恢复、改善或重建躯体功能，旨在提供全生命周期的服务以发展、维持和恢复人们的最大运动能力和功能，从而应对衰老、受伤、疾病、失调以及环境因素带来的威胁。从业人员工作场景：综合医院康复科、康复专科医院、科研院所、疗养机构、保健中心、运动健身机构、康复治疗设备企业及研发机构等。

9. 作业治疗学 是一门以服务对象为中心，对作业活动及其与健康的关系开展科学、系统的研究，并应用作业活动改善个体的躯体、心理、社会功能，促进活动和参与能力，提高健康与幸福感的医疗卫生专业，旨在通过与个人和社区合作，或通过改变作业活动或改良环境，促使患者能参与自己想要做、需要做或被期望做的作业活动。从业人员工作场景：综合医院康复科、康复专科医院、科研院所、疗养机构、特殊教育学校或照护中心等。

10. 呼吸治疗学 是一门以心肺生理学、病理生理学、生物医学工程学等为基础，融合呼吸与危重症医学、麻醉学等多学科知识，以培养评估、治疗和预防心肺急性或慢性功能障碍专业人才为目标的学科。从业人员工作场景：医院呼吸治疗科/重症医学科/呼吸与危重症医学科/急诊科、科研院所、疗养机构、呼吸治疗设备公司及研发机构等。

11. 听力与言语康复学 是一门研究人的听觉生理病理、听觉功能障碍以及言语语言病理学的交叉应用学科，致力于帮助有听力和平衡功能障碍的人群，向言语、语言、社交、认知沟通和吞咽障碍患者提供全生命周期的专业治疗和康复服务。从业人员工作场景：综合医院耳鼻喉科/康复科、耳鼻喉/康复专科医院、言语语言康复中心、疗养机构、助听器/人工耳蜗设备公司及研发机构等。

12. 医学营养学　是一门以营养病理生理为基础，研究复杂生命代谢体系下系统疾病的营养治疗，采用循证医学、特膳临床试验等手段，旨在为健康或疾病状态下的个人或团体提供营养调治策略及手段的学科。营养调治策略及手段包括营养调查、宣教和科普、营养咨询和指导、饮食管理、营养治疗与监测、特膳食品/食物管理和研发、营养政策制订等。从业人员工作场景：综合医院营养科、妇幼保健院、医养结合机构、社区服务中心、养老机构、科研院所等。

13. 病理技术　是一门研究如何创立和运用多种传统与现代生命科学实验技术与方法，如常规组织学技术、特殊染色技术、免疫组化技术、分子病理技术、细胞病理技术、电镜技术、解剖学技术、数字病理技术等，探讨疾病的病因、机制与病理变化，为认识疾病的本质和疾病的病理诊断提供技术支撑的学科。从业人员工作场景：医院病理科、疾病预防控制中心、科研院所、独立医学实验室、病理诊断设备公司及研发机构等。

14. 口腔医学技术　是一门以口腔临床医学、口腔修复学、口腔材料学、口腔生物力学、口腔解剖生理学、口腔美学、医学心理学、精密铸造与加工、色彩学和雕塑学等为基础，研究各类口腔修复体的设计、加工、制作和修补等工艺技术的学科，融合医学、理学、工学和艺术等多个领域形成一套独特知识系统的学科。从业人员工作场景：综合医院口腔科、口腔专科医院、口腔修复工艺技术加工中心、科研院所等。

15. 医学工程技术　是一门融合理学、工学与医学的交叉创新学科，以国家医学装备领域重大需求和现代医学临床需求为牵引，以临床问题为导向，运用现代医学和工程技术的理论、方法，探索医学装备创新与转化应用、医疗器械监管与评价相关研究的学科。从业人员工作场景：医院工程科、科研院所、医疗器械企业及研发机构。

16. 健康数据科学　是一门以计算机科学、数学及统计学等方法学科为支撑，以生物学、医学、管理学、环境科学、社会学等学科为应用场景，主要研究数据的采集与使用规范、数据安全、数据存储与管理及健康领域应用，以便更好地实施和研究人类疾病的预防、诊断和治疗的学科。从业人员工作场景：医院健康管理中心/信息科、科研院所、医疗信息服务/计算机软件/互联网技术相关企业。

鉴于社会经济和科学技术发展阶段的差异性，不同国家对医学技术学的外延有不同的界定，因此我们从学科角度探讨的医学技术学外延并非一成不变。学科是按照知识内在逻辑而组织的知识体系，而专业是按照社会应用逻辑而组织的知识体系。从专业的角度而言，与学科发展起步较早的欧美国家相比，我国医学技术学现阶段包含的专业领域与职业种类相对较少，但随着科技的不断创新、学科交叉的不断深入，现代技术应用与医学整合的速度不断加快，新兴的医学技术学专业将不断涌现。近年来，我国众多高校也在结合院校特色、地方需求，持续探索多元化的医学技术学人才培养模式，如 2020 年纳入我国《普通高等学校本科专业目录》的特设专业"智能医学工程"，2021 年纳入的"生物医药数据科学""智能影像工程"等。伴随着医学技术学学科和专业的快速发展，将发展出更多客观、准确、高效的诊疗技术和健康促进手段。

三、医学技术学与相邻学科的关系

医学技术学作为医疗团队的重要组成部分，与临床医学协同工作。两个学科相互联系、相互依存，同时也相互区别，在研究对象、人才培养目标、从业资质要求等方面存在显著的差异。

（一）研究对象不同

临床医学及其从业人员重点关注疾病的诊疗，而与之不同的是，医学技术学及其从业人员重点关注的是围绕疾病所产生的一系列健康促进、预防、诊断、评估、治疗、康复等技术服务。医学技术学立足于医学理论的发展与创新，紧密结合相关学科领域的技术前沿，如电子自动化技术、计算机信息技术、生物医学工程技术等。医学理论与科学技术的交叉融合，形成了医学技术学特有的学科体系和知识架构。

（二）人才培养目标不同

鉴于医学技术学与临床医学两者研究对象的不同，其人才培养目标也相应地有显著的差别。临床医学旨在培养掌握基础医学、临床医学基本理论和医疗技能，掌握对常见病、多发病的诊治和急、危、重症的处理，具备一定临床医学科学研究能力的临床医师。而医学技术学旨在培养既具备医学相关共性知识又具备某一特定医学技术学学科领域专业知识和技术特长，兼具技术实施及创新能力的医学技师。

（三）从业资质要求不同

临床医生必须通过执业医师资格考试，取得执业医师资格并经过注册，其职称级别包括医师、主治医师、副主任医师、主任医师。而我国医学技师因涉及多个职业类别，并无统一的执业资格考试或注册制度，且受发展阶段和国家政策等多方面因素影响，各职业类别的具体情况也有所不同。相对成熟的职业类别，如影像技师、检验技师、康复治疗师、眼视光技师等，已有人力资源和社会保障部、国家卫生健康委共同组织实施的全国性卫生专业技术资格考试。但与临床医学相比，上述卫生专业技术资格考试并非准入性的执业资格考试，而是旨在表明该从业人员是否已具备担任相应职称级别的水平和能力，供用人单位根据工作需要从获得资格证书的人员中择优聘任。职称级别包括技师、主管技师、副主任技师、主任技师。

第二节 医学技术学的价值

在工业化、城镇化、人口老龄化以及疾病谱、生态环境、生活方式不断变化等带来的新挑战背景下，社会对优质高效医疗服务的迫切需求对医学技术学学科的发展提出了更高的要求。医学技术学一级学科肩负着"提升医疗服务水平和质量"与"创新医疗卫生服务供给模式"的重要使命，正不断拓展在整个医学领域中所发挥作用的广度和深度，研究领域从传统医学技术学向医学人工智能、健康大数据技术等方向迈进，为个体化医学、精准医学的发展提供坚实保障。

整体而言，医学技术学一级学科的人才培养和科学研究对全面落实"四个面向"战略部署具有重要的支撑作用。"面向世界科技前沿"，发挥多学科融合特性，创新诊疗技术手段，让优质医疗资源服务于人民全生命周期。"面向经济主战场"，实现高端医疗装备国产化并参与国际市场竞争。"面向国家重大需求"，打破国外垄断，解决"卡脖子"问题，实现关键诊疗技术的安全、自主和可控。"面向人民生命健康"，以临床需求为导向的"产学研用"一体化发展，助力实现健康中国和全民健康。

一、提升医疗服务水平和质量

在现代科技的推动下，医学在基础研究、诊断工具、治疗设备、药物研发等方面取得革命性突破。新技术突飞猛进，正以前所未有的发展势头，不断颠覆以往的诊疗技术和方法，突破了原有的诊疗瓶颈，开拓新的治疗领域，持续推动生物-医学模式向生物-心理-社会医学模式的重要转变。医学诊疗模式的变化，带来了学科建设、人才培养、管理方式等方面的重要改变。技术、管理、多学科等因素快速推动现代医疗逐步形成了自身多元的发展趋势，重塑医疗的整体格局。

从疾病诊疗的过程和结果看，存在着医疗诊断治疗的同质化和个性化并存的趋势。伴随着医学中知识更迭更加快速、仪器应用更加广泛、诊疗方法更加多元，其结果是分工协作更加普遍。一系列医学技术职业种类应运而生并持续壮大，以"专而深、细而精"的特点成为现代医学职业队伍中不可或缺的重要成员，形成组织结构严密、技术相互弥补的综合体。在前述的专业分支内涵中可以看出，医学技术学各专业领域都承担着将某一系列技术应用于某些特定需求场景，直接或间接服务于临床的使命。

在临床与科研一线工作中，医学技术人员通过技术应用与技术创新，持续提升医疗服务水平和质量。首先，技术应用是将相关学科的理论技术成果应用于医学实践。而与此同时，除了研究如何更好地应用，医学技术学还推动着各种医疗技术与手段本身的革新与发展。具体而言，技术创新包括两个层面：其一是结合临床实际需要，对现有技术手段进行再创新、再应用，持续提升临床诊疗水平；其二是通过自主技术创新理论与实践，创造出一种优于先前的全新的技术方式。

随着医疗需求的逐步提高，以及大数据、云计算、5G网络等新技术的快速发展，医疗器械创新的趋势是自动化、远程化和个性化。人类的创造性思维是不可替代的，人机协同的智能化诊疗方法成为解决临床问题最高效的方式。科技发展、仪器设备小型化和人工智能的应用，使医疗行业正在逐步形成"医生现场诊断—远程控制诊断—人工智能辅助自我诊治"的趋势。以下是一系列技术创新服务于医疗服务水平和质量提升的实例：

1. 运用大数据技术，医学影像技术领域研发了肺结节人工智能（artificial intelligence，AI）辅助诊断及智慧管理系统，实现结节的定位识别和定性辅助诊断，从而建立肺癌及肺结节全周期管理模式。肺癌早筛早诊早治系列技术极大地提高了肺癌的早期诊断率和5年生存率。

2. 与之相类似的，眼视光学领域通过对大数据、深度学习等方法和技术的统筹分析和应用，结合纵向随访研究，重点监测人群的眼部健康指标变化，对眼部疾病和视觉异常进行预警和诊疗。如通过儿童青少年的视力、眼轴长度、屈光度等指标变化和增长对近视等其他眼部疾病开展患病危险因素、预防、进展的预估和诊疗，从而建立起基于人眼生理指标的全生命周期健康发育监管及诊治管理体系。

3. 运用神经网络技术，放射治疗领域基于海量临床数据，学习并构建了目前最先进的器官分割和剂量预测纠错框架，实现头、胸、腹、盆腔及乳腺自动靶区勾画与剂量预测，显著优化治疗方案，极大地节省了靶区和危及器官勾画时间与放疗计划时间。

二、创新医疗卫生服务供给模式

在技术应用与创新的基础上，医学技术从业人员持续创新医疗卫生服务供给模式。制定行业标准、召开学术会议、举办技术培训、建设区域联盟，致力于通过技术规范助力行业服务同质化水平提升，助力形成基层首诊、双向转诊、上下联动、急慢分治的合理就医秩序，推进分级诊疗落地。以下是一系列创新医疗卫生服务供给模式的实例。

1. 运用 5G 网络技术，医学影像技术领域实现了 CT、MRI 等大型医学检查设备的远程操作检查与图像质控。通过电脑既能同屏看到所有影像和数据资料，还能实时远程操控。网络优先传输技术确保远程控制操作的安全性和稳定性，远程精准操作的应用满足了控制的精确度要求和实时性要求。

2. 运用互联网技术，医学检验技术领域建立了完善的质量控制及指导体系，保障检验同质化的长效性。大型医院所有检验项目面向区域开放，快速扩展区域检验服务能力。基层医疗卫生单位检测项目完成实验室间能力测评，并与大型医院进行周期性比对，保证联盟内检验结果互认。

3. 运用物联网技术，物理治疗学与作业治疗学领域实现了居家远程康复。以数字赋能的方式，开发一系列可方便老年人和残障者就医和保健的远程康复训练机器人系统，患者可以在家或者社区中进行康复训练。生理信息监测模块实时监测，治疗师可远程提供实时指导，满足居民"家门口"获得切实康复服务的迫切需求。

第三节　医学技术学形成与发展

在国际上，健康相关专业（医学技术学）已有较长的发展历史，部分起步较早的国家已形成了一套相对完善的学科教育和职业体系。与之相比，我国的医学技术学起步较晚，但学科发展快速，至今已有相当充分的人才培养探索与实践基础，行业从业队伍正不断壮大。

一、国际发展历史与现状

按照国际学科分类，医学技术学是一组专业群的总称，包含一系列各自独立的医疗健康相关专业，不同的专业有不同的人才培养模式和人才准入标准。世界各国对医学技术学专业教育都非常重视，大部分人才培养体系都包含完整的院校教育、毕业后教育和继续教育。

英国、美国等国家的医学技术学教育起步较早，体系已相对完善。美国学科专业分类目录（classification of instructional programs，CIP）、英国高等教育学科分类（higher education classification of subjects，HECoS）中均显示医学技术学已下设相当数量的亚专业或学科。与此同时，它们在办学规模、结构层次、专业认证、学校管理、教学规范、质量保证、人才准入制度建立、学科建设以及相应学术团队组建等方面都形成了独有的特色和体系。

以美国为例，其医学技术学教育体系非常成熟，人才培养领域相对丰富完善，其医疗卫生行业已形成医生、护士、医学技术专业人员培养齐头并进的格局。据医学技术专业院校联盟（Association of Schools Advancing Health Professions，ASAHP）公布的数据，在美国提供医学技术及相关工作的专职人员超过 500 万人。美国医学会（American Medical Association，AMA）划分的属于医学技术类的职业共计 32 种，包括呼吸治疗师、假肢与矫形技师、灌注师、心血管技师、医疗助理等。

在美国，医学技术各二级学科依据性质及技术含量的不同，采用广泛的职业教育与分层的学历教育相结合，涵盖短期文凭、中等教育、本科教育、硕士研究生教育和博士研究生教育。技术难度相对较低的学科，其人才培养以技能证书或学士及以下为主。技术难度较高的学科，亚专业分化更细，教育体系更完备，准入门槛也更高，人才培养以硕士或博士研究生为主。

美国联合健康教育项目认证委员会（Commission on Accreditation of Allied Health Education Programs，CAAHEP）是目前美国影响力最大的医学技术教育项目认证机构。CAAHEP 与其下属的认证分委员会合作，已审查并认可了 29 个医学技术职业类别的各层次教育项目 2500余个（表 1-1）。而眼视光学、医学影像技术、物理治疗学等传统医学技术类专业尚未包括在内。

表 1-1 美国医学技术相关专业教育项目认证一览

项目	类型	项目数
高级心血管超声技术 advanced cardiovascular sonography	证书 certificate	2
麻醉技术 anesthesia technology	证书，副学士学位 certificate, associate	12
麻醉师助理 anesthesiologist assistant	硕士学位 masters	12
艺术治疗 art therapy	硕士学位 masters	15
辅助技术 assistive technology	证书 certificate	3
心血管技术 cardiovascular technology	证书，副学士学位，学士学位 certificate, associate, baccalaureate	101
临床研究 clinical research	硕士学位 masters	4
细胞技术 cytotechnology	证书，学士学位，硕士学位 certificate, baccalaureate, masters	19
医学诊断超声 diagnostic medical sonography	证书，副学士学位 certificate, associate	663
紧急医疗服务–医疗辅助人员 emergency medical services-paramedic	证书，副学士学位 certificate, associate	630
运动生理学 exercise physiology	硕士学位 masters	21
运动科学 exercise science	学士学位 baccalaureate	94
综合性康复科学 inclusive rehabilitation sciences	学士学位 baccalaureate	3
术中神经生理监测 intraoperative neurophysiologic monitoring	证书，学士学位 certificate, baccalaureate	5
运动治疗 kinesiotherapy	学士学位 baccalaureate	2
哺乳顾问 lactation consultant	文凭，证书，副学士学位 diploma, certificate, associate	10
医疗助理 medical assisting	证书，副学士学位 certificate, associate	377
医学插图 medical illustration	硕士学位 masters	5
神经诊断技术 neurodiagnostic technology	证书，副学士学位 certificate, associate	30
假肢矫形技术员 orthotic and prosthetic technician	证书，副学士学位 certificate, associate	5
假肢矫形师 orthotist/prosthetist	硕士学位 masters	13
足科矫形师 pedorthics	证书 certificate	1
灌注 perfusion	硕士学位 masters	18
个人健身训练 personal fitness training	证书，副学士学位 certificate, associate	6
多导睡眠图技术 polysomnographic technology	证书，副学士学位 certificate, associate	42
娱乐治疗 recreational therapy	学士学位 baccalaureate	13
血库技术/输血医学 specialist blood bank technology/transfusion medicine	证书，硕士学位 certificate, masters	12
手术助理 surgical assisting	证书，硕士学位 certificate, masters	13
手术技术 surgical technology	证书，副学士学位 certificate, associate	398

注：数据来源于美国联合健康教育项目认证委员会（CAAHEP）官方网站。

表 1-1 中各种培训形式的具体内涵：

证书（certificate） 针对本科及以上在职人群，一般修读 200～300 课时并通过专业测试后取得相应证书。

副学士学位（associate） 通常由社区学院提供，学制至少 2 年但不多于 4 年，一般要求 60 学分。

学士学位（baccalaureate） 学习时间通常为 4～5 年，所有大学和 4 年制学院均可提供，最常见的为理学学士（BS）和文学学士（BA）。

硕士学位（masters） 学习时间通常为 1～2 年，约 36 学分，大多数大学和文理学院均可提供。与学士学位类似，硕士学位有两种主要类型：理学硕士（MS）和文学硕士（MA）。同时存在许多专业硕士学位，且头衔众多。

博士学位（doctorate） 最高授予学位，学习时间通常为 5～7 年，至少 72 学分，由部分公立和私立大学提供。最常见的博士学位类型是哲学博士（PhD），毕业要求包括教学性课程、笔试或口试，以及完成毕业论文。同时存在为特定专业量身定制的博士学位，通常被称为专业学位。虽然这些学位本质上是博士学位，但它们通常被视为一种独特的学位类型，并在非常特定类型的学校提供，例如，作业治疗博士（OTD）、物理治疗博士（DPT）、药学博士（PharmD）、医学博士（MD）。

二、我国发展历史与现状

在我国，医学技术学专业起源于 20 世纪 90 年代，呈现"起步晚，发展快"的特点。1996 年华西医科大学借鉴国际成熟经验开始筹办"医学技术"专业。医学技术作为专业名称，译自英文 Allied Health Professions（AHP）或 Health Related Professions（HRP）。

2002 年"医学技术"首次列入我国《普通高等学校本科专业目录》（专业代码 100309W），2011 年四川大学华西临床医学院牵头递交《新设"医学技术"一级学科调整建议书》并获国务院学位委员会批准。2012 年教育部颁发的《普通高等学校本科专业目录》中，医学技术作为独立本科专业类得到确立。2018 年教育部公布首批医学技术一级学科博士点和硕士点。2020 年医学技术首次被纳入第五轮学科评估。2022 年教育部发布新版《研究生教育学科专业目录》，新增医学技术专业学位类别。

经过 20 余年的发展，国内高校进行了一系列成效显著的人才培养探索与实践，推动医学技术学从无到有蓬勃发展。与此同时，医疗卫生机构中行业分工的重要性越发突出，医学技术学从业队伍正持续壮大。

（一）人才培养现状

截至 2022 年，我国已有 263 所高校招收医学技术类本科生，48 所高校招收医学技术一级学科研究生。其中，四川大学、北京大学、北京协和医学院、中山大学、天津医科大学、上海交通大学、南京医科大学、温州医科大学 8 所高校为医学技术博士授权点。学科年均本科招生规模 35 000～40 000 名，研究生招生规模 1500～1800 名，人才培养已初具规模。

在研究生教育层面，现阶段各培养院校通过在医学技术一级学科或相关学科下自主设置二级学科进行人才培养。培养院校较多的二级学科通常是本科教育成熟的学科，如医学影像技术、医学检验技术、康复治疗学、眼视光学、口腔医学等，也有部分新兴的二级学科方向在进行人才培养，如病理技术、辅助生殖技术等。虽然各培养院校设置的二级学科各不一致，但综合来看，进入研究生培养的二级学科日益丰富。与此同时，各高校在国家的政策支持之下，也在不断探索、持续拓宽学科的人才培养路径。2022 年教育部新增"1058 医学技术"专业学位类别，标志着学科专业学位人才培养的启航，各学位授权点院校预计自 2024 年起在该学科代码下招收并培养专业学位博士、硕士。这对于推动医学技术学学科下创新型和应用型人才分类发展，有效保障技术创新与技术应用同向同行具有积极的意义。

在毕业后教育层面，目前国内部分医院也在进行医学技术规范化培训实践。例如，四川大学华西临床医学院于 2006 年参照住院医师规范化培训，开始探索医学技师毕业后规范化培训。目前已经开设了病理技师、超声技师、超声心动图技师（心脏彩超）、动态心电图技师、耳鼻喉技师、放射技师、放射治疗技师、肺功能技师、灌注技师、核医学技师、呼吸治疗师、假肢矫形师、物理治疗师、作业治疗师、科研实验技师、临床神经电生理技师、实验医学技师、听力技师、心电图技师、眼视光技师、临床营养师共计 21 个 2 年制医学技术毕业后规范化培训项目，年招生规模已超 200 人，为临床培养各专业领域急需的医学技术学人才。

学科毕业生在医疗机构、科研院所、高等院校、高新技术企业等就业或深造的同时，也为传统医科或工科带去了新思路、新理念，并以点带面，促进知识壁垒的突破、学科的交流与融合，推动行业完成技术迭代，实现专业对行业的良性回馈，为科技创新推动各项诊疗技术手段的进步与发展起到重要作用，也为本学科初步培育了一支核心骨干师资队伍，持续优化学科人才结构。

（二）从业队伍现状

伴随科学技术的发展与进步及其在医学领域的应用，临床诊疗活动衍生出的技术手段种类日渐丰富，专业性也日渐提升，客观上需要更加细化的行业分工，让专业的人做专业的事，通过医、护、技、药、科研团队合作提升临床诊疗服务质效。因此，医学技术从业队伍正持续壮大。

根据《2022 中国卫生健康统计年鉴》统计，截至 2021 年底，我国卫生技术人员中技师（士）的总人数已达 692 183 人。依照年鉴解释，技师（士）是指检验技师（士）、影像技师（士）。更多医学技术从业人员如康复治疗师、眼视光技师、临床营养师、呼吸治疗师等暂无详细统计数据。仅以检验技师（士）来看，在过去的 20 年中其人员总数就翻了一番，增长速度又尤以近五年为显著。

与此同时，虽然从业队伍的"量"已相对庞大，但对"质"的提升仍有较大的空间，人才梯队结构的优化仍有很长的路要走。从年龄结构来讲，医学技术从业队伍无疑是一支非常年轻的队伍，34 岁及以下人员占 57.8%。从学历结构上讲，我国医学技术从业人员中研究生学历人员仅占 4.1%，本科人员占 43.1%，而专科及以下层次人员占 52.8%，高层次从业人员严重不足。

生物医药及高性能医疗器械是国务院部署的《中国制造 2025》十大重点领域之一，工业和信息化部等 10 部门联合印发的《"十四五"医疗装备产业发展规划》聚焦诊断检验、治疗等医学技术临床常用装备研发与制造，而兼具医学和理工科知识的复合型医学技术学人才是其中不可或缺的重要组成部分。随着医疗需求的逐步提高，以及大数据、云计算、5G 网络等新技术的快速发展，这种高素质医技人才匮乏的弊端势必日益突出。

与此同时，目前我国临床中已经存在的许多医学技术专业岗位，如临床电生理技术、病理技术、血液净化技术等，尚缺乏规范化、体系化的教育培训。许多上述领域的工作人员由医生、护士甚至其他没有接受过专业训练的人员转行从业。在学科的持续发展中，也必将衍生出适配的人才培养体系，以更好地满足临床医疗发展需求。

综上所述，我国医学技术学学科亟待更多的高层次人才加入。学科专业队伍整体创新水平和学术能力的提高，是我国医疗服务以及医学研究水准进一步提高的必要先决条件，对满足人民群众对高水平医疗卫生服务需求的意义重大。

第四节　医学技术学未来展望

作为现代医学的重要组成部分，医学技术学致力于研发先进的服务于疾病的预防、诊断、评估、治疗、康复等相关技术，为促进人类健康提供技术保障。医学技术学是探索生命与医学领域中人类未知世界的工具，也是临床医生获取患者信息和实施治疗措施的重要纽带，是医学发展的核心驱动力。

21世纪以来，医学技术学的规模、技术水平、成果转化取得了巨大进步，通过科技创新直接或间接服务于临床。一方面，人口结构、生活环境、生活方式等变化引发人类疾病谱的改变，人们对围绕与健康相关的衣食住行以及涉及生老病死整个生命周期全过程中的医疗需求不断增加。时代发展与社会需求是医学技术学全速革新的土壤，推动着医学技术学新型诊断技术、医疗设备、干预方法、精准诊疗、远程诊疗、共享医疗等新理念、新业态快速发展，全力保障着医疗服务水平和质量的持续提升。另一方面，医学技术学立足于基础医学、临床医学等学科理论的发展与创新，紧密结合相关学科领域的技术发展，如电子技术、计算机信息技术、自动化技术、生物医学工程技术、基因工程技术等，打破了单一学科研究模式的局限性，实现了学科领域交叉融合的复杂医学研究模式。聚焦于打破高端医疗诊断设备技术瓶颈，提高诊断效率和检测精度，借助代谢组学、宏基因组学等多组学手段和人工智能、3D打印等信息技术，在个性化治疗方式、国内外技术融合方面也显现良性的发展态势。

一、以服务全民健康需求为宗旨的自我革新

人民健康是社会主义现代化的重要标志。持续深化医药卫生体制改革，不断完善卫生健康体系，我国卫生健康事业从"以治病为中心"向"以人民健康为中心"迈进。立足全人群和全生命周期两个着力点，提供公平可及、系统连续的健康服务，落实预防为主，推行健康生活方式，减少疾病发生，强化早诊断、早治疗、早康复。

全民健康是建设健康中国的根本目的，医学技术学作为健康相关专业的集合，健康服务类型日益精细化，外延范畴越来越广已成为学科发展的必然趋势。眼视光学、医学影像技术、康复治疗学、医学检验技术、医学营养学等医学技术学传统老牌领域进入成熟体系下的高位求进阶段，其分支及相应职业岗位越发细分。康复治疗学已向着服务类型越发精确的方向发展，逐步细化为康复物理治疗学、康复作业治疗学等分支领域。医学影像技术已在放射技术、放射治疗物理技术、磁共振技术、核医学技术、超声医学技术学等细分领域全面发展。此外，医学技术学学科具有典型的交叉性特点。现代科技日新月异，随着信息技术、医学工程、人工智能、大数据甚至人文科学等领域的知识逐渐完善，新兴技术应用与医学整合的速度不断加快，还将有越来越多学科融合的新兴产物不断涌现，如生物医药数据科学、智能影像工程、智能医学工程、医学信息学等。未来，医学技术学二级学科的数量可能远大于临床医学，并持续向着全面涵盖医疗服务以及健康促进的目标迈进。

人民日渐多元化多层次的健康需求不断涌现，医学技术学将迎来持续创新与自我革新的新时代。随着病原学与防疫技术体系研究、生物安全关键技术研究、生育健康及妇女儿童健康

保障、诊疗装备与生物医用材料等多项大健康业态的迫切发展需求，医学技术学面临发展的良机。一方面要推进健康管理学、老年康复、分子诊断、智慧影像、康复机器人、辅助生殖技术、运动治疗、音乐治疗等诸多医学技术学的创新发展。另一方面，技术的进步也对医学技术学如何深耕自身，以实现解除患者病痛、提高人类生存质量的伟大目标提出了更高的要求。

2021 年第七次全国人口普查结果显示，我国 60 岁以上老年人口比例超过 18%，预计 2033 年左右进入占比超过 20% 的超级老龄化社会，之后持续快速升至 2060 年的 35%。针对这样的现实，如何积极应对人口老龄化，推动早诊断、早预防、早干预、早治疗的技术和方法在临床诊疗中的广泛应用已经成为医学技术学未来发展的一个重要命题。在人口老龄化速度加快的态势下，眼视光学致力于对老龄化眼部疾病指标的早期识别、衰老带来的非疾病性视觉功能下降的预防或延缓方法的探索。营养治疗学致力于老年慢性病家庭营养管理技术及模式研究和转化推广，不断细化医疗技术和疾病诊疗的临床规范和指南，为临床实践提供更准确的参照标准，推动临床应用向更加规范、透明、安全协同的方向发展。听力学致力于建立完善的老年性听力筛查、诊断、干预、康复系统，尽量延缓或避免老年认知功能的下降。物理治疗、作业治疗、言语治疗、心理康复、传统康复治疗、康复工程等理念与手段已充分融入医养工程，促进康复服务下沉、放大，在慢性病管理、术后康复、运动损伤后为老年人提供更多元化的协作康复治疗，帮助老年人有限度地恢复健康功能，提升生命质量。

医学技术学直面人民健康需求痛点，充分吸收、整合、运用现代科学技术，发展出众多客观、准确、高效的诊疗技术和健康促进手段，实现高质量的理论创新、方法创新、技术创新，为人民健康保驾护航。在抗击新冠肺炎疫情中，面对医学影像技术人才的严重缺乏，华西放射影像技师团队率先实现"隔空打 CT"。利用 5G 网络高带宽、低时延特点，全球首次完成千里之外 CT 的异地实操检查（图 1-1）。把远程会诊升级至异地实操，探索优质专家资源实时

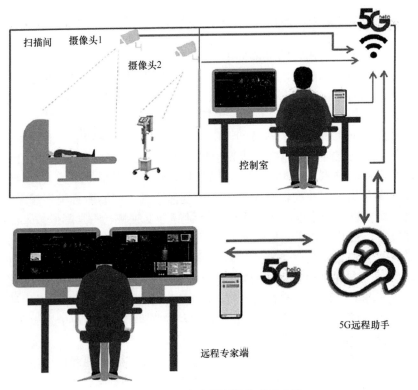

图 1-1 5G 远程实景影像检查示意图

下沉，为影像检查的同质化和远程质量控制打下坚实的基础。呼吸治疗师通过精准评估患者肺部情况，制订精细合理的肺康复计划，被称为 ICU 里的"特种兵"。重症呼吸康复的策略优化、守护重症患者"生命之门"必将是呼吸治疗持之以恒的重大课题。同时，如何精进对慢性呼吸疾病管理，如何积极开发器官保护性通气策略和个体化镇痛镇静策略，降低患者痛苦，改善患者预后，也将是呼吸治疗重要的研究方向。我国恶性肿瘤的发病率与病死率居高不下，严重危害了人类的生命安全，放射治疗作为肿瘤的隐形手术刀，始终致力于采用比手术精度更高的方式对肿瘤进行精确打击，应对人体呼吸运动对肿瘤精准定位带来的影响，最小化对正常组织的损伤，对患者影像指征与呼吸模式等的变化实时监控与判断，进而及时调整诊疗方案。眼视光学一直致力于守护国民"睛"彩世界，我国是近视大国，高发病率与发病低龄化已成为困扰国民的重大卫生健康问题，高度近视所带来的不可逆致盲风险不容忽视，近视机制与近视防控将一直是围绕国民健康的恒久话题。同样，成年人用眼过程中的视疲劳等双眼视功能损伤的治疗与康复手段仍是临床诊疗中的一大瓶颈。这些看似老生常谈的研究方向，实则仍需要长久持续的深耕发力与创新精进。

二、面向多学科交融时代挑战的全方位创新突破

新技术革命以信息技术为核心，以社会生产及生活的自动化为目标，以智能化为发展方向。人工智能、大数据分析、高分辨影像学诊断以及生物新材料等快速发展，高科技智能医疗装备全面普及应用，精准医学、分子医学、转化医学登上历史舞台，为医学保健、诊断、治疗等各个方面带来了全新的面貌。将不断涌现的新兴事物和现象纳入学术研究的范畴成为新时代对科学研究的客观要求。同时，当代知识更新和学科发展已经步入多学科交叉融合的时代，单一学科的研究范式与思维模式难以实现科技创新和解决复杂的重大问题。在此契机之下，探索多学科交叉融合的科研创新突破，成为医学技术学创造学术制高点与新增长点的现实需求，具有多学科背景的"医学+"拔尖创新人才亦成为我国人才市场最具核心竞争力的群体之一。

医学技术学作为对医疗装备高度依赖的行业，与电子、自动化、机械、仪器等领域具有天然的、紧密的融合特性，同时各专业分支各具特色、各有侧重，对相关理工学科的知识基底与实践运用有着很高程度的需求。比如化学及化学工程相关理论为医学检验技术夯实基础，图像处理算法的优化开发为医学影像技术学术创新插上双翼。在学科发展成熟的过程中都离不开将理工科的理论知识、技术手段和信息工具运用到医学领域，实现对人类健康事业和生命科学领域的深度探索。同时，医学技术学多学科融合科研创新的出发点永远是解决临床真需求，牢牢把控科研成果转化落地的方向。医学技术学不仅是科研创新的独立学科力量，也是技术、设备研发及应用的桥梁学科，能够为其他学科的创新成果提供测试、验证、迭代优化应用和数据反馈。医学技术学与理工类上下游学科在技术攻关中有着不可替代的互补性，多学科融合创新紧扣临床需求，其领域范畴丰富、直击国际前沿。比如远程移动医疗、智慧影像、医学分子诊断技术、医学装备创新开发与应用、医疗物联网研究、智能康复与技术研究、智能机器人和未来医学应用、新型医用材料研发与转化应用、生物医学检测芯片、微纳生物传感器等。

如果说医学与前沿科学技术的交叉融合是助力现代医学发展突破瓶颈，助力健康医疗突飞猛进的强心剂，那么医学与人文社会科学的碰撞则为临床科学理性注入了温度与关怀，指明了医学发展的实质需求以及未来的发展方向。医学关注人类的身体健康，而人文社会科学

思考人类的心灵，医学与人文之间有着天然的联系。医学与人文的深度融合发展是以尊重人的尊严和价值为基础，协助医者坚守"以患者为中心"的理念，树立"为人民健康谋福祉"的崇高理想。以整体观看待人的疾病和健康，要充分考虑个体心理、生活方式、生物遗传、社会环境等各方面因素对于疾病和健康的重要影响，为现代医学临床诊治水平提升、技术科研创新等牢牢把控着方向。促进生物-心理-社会医学模式的进一步发展，缩小我国与发达国家在医学人文研究和教育方面的软实力差距。医学人文的研究对象很广泛，如医学史、医学哲学、医学伦理学、医事法学、医学社会学、医学心理学、医患沟通学等。医学技术学与人文社科的深度融合，需要从医学技术学的视角去考察健康、疾病与个体及社会之间的互动关系，将人文精神、人文关怀从理论付诸实践，去破解学科发展所面临的伦理、法律和社会等方面的难题，去深化"医者仁心"职业精神内涵的建设，去探索如何以健康发展为切入点在人文精神的引导之下不断丰富个人的思想情感，在提高自身科学技术水平的同时更好地实现人文精神与和谐社会建设之间的有效对接，找到科学精神的本质。

第五节　医学技术学人才培养

卫生服务行业的承载主体是医生、护士和医学技术人员，现代医学专业分化越来越细，医、技、护三者合作越来越紧密，医学技术已成为医疗体系正常运转不可缺少的一环。医学技术学培养的专业人才既需要具备医学相关共性知识，又需要兼具某一学科领域专业知识和技术特长，兼具技术实施及创新的职责和使命，才能担负起服务人类疾病的预防、诊疗、康复全过程。精湛扎实的专业技能是医学技术学学生成长成才的基础，而当代医学技术学学生作为我国医疗卫生事业的建设者与接班人，作为健康中国战略后备力量，作为未来人类健康的"守护者"，应葆有炽热的仁心大爱、秉持崇高的医德医风，承担起"健康所系、性命相托"之重大责任的根基。

一、履行医者天职，坚守使命担当

医学既是一种社会职业，又有别于其他职业，特殊性在于它的服务对象是人，服务内容与人的生命息息相关，医学的本质决定了医者所从事的是一个崇高的职业、一个最能体现爱心的职业。唐代医药学家孙思邈曾在著作《备急千金要方》一文中写道："凡大医治病，必当安神定志，无欲无求，先发大慈恻隐之心，誓愿普救含灵之苦。"自古以来，医者便被赋予了更多道德责任与使命。作为医者，应以凡人之躯怀英雄之心，"遇有请召"便凭借近乎本能的使命感、不眠不休的热情、坚韧无畏的勇气，还有一些对医学终极意义上的精神追求的冲动，"不择高下远近必赴"，坚守"敬佑生命、救死扶伤、甘于奉献、大爱无疆"的职业精神，用实际行动诠释"奉献一生为人类服务"的医学生誓言。

"夫医者，非仁爱之士不可托也。"医学是"仁术"，是知识、情感与道德的统一。当前，医学模式已从传统的生物医学模式演变为生物-心理-社会医学模式，对于疾病的发生，不再认为仅仅是体内的组织和器官发生了病理变化，而要有意识地去探索心理和社会原因，给予病人更多的理解、同情和帮助。医学技术学不是仪器和药物所役使的工具，诊疗不是流水线上机械的重复，患者不是等待维修的机器、不是疾病的载体和医疗技术施予的对象。现代医学不应迷失在技术的丛林里，掌握、创造越来越多现代的先进知识技术，是为了不断地为人民带来更多福祉，为人类健康贡献力量。现代医学的真谛，是以"悬壶济世、医者仁心"的不变道术，来应对疾病与医术之万变。

20多岁的上海援鄂医疗队队员刘凯呼吸治疗师在护送病人做CT途中，停下来，带着久居病榻的87岁老先生欣赏了一次温暖的日落。"相距一甲子，相携沐夕阳"的画面至今仍深深烙印在我们的脑海中。这张照片是温馨的医患关系的美好投射，是一名优秀的医者在用心灵去体察病人的需求，用美好的事物唤起病人与疾病斗争的勇气。

实际临床工作中，医者需要秉持着对生命的尊重，用一颗有温度的同理之心、博爱之心，与患者建立起伙伴关系。尽可能耐心地倾听患者的主诉，尽可能以患者能够理解的方式和语言解释病情，尽可能从患者的角度做出取舍判断等，都是"以患者为中心"的医学实践。站在患者和家属的立场上，来自医者的一句安慰、一个表示理解或鼓励的眼神都具有意想不到的力量；一个微小善意的举动，常常会给病人带来出其不意的抚慰；静静倾听病人哭诉时递上的纸巾，与病人迎面相逢时的一个微笑，面对病人担心时一句"别想太多"……对病人来说，这些细节往往成为他们日后回忆起来仍觉得感动的时刻。

当然，医学人文精神的践行中无法回避一些医者面临的现实困境，大众能够理解科学不是万能的，却期望医学能够解决所有的病痛，医患之间客观存在着认知差异与信息不对等的问题。面对繁重的工作压力，面对一些患者的质疑、指责甚至是伤害，受外界和自身多重因素的影响，医者应有的善意、关心和换位思考的能力，有时也被无奈地磨平或自我遗忘。医学人文关怀的意义绝不单纯是防范医疗风险的隔离带、医患冲突的减压阀，对它的理解不应该降级于避免麻烦、规避风险、自我保护的谨慎心态，而是要意识到崇高的医德品质、医学信仰、医学人文关怀是一个医者的天职，用人文精神推动自己往前一步，再往前一步，要从"修理身体零件"的观念中超越出来，去感知"人"的存在，去拥有回应他人痛苦的能力，去守住身为医者内心最盛大的人性之光。

二、矢志民族复兴，绽放活力青春

健康中国建设是一项以疾病预防和健康促进为中心的伟大事业，面对人民群众对"更高水平的医疗卫生服务"的期盼，新一代的青年医者是我国卫生事业发展当仁不让的中坚力量，更是国家富强舍我其谁的中流砥柱。未来几十年是实现中华民族伟大复兴的关键时期，也正是新时代青年干事创业的黄金时代。站在我国发展重要战略机遇期，深刻认识新特征、新要求，勇敢面对新矛盾、新挑战，新时代医学技术学卓越青年应具备以下素质。

（一）崇高理想信念

要练就思想和价值观的"火眼金睛"，在千变万化的纷杂现象中洞察人生的真谛，才能从容自信地沿着正确的人生轨道不断前进。要具备良好的政治思想、道德品质和爱国爱校情怀。要树立正确的人生观、价值观，遵守职业道德规范、伦理原则和法律法规。

要有"莫畏浮云遮望眼，风物长宜放眼量"的视野，也要有国家兴亡、匹夫有责的担当，把个人理想与国家前途和民族命运紧密联系在一起，任何时候都要把祖国和人民放在第一位，永葆"一枝一叶总关情"的家国情怀，肩负起"医病医身医心，救人救国救世"的重任。要主动应对国际医学竞争，瞄准医学科技发展前沿，以解除患者病痛、提高人类生存质量、服务健康中国伟大事业为己任和终生奋斗目标。

（二）深厚人文底蕴

现代医学的发展方向并非纯科学，而是朝着集社会科学、心理学、伦理学、艺术学于一体的整合科学方向发展，深厚的人文通识积累是成为名医大家的必备积淀。一名合格的医者应保持旺盛的求知欲和好奇心，保持思维的敏锐与丰盈；学会关注自我及他人的心理健康，学会在信息大爆炸时代明辨是非、摒弃糟粕；去博览群书、广泛涉猎，去挣脱廉价低劣的娱乐，去听不同领域的大家讲座，去发展兴趣爱好，去拓宽眼界，去发现多样性文化之美，去触摸真实的世界，去交新朋友，去感知不同的人性，去学习榜样力量，去培养医者的大爱心境。

更深层次的医学人文精神亦需要自我修行。很多人听过这样一段话"有时去治愈；常常去帮助；总是去安慰"。这是一位医生的墓志铭，之所以这段话能穿越时空的局限，被全世界的医者长久地视为座右铭，因为它道出了医学的真谛：高超的诊疗技术非常重要，高尚的医德，高贵的医品更是一名好医者的根本。恪守医德，仁爱为先，将心比心。多站在患者和家属立场考虑，任何医疗活动都应本着对患者负责的态度。即便是同患者接触机会相对较少的专业如检验技师亦需要明确，检查与诊断的结果将对临床治疗产生重大影响。树立良好的职业道德，提高责任意识，同时应当注重人际交往和沟通能力的培养，有意识地去体察患者的疾苦，给予患者更多的理解、同情和帮助。

（三）扎实专业能力

博学而后为医。医虽小道，实具甚深三昧。医疗诊治事关人民群众生命健康，岐黄精术，医者仁心，便是人民之福。追求精湛的医术，成为高明的医者，是每个心中有爱、眼中有光、肩上有责的医者的内心愿望和不懈追求。一名卓越的医学技术学人员要有扎实的自然科学、基础医学、临床医学及所在专业领域的理论知识根基；要具备广泛涉猎非医学专业，如数学、物理、化学、生物、计算机、材料、力学、制造、机械等多学科知识的综合能力；要娴熟掌握各类医学技术流程并具备充足的临床实践经验；要具备独立学习新理论、新技术，提出问题、分析问题和解决问题的综合能力。最终得以为疾病的预防、诊断、治疗全过程提供高水平支持，全力保障人民全生命周期健康管理服务的质效。

（四）强烈创新意识

尝试大胆地超越。创新是国家兴旺发达的不竭动力。医者的创新，既包括学术专业的理论创新，也包括观念理念的思想创新，还包括体制机制的制度创新等。医者在医疗实践中要坚持创新是引领发展的第一动力。要充分利用优质平台和丰富的教育科技资源，勤于思考、主动出击，以勇攀高峰的领军人才、学术骨干为榜样，用专注的姿态去开展研究，用精益求精的韧劲去攻克难题，让好奇心和创新性思维植根内心。既要努力知悉已知领域的"富矿"，也要勇敢探索未知领域的"新大陆"，运用创新理论感知未来，运用前沿技术开辟天地，努力把更多的"不可能"变成"可能"。

（五）宽广国际视野

在现代社会，全球化已经席卷世界每一个角落，人类命运共同体理念深入人心，有意识地拓宽国际视野，要抬头看路，去看国内外的顶尖水平，看未来的发展趋势，看本领域的创新点与突破点。将自我纳入国际视野进行考量，充分优化补充知识结构和能力结构。同时，避免故步自封的思维遮蔽性，要拥有更开阔、更包容的思维与胸怀，去接受不同意见，在多样性文化的冲击与包围中，进一步加强对中华民族传统文化和社会主义主流文化的理解与价值认同，加强对外来文化的批判与借鉴的能力，加强对中国先进文化发展前景的高度自信。期待新时代的医学技术卓越青年，领跑全球独创性的突破与产出。以一流的国际竞争力，在国际学界，乃至各行各业，制定中国规则，获得话语权，唱响中国声音。

（六）终身学习能力

生命和医学充满神奇与奥妙，是一个以探索未知为发展原动力的领域。医学范式和医疗场景正在发生颠覆性的变化，尤其是医学技术各类医疗装备更新换代的周期正在逐渐缩短，这些未知的变革将带来巨大的挑战。医学技术学作为先进前沿科技创新运用到医学领域的关键桥梁学科，对于新时代医学技术学卓越人才自我革新意识、终身学习能力的要求就更高了。医者人生是学习的一生，于医务人员，"探索""专注"才是关键词。作为医学技术从业人员需要着眼本专业、本领域前沿知识，不断学习积累，加强理论武装，从病例分析中总结经验教训，从实际操作中提高临床技能，从现代科技中获取动力支撑，从学术交流中探索医学未来。

（李真林 罗凤鸣 杨永红 黄 进 徐月萌 瞿 筝等）

第二章　医学检验技术

第一节　医学检验技术的概念

一、医学检验技术的内涵和外延

医学检验（medical laboratory science）是对取自人体的样本进行微生物学、免疫学、生物化学、分子生物学、遗传学、血液学、生物物理学、细胞学等方面的检验，为预防、诊断、治疗人体疾病和评估人体健康提供信息的一门学科。医学检验是一门综合性、交叉性学科，它将物理、化学及生物的技术和方法应用到临床医学领域，为临床实验室提供的信息占患者全部诊疗信息的70%以上。随着科学技术的迅猛发展，医学检验在现代医学中发挥着越来越重要的作用，主要包括：①用于疾病诊断与鉴别诊断，检验结果为疾病的诊断和鉴别诊断提供实验室筛检或确诊的客观指标；②疗效观察和预后判断，通过检验指标的变化进行病情变化分析，协助指导制订治疗方案、确定疗效判断标准和预后判断标准；③健康咨询与疾病预防，有些检验项目能提示疾病将会发生，可用于疾病发生风险评估，从而指导人们建立良好的生活习惯，减少疾病的发生、促进生命健康；④开展医学研究，医学检验的各种技术为开展临床医学研究提供了良好、必备的条件。

近年来，高新检测技术、计算机科学以及互联网的飞速发展给医学检验带来了新的发展契机（图2-1）。随着即时检验（point-of-care test，POCT）技术、可穿戴检验设备和5G技术的发展，医学检验将会突破时间和空间的限制，真正实现随时随地检验，更好地为人类生命健康保驾护航。计算机大数据和人工智能的不断发展，使医学检验变得更加自动化、信息化和智能化。全实验室自动化系统的投入使用，使检验结果更加准确、快速。在"精准医学"和"个体化医疗"的大背景下，临床医学在肿瘤的早期诊断与治疗、感染性疾病病原体的快速诊断与治疗药物的选择、疾病风险预测与预防等诸多领域提出了对相关检测的迫切需求，未来医学检验将继续立足于临床需求，建立基于分子诊断、质谱分析、流式分析等高新技术的实验室自建检测方法（laboratory developed test，LDT），进一步辅助临床精准预防、精准诊断、精准治疗。

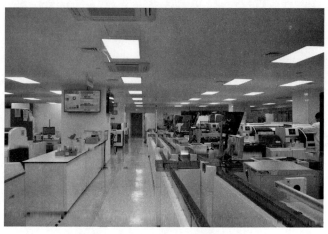

图 2-1　现代化的医学检验实验室

二、医学检验技术的专业构建

医学检验的主要任务在于研究和解决两个方面的问题：第一，研究医学检验指标与临床疾病的发生、发展、转归和预后之间的关系，设计和选择有临床价值的各类检验指标，开发新指标，为临床应用提供依据。第二，保障检验检测质量，满足临床在疾病诊断、病情观察、疗效检测和预后判断方面的需求。不断发现和拓展新技术、新方法、新材料，服务于临床需求，进一步促进医疗水平和医疗质量的提高。

临床实验室根据检验项目的性质差异可以分为以下几种不同的类型。

（一）临床基础检验

临床基础检验是临床筛检与诊断疾病最常用、最基本的一种检验技术和方法，通过对离体的血液、尿液、粪便、生殖系统分泌物、体腔液等标本进行理学、化学、病原生物学和形态学检查，为临床疾病的诊断提供依据。检验内容以血常规、尿常规和便常规（即传统的"三大常规"）为主，还包括精液、阴道分泌物、前列腺液、痰液、脑脊液、浆膜腔积液、关节腔积液等常规检验。

随着检验技术的不断发展和进步，自动化检验仪器已基本取代手工操作，检验的准确性和精密度进一步提高，逐步向全实验室自动化和信息数据智能化方向发展。标准化的检验方法与现代化的检验技术促进医学检验快速发展，流式细胞术、生物芯片、分子杂交和聚合酶链反应等现代科学技术与医学检验有机融合，使检验水平和质量得到进一步提升。

（二）临床血液学检验

临床血液学检验以血液学理论为基础，以临床血液病为研究对象，以化学、物理、免疫学和分子生物学等检验技术和方法为手段，分析和研究血液、造血器官的病理变化，为临床血液病的诊断、治疗和预后判断提供实验室依据。临床上常见的血液疾病有白血病、再生障碍性贫血、骨髓增生异常综合征、血小板减少症、多发性骨髓瘤、淋巴瘤、骨髓纤维化、血友病等。主要的检测项目有骨髓细胞学检查、贫血检测、血栓与止血检测等。

临床血液学检验技术随着科学技术和临床医学的发展而不断发展。从最原始的手工检验到全自动分析方法的使用，从细胞学水平发展到分子生物学水平，临床血液学检验与生物化学、生物物理学、分子生物学、免疫学、遗传学相互渗透，不断被赋予新的内涵，在现代医疗实践中发挥着越来越重要的作用。

（三）临床生物化学检验

临床生物化学检验是化学、生物学与临床医学的结合，以化学和医学知识为学科基础，利用化学和生物化学技术来检测人体标本，了解人体生理、病理状态下的物质组成和代谢，为临床疾病的预防、诊断、治疗和预后提供依据。其研究范畴包括阐明疾病状态下生物化学基础及疾病发生发展过程中的生物化学变化，研究和开发生物化学标志物的新型检测方法和技术。

近年来，临床生物化学检验在化学、物理学、生物学和医学等相关学科的推动下，取得了长足发展。高通量的核心实验室和全自动生化分析仪检测流水线，实现了多个检验项目的整合，大大缩短了检验时间，提高了检测效率。生物质谱技术、酶免疫、传感器、生物芯片等现代分析技术的广泛应用，进一步推动了临床生物化学检验的发展（图2-2）。

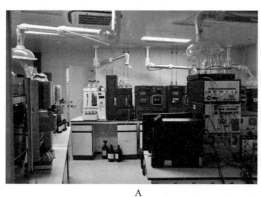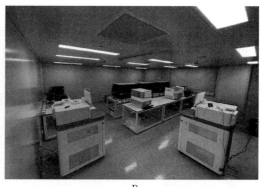

A   B

图 2-2   医学检验技术质谱平台（A）和测序平台（B）

（四）临床微生物学检验

临床微生物学检验是研究病原微生物的生物学特性、致病性、微生物学检验和防治原则的学科。通过系统研究感染性疾病的病原体特征，旨在寻找快速、准确的感染性疾病病原学诊断策略与方法，为感染性疾病的临床诊断、预防和治疗提供实验室依据。临床上主要通过病原体检测和血清学试验来确定感染性疾病的发生及性质，通过病原体的药物敏感试验、耐药菌株监测和医院感染监测，为感染性疾病的治疗、药物选择和有效预防措施的制订提供信息。

临床微生物学检验是临床医学、检验医学、基础医学和预防医学相结合的交叉学科。光谱技术、生物传感器技术、综合性的分子诊断平台以及宏基因组测序等新型快速鉴定技术不断涌现，规范化实验室的建立、自动化仪器设备的研发和使用以及快速、微量、智能化诊断方法和系统的推广应用，使得临床微生物学检验技术得到迅速提升。

（五）临床免疫学检验

临床免疫学检验是研究免疫学技术及其在医学检验领域应用的一门学科，以抗原、抗体间的特异性反应为基础，利用免疫学技术，对与免疫反应相关的各种免疫物质进行检测，为临床疾病确诊、分析病情、调整治疗方案和判断预后提供有效的实验室依据。临床免疫学检验所检测的物质包括免疫活性细胞、抗原、抗体、补体、细胞因子等免疫相关物质，以及激素、酶、血浆微量蛋白、血液药物浓度、微量元素等体液中的微量物质。

伴随着生物标记技术、纳米技术、生物光电技术的发展，将会涌现出更多新型高通量、定量检测手段，使临床免疫检验技术在特异性、敏感性、操作简便性、稳定性等方面得到巨大提升。新型免疫标志物的出现、自动化仪器设备的使用、即时检验技术的进一步发展，使临床免疫学检验成为临床疾病诊断、治疗、预防和研究中的重要工具。

（六）临床分子生物学检验

临床分子生物学检验是利用分子生物学的技术和方法，研究人体内源性或外源性生物大分子和人分子体系的存在、结构或表达调控的变化，从而为疾病的预测、预防、诊治和转归提供分子水平信息。其主要任务是利用基础医学及生命科学的理论和方法，阐明疾病发生、发展及转归的分子机制；为疾病进程的各阶段探寻准确、特异的分子诊断指标；运用分子生物学技术为分子诊断指标建立临床实用、可靠的检测方法。

临床分子生物学检验以成熟的分子生物学理论和技术为基础，涉及遗传学、病理学、免疫学、生物化学、生物信息学等学科。随着后基因组学研究的不断深入和分子诊断学技术的不断发展，分子诊断领域不断扩展新的标志物和疾病种类，在临床疾病早期诊断、预防和治疗等方面受到广泛重视和应用。

（七）临床输血学检验

输血医学作为临床医学的重要组成部分，是由多学科交叉发展起来的一门新兴学科，它是围绕将献血者血液输给患者进行救治这一中心，进行研究、开发、应用，从而保证临床输血的安全性和有效性。输血医学涉及临床医学、免疫学、血液学、病毒学、分子生物学、遗传学、细胞生物学、传染病学、微生物学、低温生物学等学科的理论与技术知识。临床输血学检验以输血医学相关知识和技能为基础，研究内容包括红细胞血型系统及其检测技术，白细胞抗原系统及其检测技术，血小板血型系统及其检测技术，成分血制备与采供血管理，临床输血与输血管理，输血不良反应与免疫性溶血性疾病等内容。

随着现代科学的发展，输血医学已逐渐形成一门独立的分支学科，输血的意义也有了新的变化。现代输血的内容不仅包括输入自然的血液成分，还包括以现代生物技术生产的与血液相关的制品。输血新技术的应用、血液代用品的开发和应用、临床输血的规范化和信息化管理，都将为输血医学和临床输血学检验带来巨大的发展空间。

第二节　医学检验技术专业的形成与发展

一、医学检验技术发展简史

追溯医学检验的起源，早在公元前 3500 年～公元前 1750 年，苏美尔人和巴比伦人就开始利用尿液来诊断疾病。公元前 1550 年，人们在古埃及的贵族墓群里发现了一张莎草纸古抄本，里面记载了多种常见的贵族疾病。其中有一种叫作"多尿"的疾病，患者的主要表现是体重很快下降和频繁小便，这被认为是对糖尿病最早的文字描述。在古印度，医生将尿液倒在地上，如果这种尿液能吸引来蚂蚁和昆虫，说明患者排出"蜜尿"（即糖尿），这可能是"尿糖"最早的测定方法。约公元前 400 年，古希腊希波克拉底（Hippocrates）首次描写出尿液的特征和颜色，提倡利用尿液检查来诊断疾病。公元 1000 年，波斯医生依新梅尔（Ismail）描述了 7 种针对尿液的观察和实验。直到中世纪，医生们开始用"尿轮"来诊断疾病，即将尿液的颜色、气味和体积等与不同代谢性疾病进行对应总结，代表着诊断代谢性疾病有了"技术规范"。

17～19 世纪，原始医学检验由经验检验、感官检验逐渐发展到通过辅助检验设备（如显微镜等）对患者标本进行检验的初级医学检验阶段，以客观证据为主的医学检验逐渐产生。16 世纪末，荷兰眼镜商詹森（Janssen）和他的儿子用两片透镜制作了简易的显微镜。17 世纪 70 年代，列文虎克（Leeuwenhoek）制作了世界上第一台具有现代光学显微镜结构的复式显微镜，开启了细胞学检验、微生物学检验时代。因此，他被普遍认为是现代光学显微镜的鼻祖。

显微镜发明以后，人们从微观世界中了解和观察到血液的组成，并根据它们的特点将其分为红细胞、白细胞和血小板。血细胞数量的检测依赖于血细胞吸管（1852～1867 年）、血细胞计数板（1852～1855 年）、细胞染色技术（1880～1902 年）和血红蛋白计（1878～1895 年）的发明和使用。19 世纪末，埃尔利希（Ehrlich）发明了血细胞染色法，为血细胞形态学研究奠定了基础。1902 年哈佛大学病理医生瑞特（Wright）改良了血细胞染色液中亚甲蓝和伊红的配制方法，使细胞形态更清晰、更易于鉴别，建立了瑞氏染色法并一直使用至今，是目前血涂片染色最常用、最简单的染色方法。

19世纪后半叶，法国微生物学家巴斯德（Pasteur）和德国医学家科赫（Koch）在细菌学领域取得了重大突破性进展。巴斯德被誉为"微生物学之父"，他建立了细菌学理论，创立了巴氏消毒法，在战胜狂犬病、鸡霍乱、炭疽病、蚕病等方面取得了重大突出成果，开创了人类防治传染病的新时代。德国医学家科赫首次证明了特定的微生物是特定疾病的病原，阐明了特定细菌会引起特定疾病的规则，发明了固体培养基的细菌纯培养法，被誉为"细菌学之父"。19世纪末，医学微生物学逐渐建立和形成，为临床微生物检验的初步形成创造了条件。微生物学的发展推动了免疫学的发展，无毒、减毒病原体疫苗广泛使用，抗原抗体研究、细胞免疫和体液免疫学说的建立等，使免疫学逐渐从微生物学中分离出来，为临床免疫学检验奠定了基础。

进入20世纪后，现代检验医学逐渐出现轮廓。20世纪20年代，中国临床生物学家吴宪，首先建立了钨酸除去血液样品中的蛋白质的方法，制备出无蛋白质的血滤液。以此滤液检测葡萄糖含量，大大减少了用血量，操作方法简便且数据准确，称为Folin-Wu法。1955年我国著名医学家汤飞凡分离出沙眼衣原体，成为世界上发现重要病原体的第一个中国人，为后续沙眼的实验室诊断提供了科学依据。20世纪50年代，美国科学家库尔特（Coulter）发明了电阻抗法微粒子技术用于血细胞计数，斯凯格斯（Skeggs）发明了单通道、多通道连续流动式生化分析仪，标志着现代化、自动化检验医学的开端。20世纪后半叶，开启了由单体设备自动化迈向全实验室自动化（total laboratory automation，TLA）的进程。全实验室自动化在临床实验室逐渐建立和推广，将样本前处理系统、样本运送系统、样本分析系统等串联组成流水线，加上实验室信息管理系统和实验室自动化系统的智能化结果审核和信息传输，实现了大规模的全检验过程自动化，大大提高了工作效率和检验质量，全面提升了实验室管理水平和服务水平，有助于减少生物安全隐患，优化人力和资源配置。

近20年来，分子生物学技术、标记免疫分析技术、生物传感器技术、流式细胞技术、自动化与信息技术的发展，不断推动检验医学诊断技术的进步。分子生物学技术如聚合酶链反应、生物芯片技术等在检验医学领域得到广泛应用。聚合酶链反应（polymerase chain reaction，PCR）是一种新兴的检测技术，通过体外DNA模拟技术来模拟体内DNA，实现对相应DNA的复制，经过变性、延伸及多次循环后，可较大倍数地增加DNA片段数量，对截取的DNA做相应的技术检测。聚合酶链反应具有灵敏度高、特异性好、及时方便的优点，目前广泛应用于传染性疾病的诊断和疗效观察，能对一些检测难度较大的病原体、自身免疫性疾病、恶性肿瘤和遗传性疾病进行检测。生物芯片技术分为基因芯片、蛋白质芯片、多糖芯片和神经元芯片，通过对生命科学与医学中的各种生物化学反应过程进行集成，从而实现对基因、配体、抗原等生物活性物质高效快捷的测试和分析。目前生物芯片技术主要应用于病毒与细菌的检测、自身免疫疾病的免疫标志物检测、遗传性疾病的检测及肿瘤免疫标志物的单一检测及其联合检测等方面。

随着高新科学技术和方法的不断发展，医学检验实验室逐渐趋于自动化、信息化和智能化。实验室信息系统（laboratory information system，LIS）和实验室自动化系统（laboratory automation system，LAS）进入大型医院检验科及检验医学中心，使检验医学有了突飞猛进的发展。LIS是一项集计算机网络技术、实验数据信息采集与处理和现代化数据库管理于一体的综合技术系统，适用于现代实验室的管理和控制，主要包括实验室检测项目申请、患者标本的信息识别和处理、样本项目自动检测分析、检测结果分析判断和报告、实验项目质量控制监测和各种实验数据统计管理等模块，能有效提高检验工作效率、临床实验室工作质量和管理水平。实验室自动化系统（LAS），即实验室流水线，是由实验室相关或互不相关的自动化仪器通过机械轨道或机械臂串联整合起来构成的实验操作组合，可形成大规模、多项目的检验过程自动化，能提高检测效率、缩短检测时间、减少检测样本，为临床诊断和治疗提供准确、快速的检测信息。

经过几百年的进步历程，检验医学已成为临床医学舞台上的耀眼一员，推动着临床医学的蓬勃发展。检验医学正在由体外诊断向在体诊断发展，随着可穿戴设备、5G 技术、柔性材料、传感技术的发展，医学检验将从自动化、信息化迈向智能化、智慧化的更高阶段。走向"监测健康、预测疾病、检测疗效"的检验医学必将实现中国自古"治未病"的大医理想。

二、 医学检验专业教育的发展简况

我国医学检验专业教育起步较晚，经历了从学徒式训练到正规院校教育的过程，也经历了从中等教育到高等教育的过程。20 世纪初，我国医学检验处于起步阶段，医学检验专业也尚未形成系统的教育和培养体系。当时只有少部分院校如华西协合大学医学院、湘雅医学院、山东齐鲁大学医学院等尝试开设过医学检验相关专业。华西协合大学医学院曾在 1927 年开设了三年制医学检验技师专修科，是国内最早建设医学检验专业的高校，因此也被誉为中国医学检验的"摇篮"。

20 世纪 50 年代开始，我国医学检验得到了较快发展，同时也开始正式设置医学检验专业。全国各院校开始开办医学检验中专班，培养初级和中级检验医学人才，但普遍规模较小，培养人才数量甚微。20 世纪 80 年代，医学检验本科教育开始正式进入我国医学教育体系。1983年，我国少数医学院校开始设置医学检验本科专业，随后各省的医学院校开始陆续招收医学检验本科专业，其中大部分学制为五年制，少部分院校学制最初为四年制后改为五年制，均授予医学学士学位。目前我国医学检验教育体系已基本完善和成熟，具有全日制检验专科、本科、硕士和博士研究生，成人检验专科、本科，高职检验专科、本科及少数续办的中专等层次齐全、形式多样的人才培养体系。

2012 年，教育部对《普通高等学校本科专业目录》进行调整，将五年制医学检验专业统一调整为四年制医学检验技术专业。从 2013 年起全国统一招收医学检验技术专业学生，学生毕业时授予理学学士学位，不再授予医学学士学位。"五改四"以后，医学检验的教育教学内涵发生了转变。为进一步适应新一轮教育改革，适应国家和社会的实际人才需要，医学检验的培养目标也由原来的培养"医学高级专门人才"转变为培养"具有创新、创业精神，能从事医学检验和实验室诊断工作的高等技术应用型医学检验专门人才"，培养目标更加突出"应用型医学检验专门人才"的属性，培养以"专业技术"为核心的医学检验人才。

第三节　医学检验技术专业的人才培养

一、 医学检验技术专业培养目标

《普通高等学校本科专业类教学质量国家标准》中，提出了医学检验技术专业本科人才培养目标，主要包括思想道德与职业素养目标、知识目标和技能目标。医学检验技术专业旨在培养品德高尚、基础扎实、技能熟练、素质全面的德智体美劳全面发展的医学检验专门人才。

通常要求掌握医学检验技术基本知识、基本理论和基本技能，以及与之关联的基础医学、临床医学及相关学科的基本知识。掌握先进医学检验技术，具备初步的医学检验岗位的胜任能力。要求学生具有良好的人生观、价值观、终身学习能力、批判性思维能力、创新能力和一定科研发展潜能。能够胜任医疗卫生机构实验室的工作，能够满足医学检验相关行业的基本人才需求，能够适应我国医药卫生事业和社会现代化发展需要。

医学检验技术专业在思想道德与职业素质目标方面，要求学生遵纪守法，树立科学的世界观、人生观、价值观和社会主义荣辱观，热爱祖国，忠于人民，愿为祖国医学检验事业的发展和人类身心健康而奋斗。树立终身学习观念，认识到持续自我完善的重要性，不断追求卓越。在职业活动中重视医疗的伦理问题，尊重受检者的隐私和人格。尊重受检者个人信仰，理解他人的人文背景及文化价值。实事求是，对于自己不能胜任和处理的技术等问题，应该主动寻求其他技术人员和医师的帮助。尊重同事，有集体主义精神和团队合作观念。履行维护医德的义务。树立依法执业的法律观念，学会用法律保护受检者和自身的权益。具有科学态度和创新精神。

在医学检验技术人才的培养过程中，学生需要建立完整的知识体系，包括掌握本专业相关的数学、物理学、化学、生命科学、行为科学和社会科学等基础知识和科学方法，并能用于指导未来的学习和工作实践。熟悉各种常见病、重大疾病的实验室检验项目、检测方法与结果的临床应用。了解生命各阶段的人体正常结构和功能、正常的生理状态。

医学检验技术是一门对技能目标要求较高的学科，在培养过程中要求学生掌握临床生物化学检验、临床基础检验、临床免疫学检验、临床微生物学检验、临床血液学检验、临床输血学技术和临床分子生物学检验等的基本理论和技术。掌握文献检索、相关专业信息获取的基本方法，具有一定的科学研究能力；熟悉国家卫生工作及临床实验室管理相关的方针、政策和法规；熟悉常用医学检验仪器的基本结构和性能；了解医学检验技术发展动态；具有医学英语、数理统计及计算机应用的基本能力；具有与受检者及其家属进行有效交流的能力；具有与医生、护士及其他医疗卫生从业人员交流的能力；具有自主学习、终身学习的能力。

二、 医学检验技术专业人才能力结构

2012 年，教育部在新修订的《普通高等学校本科专业目录》中，将原五年制医学检验专业（归属临床医学类，毕业授予医学学位）调整为四年制医学检验技术专业（归属新设立的医学技术类，毕业授予理学学位）。因此，准确把握医学检验技术人才岗位需求的专业能力，客观分析人才的能力结构，清晰界定其基本标准和发展标准，是保证人才培养质量的关键点。医学检验技术人才应具备以下几方面基本能力。

（一）动手实践能力

医学检验技术是一门应用性和实践性极强的学科。随着科学技术的不断进步，检验方法不断更新，检验技术也逐渐由传统的手工操作转变为仪器自动化检测，但仍有部分检验项目需要进行手工操作，临床上大量的经验和知识也必须依靠学生自身在临床实践中获得和掌握。因此，专业要求学生具备一定的动手操作能力，掌握学科相关的基本检验技能、熟悉常用检验仪器的基本结构、性能和操作方法等。实践能力的培养主要集中在课程实验、见习、毕业实习等实践教学环节。除此之外，学生还可以通过参加课外科技与实践活动，如创新创业类活动、各项竞赛活动、文体活动、社会公益活动等，提高实践能力，积累社会经验，提升自身综合素质。

（二）临床实验室管理能力

随着现代医学检验技术进入自动化和集成化的发展模式，个体化、精细化和规模化成为检验医学发展的必然趋势，这些改变对临床实验室管理提出了新的要求。良好的临床实验室管理能够促进实验室建设和检验学科的健康发展，对检验质量的持续改进具有关键作用。临床实验室管理能力是医学检验技术人才必备的一项基本能力，出色的医学检验技术人才未来将承担起实验室管理者的角色，需要对实验室整体及实验室人员的工作进行筹划、决策、组织和控制，了解和掌握实验室安全管理、实验室质量管理、仪器设备管理、试剂管理、人员管理及实验室信息管理系统等方面的内容。

（三）临床沟通能力

沟通是人们进行情感交流与信息分享的主要途径，是每个医学从业人员都应该具备的能力。检验部门与临床部门的沟通是保证检验工作质量、提高实验室诊断的准确性、及时性，使医疗过程更加合理有效、安全规范的关键环节。医学检验专业人才临床沟通的对象主要包括医生、护士及患者。如向临床医生介绍检验项目中相应指标的临床意义和应用价值，说明检验项目所采用的具体方法、原理及参考区间；按规定程序向临床医生报告危急值，如遇到超异常结果或患者前后检验结果差异较大时，也须立即告知临床医生，寻找原因，主动向临床医生了解患者的病情及治疗情况；与护士的沟通内容主要是各检验项目对样本采集的要求，确保标本采集的规范性和正确性，解答护士在样本采集过程中存在的疑问；除此之外，医学检验技术人才还应为患者提供医学检验咨询相关的服务，如解释检验报告等。

（四）分析和解决检验问题的能力

分析问题和解决问题的能力对于医学生来说至关重要。只有善于发现问题、分析问题，提出解决问题的方法，才能不断提高和进步。分析问题的能力是一种认识能力，是把问题的整体分解为若干部分进行研究、认识的技能和本领，这种能力是通过融合多种专业知识后转化形成的，需要极强的逻辑思维能力和洞察力，需要对事物进行深度解读。解决问题能力是一种再造性活动能力，指人们运用观念、规则、一定的程序方法等对客观问题进行分析并提出解决方案，判断各方案优劣并选择最优方案的能力。检验医学是一门以生物学、生物化学、病理学、微生物学、免疫学和分子生物学等多专业为基础，多学科结合的综合性应用学科。医学检验专业人才在学习过程中肯定会产生各种困惑和问题，这就需要运用所掌握的基本理论、专业知识等，主动思考和分析在临床实践中遇到的问题，探索、发现问题的关键所在，提出有效的解决方法。

（五）自主学习能力

自主学习能力是形成能力的基础，是个人发展中不断获取新知识的重要途径，也是衡量一个人可持续发展的重要因素。自主学习能力的内涵主要包括以下几个方面：第一，自我探索能力，即主动发现问题、探索未知领域、自主完善知识短板，提升能力素养和知识储备的能力。第二，自我导向能力，即针对特定的学习任务，独立确定学习目标，制订学习计划的能力。第三，知识获取能力，即主动发掘和利用各类教学资源，选择合适的学习方式，采用恰当的学习策略来获取新知识的能力。第四，自我控制能力，即在学习过程中通过自我检查和反馈，主动控制和调节自己的学习行为，从而提高学习效率，控制学习进程的能力。第五，自我评价能力，即在自主学习结束后，对学习过程和学习效果进行自我反思和回顾，为后续的学习过程总结经验、提供方法的能力。在临床工作和科学研究中，都需要医学检验技术人才不断更新医学知识，掌握前沿医学方法和技能，树立终身学习的意识，努力培养自主学习能力。

（六）科研创新能力

科研创新能力是一种综合能力，指运用已有的知识和科学方法去探索新知识、开拓新领域、创造性地解决新问题，主要表现为信息加工、独立分析判断与决策、创新实践以及获取科研成果等方面的能力。一个真正合格的医学检验技术人才不仅要具备良好的职业素养、扎实的专业知识、娴熟的检验技能，还应具有较高的科研水平和能力。医学检验技术人才需要综合临床医学、生命科学、化学、材料学、信息科学等多学科知识，形成交叉创新的科研思维。因此，医学检验专业人才必须具备科研创新精神，在实践中积极主动地去思考并提出问题，把握现象后面的本质，努力解决临床出现的各种问题。

（七）团队协作能力

团队协作能力指建立在团队的基础之上，发挥团队精神、互补互助以达到团队最大工作效率的能力。对于团队的成员来说，不仅要有个人能力，更需要有在不同的位置上各尽所能、与其他成员协调合作的能力。团队协作能力可以分为内部和外部两个部分。对内，医学检验从业者之间需要团队协作。一个项目的完成，一些问题的解决需要整个团队齐心协力、共克难关。单靠一个人的知识和能力，远不能满足复杂工作的需求。对外，医学检验技术人才需要与临床医生、护士进行沟通交流，深入临床、了解临床的真实需求，从而进一步改善和提升检验相关工作。临床医生可以通过检验技术人员学习到检验项目的开展及其应用价值、检验结果的准确解释等。检验部门和临床部门需要充分发挥各自的作用来进一步提升医疗服务水平和质量。

第四节　医学检验技术与体外诊断产业

一、体外诊断产业的概念和构成

体外诊断（in vitro diagnostic，IVD）是指在人体之外，通过对人体样本（血液、体液、组织等）使用体外检测试剂、试剂盒、校准品、质控品、仪器等进行检测与校验，获取临床诊断信息，进而判断疾病或机体功能的产品和服务。体外诊断产品主要由诊断设备（仪器）和诊断试剂构成，它们汇集了生物、医学、机械、光学、电子学、计算机、工程学等相关技术，共同组成了体外诊断系统。从事这些仪器、试剂、耗材的研发、生产、销售及服务的企业，称为体外诊断企业。

体外诊断产业链包括上游原材料供应环节，中游仪器、试剂研发生产和销售环节，以及下游的需求市场，各环节相互制约并协同发展。产业上游主要包括研发生产体外诊断所需原料试剂和核心元器件的企业，试剂原材料包括抗原、抗体、生物酶和磁微球等，核心元器件包括单光子计数模块、激光器、传感器、柱塞泵、鞘流池等。上游产业是产品端核心壁垒突破的关键，产品质量直接决定体外诊断试剂的质量和稳定性；产业中游一般为研发生产体外诊断试剂和仪器的企业，大致可分为生化诊断、免疫诊断、分子诊断、POCT、微生物诊断和血液诊断等细分领域。与上游相比，中游产业比较成熟，国外厂商依靠品牌、市场和渠道优势，目前占据主要市场份额。产业的下游是体外诊断产品和服务的用户，主要包括医院、疾控中心、体检中心、第三方医学实验室、血站和其他医疗机构等。

体外诊断在疾病的诊断和治疗中发挥着十分重要的作用。随着免疫技术和分子生物技术的发展，POCT产品发展迅速。POCT能克服时间和空间的限制，做到便捷检测、即时检测，进一步提高检测效率。体外诊断产业技术的高速发展使得检验仪器设备不断迭代更新，大大提高了检测速度，有助于节省人力、物力，提高检验工作效率。在"精准医疗"时代，检测结果的准确性和可靠性是临床科学诊断、治疗、预防疾病的重要保障。近年来，我国很多体外诊断企业开始建立医学参考实验室从事量值溯源工作，提高体外诊断产品质量。

体外诊断产业对于提高公共卫生服务效能、实现健康老龄化、推动个性化精准医疗具有重要支撑作用。随着市场需求增加，体外诊断技术与服务不断发展，我国体外诊断产业迎来高速发展时期。体外诊断产业的根本任务是为临床检验提供质量可靠、价格合理的用于对人体各种标本进行体外检测的仪器、试剂、校准品、质控品等。因此，不断提高体外诊断产品质量、降低体外诊断产品价格、开发具有自主知识产权的新技术和新产品是体外诊断产业发展过程中需要面对的主要任务和挑战。为实现体外诊断科技与产业高质量发展，须进一步优化核心技术攻关，推动产业链平衡发展，完善科技成果转化模式，构建良好的政策生态环境。

二、医学检验技术与体外诊断产业的关系

体外诊断产业技术的发展与医学检验的发展是同步进行的。体外诊断行业与检验医学构成了既相互区别又相互紧密联系的有机整体。体外诊断行业是检验医学的"工具"和"武器"，同时检验医学是体外诊断行业的"用户"和"市场"，两者的共同目的是实施体外诊断。临床诊断信息的70%左右来自体外诊断，而其费用在医疗费用中的占比不到20%。体外诊断已经成为人类疾病预防、诊断、治疗日益重要的组成部分，也是保障人类健康与构建和谐社会日益重要的组成部分。

体外诊断产业按照细分领域可以分为生化诊断、免疫诊断、分子诊断、POCT、微生物诊断和血液/体液诊断。生化检测约占体外诊断市场的20%～25%。目前市场上开设的生化项目主要集中于酶类、糖类、脂类、蛋白和非蛋白氮类、无机元素类、肝功能、肾功能等共100多项检测。主要检测平台有化学法、酶法、免疫比浊法及胶乳增强免疫比浊法；新兴平台有克隆酶供体免疫测定技术及酶增强免疫测定技术。未来的一段时间，生化诊断仪器会向着模块化、自动化、封闭式系统的方向发展，对产品的整体设计、生产工艺及轨道功能等均有较高要求。

免疫诊断是近年来体外诊断领域规模最大、新增品种最多的细分领域，目前约占体外诊断市场的35%左右。化学发光、酶联免疫和胶体金技术是免疫诊断领域三大主流技术。免疫诊断主要应用于肿瘤、病原体、内分泌、乙肝病毒、人类免疫缺陷病毒等的检测。

分子诊断是体外诊断增速最快的细分领域之一。分子诊断主要是应用分子生物学方法检测生物体内遗传物质的结构或表达水平的变化而做出诊断的技术。主要包括聚合酶链反应、荧光原位杂交、基因芯片、基因测序等技术。应用范围包括：感染性疾病诊断、遗传病检测、肿瘤分子诊断、药物基因组学等。2020年，国内新增了大量PCR实验室，未来3～5年大量的新增PCR实验室或许将拉动感染性疾病检测领域的快速发展。

目前POCT整体市场规模约占到体外诊断总体市场的10%以上。POCT最早的应用主要集中于糖尿病管理、妊娠检测、凝血功能检测等，依托的方法学包括胶体金、免疫层析等，目前已发展至心脏领域、肿瘤及感染病的筛查。近年来，POCT进一步展现了其优势所在，操作的简易性节约了医疗资源、提高了检测效率，在突发公共卫生事件防控方面发挥了重要作用。

　　我国微生物诊断领域起步较晚，份额约 5%。目前，微生物实验室使用的检测产品大部分仍以传统方法为基础，以免疫、影像及分子诊断方法作为辅助。今后产品的设计趋势将主要从提高速度、减少人工、加强准确性和检测过程的质量控制几大需求展开。质谱及三代测序等技术的发展，将进一步缩短微生物检测时间、扩大检测品种及提高检出率。

　　血液体液诊断市场主要包括凝血检测、血细胞分析、尿液分析、尿有形成分分析等，占体外诊断市场约 10%。血液体液诊断所涉及的技术包括血细胞分析、流式细胞术等，随着相关技术不断成熟，以及血液体液检测需求多元化发展，血液体液检测行业发展不断向检测精准化、参数多样化及精细化等方向升级。

第五节　医学检验技术与临床疾病诊治

一、医学检验技术与临床诊疗

　　检验医学与临床医学的关系是密不可分的，两者相辅相成，协同发展。医学检验被称为临床医学的"侦察兵"，在现代医学中，医学检验的作用在于帮助临床进行疾病的诊断和早期诊断；观察检测疾病的发生发展状况，为疾病治疗提供依据；判断预后和预防疾病的发生；等等。检验相关信息可以帮助临床医生综合分析患者病情，合理指导患者用药，对患者的临床治疗效果进行评价，对疾病进行有效诊治，合理地对预后进行判断。医学检验是辅助临床疾病诊断与诊疗的重要手段，而临床医学的诊断又可以反过来验证检验结果的科学性与准确性。检验与临床加强对话协作和沟通交流，有利于提升医学实验室的检验水平和整体管理质量，也有助于临床医生对检验项目临床意义的深入理解与再评价，为临床诊断与治疗提供强有力的保障。

　　临床实验室的主要工作是提供准确的检验结果并为临床提供咨询服务。为了确保检验结果的准确性，必须加强临床实验室的全程质量管理。临床实验室全程质量管理是指从临床医生开出检验医嘱开始到实验室完成检验等步骤，包括检验申请、患者准备、样本采集、样本检测、报告审核、临床咨询、意见处理等全过程中的一系列保证检验质量的方法和措施。具体可以细分为检验前质量控制、检验中质量保证和检验后质量管理三部分。

　　实验室检查结果会受到多种因素的影响。以参考区间为例，在临床检验项目中，往往会因种族、性别、年龄、生长发育等因素的差异而导致参考区间不同，同时参考区间还会受人群所在地域、经济水平、生活习惯、饮食结构等诸多因素的影响。正确地建立和验证参考区间才能保证参考区间的准确性和适用性，避免错误的医学判断或医学干预，避免造成医疗卫生资源的浪费。除了考虑参考区间的概念外，在分析和解释实验室检验结果时还应充分考虑方法学适用性、生物学变异、方法学允许误差以及各种可能的影响因素。同时还应结合实验室其他资料、流行病学资料和临床资料进行综合全面分析。

　　另一方面，在医学检验工作中，正确地运用医学检验诊断学思维方法也十分重要。临床诊断过程一般包括三个阶段：调查研究，搜集临床资料；提出初步诊断；临床验证，最后确定诊断。搜集、整理、验证三个阶段相辅相成，构成了完整的诊断思维过程。医学检验的诊断则是基于检验指标、形态学等数据和图像的相关变化。诊断原则可以归纳为：熟悉正常、辨认异常、分析归纳、综合诊断。即熟悉检验指标正常值范围，发现检验指标的异常变化，结合临床资料对异常指标进行分析归纳，综合得出客观正确的检验诊断意见。常见的诊断思维方法有经验诊断法、归纳诊断法和演绎诊断法。当检验结果和临床表现都具有较强的特异性，可以采用经验诊断法直接对疾病做出诊断。归纳诊断法是从个别和特殊的临床表现推导出一般性和普遍性结论的推理方法。演绎诊断法是以某一疾病的检验结果诊断标准为大前提，以实际病例的检验结果为小前提，进行逻辑推理和推论的方法。

二、医学检验项目的临床应用

（一）常规检验项目的应用

常规检验项目包括血常规、尿常规、便常规，肝功能、肾功能、血脂、血糖等，主要用于疾病筛查，发现潜在的病患，进行感染监测管理。血常规检查的项目如白细胞、红细胞、血小板及血红蛋白等，主要用于感染性疾病或血液系统疾病的诊断筛查，血红蛋白能够帮助判断患者是否存在贫血症状。尿常规检查项目包括尿液中白细胞数量、尿液颜色、隐血情况、尿酮体等。若尿常规显示白细胞升高，且存在尿频、尿急症状，可考虑尿路感染；若红细胞数量增多，伴随腰腹部疼痛，考虑存在泌尿系统结石。便常规主要检查内容包括大便颜色、性状、有无血便等。若大便中有红细胞、白细胞，考虑有下消化道出血、细菌感染的可能；若大便有菌丝，提示可能存在真菌感染，因此大便常规多用于消化系统疾病的诊断。

（二）针对性检验项目的应用

常见项目包括糖化血红蛋白、心梗三项、血气分析等，是临床医生根据患者的病情体征、其他相关检查及常规检验结果而选择的用于某种或某类疾病的诊断或病情监测的项目。糖化血红蛋白检验是诊断糖尿病的敏感性指标，不仅可以用于疾病严重程度的判断，还能为治疗方案的选择提供可靠依据。心梗三项即肌红蛋白、肌酸激酶同工酶及肌钙蛋白的测定，是心肌损伤的重要标志物，可辅助心肌梗死诊断，评估溶栓治疗效果。血气分析指标能判断患者是否存在缺氧，分析患者呼吸功能，预测是否存在酸中毒等。

（三）急诊检验项目的应用

急诊检验是实验室为了配合临床危急症、重症患者的诊断和抢救而进行的特需检验。检验人员在接到急诊检验标本后必须快速、准确地发出报告。一般不建议检验项目过多，避免增加急诊检验的工作量，延长急诊检验的检测周转时间，影响急诊诊疗工作。急诊检验常见的项目包括凝血四项、肾功能、心肌标志物、血气分析指标等，可为急诊抢救治疗提供可靠的依据。

（四）即时检验项目的应用

即时检验（POCT）是指在患者附近或其所在地进行的，其结果可能导致患者的处理发生改变的检验，目前已应用于医学的多个领域，如内分泌疾病（糖尿病）、心脑血管疾病、感染性疾病、发热性疾病、优生优育、血液相关疾病筛查等。即时检验具有设备小巧便捷、可移动、检测周期短、采血量少、检测成本低、性能稳定等优势，广泛应用于医院床旁、急救监护、健康管理、食品安全等领域。

第六节　医学检验技术的岗位与未来

一、医学检验的毕业生职业岗位

医学检验技术专业旨在培养基础知识扎实、操作技能熟练，掌握先进的医学检验技术，具备医学检验岗位胜任能力，具有终身学习能力、批判性思维能力、创新能力和一定科研发展潜能，能够胜任医疗卫生机构实验室及其他医学实验室工作的应用型医学检验人才。目前医学检验人员需求较大，医学检验技术专业学生毕业后就业范围广、岗位多，有较大的发展空间。毕业后可以选择的就业方向主要有以下几类。

（一）非独立临床实验室

1. 医院检验科 检验科（clinical laboratory）是临床医学和基础医学之间的桥梁，包括临床化学、临床微生物学、临床免疫学、血液学、体液学以及输血学等分支学科。检验科每天承担病房患者、门急诊患者、各类体检以及科研的各种人体标本的检测工作，为临床疾病诊疗提供参考依据。医学检验科是医院的重要科室，涉及生化检验、免疫检验、微生物检验及临床检验等，是检验人员、设备、设施最集中的部门，反映医院的医学检验水平和医疗服务水平。

医学检验技术人才在检验科的工作主要包括临床检验和临床咨询，同时也会承担部分教学和科研工作。临床检验是最基本的工作，技术人员进行各种检验技术操作，对人体的各类标本进行检验，提供及时、可靠、经济的检验结果，为人体健康评估、疾病筛查和诊断以及预后等提供客观依据。临床咨询即为临床提供咨询服务，包括对检验项目和方法的选择提出建议、对检验结果进行解释和评价，参与临床病例讨论等。

此外，我国一些大型医院可能会设置特殊临床实验室或临床各科所属临床实验室，如生殖实验室、内分泌实验室、传染病实验室等，这些实验室的技术人员主要是医学检验技术人才，主要任务是从事某些特殊临床检验或科研实验，促进专科的发展与医疗水平的提高。

2. 医院输血科 医院输血科或血库最基本的功能是保证临床血液制品的供应和用血安全。根据相关规定，医疗机构应设置输血科或血库，原则上三级医院应设置独立输血科，二级及有条件的一级医院设置血库，归属检验科管理，用血量小的医疗机构应当安排专（兼）职人员负责临床用血工作。

输血科或血库工作人员的职责：①负责血液预定、入库、储存、发放工作；②负责输血相关免疫血液学检测；③参与推动自体输血等血液保护及输血新技术；④参与特殊输血治疗病例的会诊，为合理用血提供咨询；⑤参与临床用血不良事件的调查等。

3. 采供血机构 采供血机构是指采集、储存血液，并向临床或血液制品生产单位供血的医疗卫生机构，分为血站、单采血浆站和血库。血站的职责是采集、储存血液，并向临床供血和参与临床有关疾病的诊断治疗。单采血浆站是采集血液制品生产用原料血浆的采供血机构，负责向血液制品生产单位提供生产用原料血浆。血库是医院储存血液和参与临床有关疾病诊断治疗的业务科室，分为中心血库和医院输血科（血库）。采供血机构临床实验室每年也会招聘大量医学检验技术人才从事血液采集、检测等相关工作。

4. 疾病预防控制中心 目前，我国已建立中国疾病预防控制中心（Chinesa Center for Disease Control and Prevention，China CDC），并在各省（自治区、直辖市）设立了相应的分支机构。疾病预防控制中心是实施疾病预防控制、公共卫生技术管理和服务的事业单位，不同级别的疾病预防控制中心其工作职责和工作重点不尽相同。

各级疾病预防控制中心与医学检验有关的业务一般包括人体健康检查、理化检验、病原生物学检验、毒理检验等。医学检验技术专业毕业生可以到疾病预防控制中心从事与检验相关的技术工作。

（二）独立医学实验室

独立医学实验室又称第三方医学实验室或医学独立实验室，在法律上是独立的经济实体，有资格进行独立经济核算并承担相应法律责任，在管理体制上独立于医疗机构，能立场公正地提供第三方医学检验的医学检验中心。医学检验技术专业毕业生在独立医学实验室主要承担的是人体各类标本的临床检验工作。

（三）体外诊断公司

体外诊断公司（IVD公司）是研发、生产、销售体外诊断相关的仪器设备、试剂、耗材等产品并提供相关服务的公司。医学检验技术专业毕业生可以在体外诊断公司从事IVD产品的研发或生产、质量管理、产品上市、产品推广及营销等工作。除此之外，还可以从事产品维护、售后服务以及医院的技术支持等工作。

二、医学检验技术的创新发展

由于现代科学技术的高速发展，社会、经济和人们生活水平不断提高。近20~30年来，我国医学检验发展迅猛，未来也必将有巨大的发展前景。

相对于进行标本的宏观检测而言，针对具体生物标志物的检测能提供更多有价值的临床信息。医学检验技术在发展过程中，不断发现新的更具体的生物标志物，开发老标志物的新用途，引入检测标志物的新方法。医学检验中的生物标志物主要包括蛋白质、核酸、糖类、脂质、无机离子和细胞等，其中以酶类为代表的蛋白质物质，是医学检验中应用最多的标志物之一。从淀粉酶到急性胰腺炎，从碱性磷酸酶到肝脏功能，从乳酸脱氢酶到各类疾病，酶学检测在临床诊断上的应用和研究日益深入。随着检测技术的进步，同工酶和酶谱的分析极大提高了实验室诊断的特异性和灵敏度。科学与技术更进一步发展，使用抗原-抗体特异性结合的原理检测标志物以及其他具有抗原性的各种物质，大大拓宽了医学检验对蛋白质、脂类、核酸的检测范围。目前，免疫标记技术、时间分辨荧光免疫分析、化学发光免疫分析、流式细胞标记技术已能够对众多复杂的生物标志物进行定量的检测。医学检验通过化学、细胞学、免疫学等方法，检测人体处在疾病过程中的表型变化，为临床医学提供了大量具有诊断价值的科学数据。进入21世纪，首张人类基因组全序列的公布，为疾病诊断的基因型检测铺平了道路。以DNA、RNA为代表的核酸诊断标志物成为医学检验的重要研究和应用热点。分子诊断技术直接以疾病相关基因和转录为检测对象，为临床提供了病因诊断的确切证据，在遗传性疾病、代谢性疾病、感染性疾病、复杂性疾病以及个体化诊疗中发挥了重要作用。医学检验对人体标志物的检测大大丰富了医学对人体健康和疾病的认识，为各种疾病的诊断、治疗和预防提供了强有力的支持。

全实验室自动化打破了传统的医学检验技术的分工模式，全面推动了医学检验的发展。全实验室自动化将临床实验室相互有关或互不相关的自动化仪器串联整合起来，构成流水线检测作业的组合，形成大规模的检验过程自动化，覆盖临床实验室常规工作的各个部分。全实验室自动化极大地提高了检验工作的效率，缩短了检验周期，使检验结果更加准确可靠。

随着生物技术的不断进步，医学检验向着"简单、便捷、个性化健康管理"的方向发展。体积小型化、操作简便化、结果及时化的POCT产品就是在这样的背景下产生并获得了迅速发展。POCT具有快速简便、效率高、成本低、检验周期短、标本用量少等优点。目前POCT的范围已经涵盖了心血管疾病、感染性疾病、肿瘤、糖尿病、血栓性疾病和消化道疾病等许多病种的数百种检测参数。

　　材料工业的进步，为检验医学的发展提供了新机遇。得益于新近发展的具有优异性能或特殊功能的材料类型，现今的疾病检测较以往有了极大改进。新材料，如纳米材料、超导材料、高压电分子材料、智能材料等，在某些方面具有特殊应用，改变了传统检测方法和技术手段，开拓了医疗检测、疾病诊断、治疗方式等临床医疗工作。新材料、新技术将各个领域更多地融合渗透，朝着一体化方向发展。这些化学、物理材料和技术与医疗技术融合，形成一个有机的整体，材料、生命以及信息技术引导了高新技术的发展方向。

　　以大数据为基础的人工智能技术在医学检验领域发挥巨大作用，将为疾病防控、癌症筛查、病种分布、遗传图谱及基因检测等带来有价值的发现和应用。从检验标本的采集、运输、检测到检验结果自动审核及综合评估，人工智能技术已渗透到医学检验的多个环节。基于智能接口技术的人工智能将加速医学实验室的自动化和标准化建设，以检验大数据和深度学习算法相结合的人工智能技术也将有助于在已有的检验大数据中产生新发现、建立新模型、开发新标准。未来，人工智能或许能为检验医学找到新的发展方向，推动检验医学的发展和飞跃。

（应斌武　谢　轶　张予馨　张　彦）

第三章 眼视光学

第一节 眼视光学的定义定位和学科重要性

一、眼视光学与视光师定义

世界视光理事会（The World Council of Optometry，WCO）对眼视光学的定义是：眼视光学是一种独立的、具有高水平教学体系和规范（许可/注册）的医疗保健专业。

在我国，眼视光学是一门以保护人眼视觉健康为主要内容的新兴专业，归属于高等医学教育领域，是涵盖现代医学、生理光学、应用光学、生物医学等学科的一门专业性强、涉及面广的交叉应用学科。

眼视光学教育所培养的视光师是眼睛和视觉系统初级卫生保健从业者，提供全面的眼睛和视觉保健诊疗，包括眼部的健康检查，屈光检查和矫正，眼病的检查、诊断和处理，视功能的评估和视觉系统异常的康复等。

二、眼视光学的学科定位

目前对眼视光学专业共识的基本概括：眼视光学专业培养的是通过医学配镜处方、视功能训练、眼和视觉保健、光学及药物等方法，以屈光不正的防控、视觉质量的改善、眼视光相关检查为基本技能，以保障全民眼健康为目标的高级应用型人才。

眼视光学专业的学科方向主要包括屈光不正矫治、视觉保健、初级医学保健和视觉科学研究。

三、在我国设置和发展眼视光学专业的必要性和重要性

人体接受的外界信息有85%来自眼睛。据相关文献报道，2015年全球中重度视力损害（包括盲和低视力）人群约有2.16亿人，其最主要的原因为未矫正的屈光不正，约占所有致盲因素的20.28%。我国视力损害人群数量约为7450万人，患病率为5.54%，其中约31%的人有屈光不正，2%～4%的儿童患有斜视和（或）弱视，约15%的青少年有视觉功能异常，近100%的45岁以上人群有老视，约10%的60岁以上老年人因黄斑变性及其他老年性、退行性眼病导致低视力等问题，这些视觉损伤问题大部分属于视光诊疗的范畴。根据 Nature 数据调查，亚洲近视人群近视患病率呈爆炸性增长，根据国家卫生健康委监测结果，2020年，我国儿童青少年总体近视率为52.7%，同时出现近视低龄化趋势，而且高度近视比例也居高不下，其中近视患病率在大学生人群中更高达90%以上，儿童青少年患有弱视、低视力状况日渐加重。我国人口基数大，视觉保健的任务繁重而艰巨，日益严重的视觉保健问题仍亟待解决。在所有与眼睛有关的首诊病例中，眼视光学方面的问题约占70%，眼病约占4.5%，其他与视力检测或矫正有关。许多眼病如白内障、青光眼等治疗后，仍然需要考虑做视力和视功能的矫正处理。因此视光学检查及矫正涉及人的全生命周期。

眼健康是健康中国战略的重要内容之一。2013年世界卫生组织提出的"面向普遍的眼健康：2014—2019年全球行动计划"、2016年国家卫生计生委办公厅印发的《"十三五"全国

眼健康规划（2016—2020 年）》、2022 年国家卫生健康委印发的《"十四五"全国眼健康规划（2021—2025 年）》中，都着重强调了"眼健康"概念。眼健康是国民健康的重要组成部分，涉及全年龄段人群的全生命周期。包括盲在内的视觉损伤将会严重影响人民群众的身体健康和生活质量，加重家庭和社会负担，威胁社会经济生产活动，也是涉及民生的重大公共卫生问题和社会问题。

2020 年 6 月国家卫生健康委发布了《中国眼健康白皮书》，其中着重介绍了中国的眼健康状况。白皮书显示，我国主要致盲性眼病已转变为糖尿病视网膜病变等代谢性眼病和老年性白内障等年龄相关性眼病，我国眼科疾病谱的重大转变，引导了致盲眼病的治疗转向疾病的防控，需要大量专业的眼视觉保健人才投入到眼健康相关工作中。

此外，2013 年国家卫生计生委出台的《儿童眼及视力保健技术规范》中，要求对 0～6 岁儿童进行眼保健服务。我国有 2.22 亿 0～14 岁的儿童，如果其中一半为 0～6 岁，即需要为 1 亿以上的儿童提供眼保健服务，需要大量专业的眼视光学人才投入眼和视觉保健工作。

我国人口基数大，视觉保健的任务繁重而艰巨，日益严重的视觉保健问题亟待解决。伴随着我国经济发展，人民生活水平提高，对生活质量的要求也相应提高，人们对于眼健康追求由"看得清"而上升至"看得舒服"的视觉要求，社会对于高专业素质的眼视光学从业人员需求呈逐年递增趋势，迫切需要从视光行业的发展来提升国民眼保健水平。与此同时，随着我国人口老龄化的加速，高龄人口持续增长，需要眼视光学服务的人口数量将会逐渐增加。按人口数量来推算，我国需要视光师约 23 万人，但目前国内专门从事眼视光学专业的人员却十分缺乏。

由于我国培养眼视光学专业人才的高校数量有限，且高等教育培养体系尚未完善，我国眼视光学人才，尤其是高级眼视光学人才严重匮乏，相应的眼睛和视觉保健及科学研究工作严重滞后。这一现状提示，眼视光学专业人才培养的数量和质量关乎我国居民的视觉健康，设置和发展眼视光学专业，并完善眼视光学教育体系十分必要和重要。

第二节　眼视光学专业的国内外发展史

一、国外眼视光学专业发展史

眼视光学在国外起步较早，最早可追溯至 130 多年前。1886 年，来自瑞士，在法国巴黎闻名于世的眼科专家兰多尔特（Landolt）首先提出了视光师（optometrist）的概念，将眼视光学作为一门独立的学科分支带入大众的视野；并在 1888 年发明了 Landolt 视力表（C 字视力表）。经过最初视光先驱者们近 10 年的发展完善，视光学逐步形成较为完整的学科体系。1894 年，新英格兰视光学院（New England College of Optometry）在美国波士顿正式成立，这是世界上第一所视光学院。新英格兰视光学院的建立，标志着视光学已经建立起较为完整的科学架构，其学科体系自洽，并且将当时人类已经掌握的科学实验方法应用于视光学的研究当中。1896 年，美国纽约开设了世界上第一家视光学专科诊所，将视光学的研究成果应用于临床，并在临床收集数据，为视光学的研究提供了重要的实践支持。

20 世纪初，美国和澳大利亚官方机构正式承认视光师这一职业，并开始逐步建立相应规范体系。1901 年，最早的视光学法律在美国颁布，这是首次以法律的形式明确视光学的社会地位，规范视光诊所及视光师的执业行为，并对视光师工作设立了相应的规范及处罚措施，为视光学科规范有序的发展奠定了基础。20 世纪下半叶，视光师在美国已经具有较高的社会地位及社会认可度，视光师已不再仅仅作为医疗辅助人员参与诊疗活动，而是对处方及用药拥有更多的决策权。1971 年，美国部分州首先允许视光师使用诊断学用药；1988 年，美国全境内拥有视光学教育背景的视光师法定拥有药物处方权。

伴随着国外视光学科研与临床的飞速发展，眼视光学教学体系也飞速完善，并在国际上具有了极高的影响力。有研究人员对全球范围内视光学院进行数据分析，在对科研、教学等因素进行系统评价后显示，全球范围内影响力最高的视光学院主要位于美国（8 所）、英国（5 所）、澳大利亚（3 所）、加拿大（1 所）、新西兰（1 所）、葡萄牙（1 所）等。其中最具影响力的视光学院在美国加利福尼亚大学伯克利分校（University of California，Berkeley，USA）和澳大利亚新南威尔士大学（University of New South Wales）。美、英、澳三国在眼视光学教学领域具有如此巨大的影响力，与其较早地开展视光学研究及实践有着密不可分的联系。

二、我国眼视光学专业发展史

由于种种历史原因，在欧美国家眼视光学如火如荼发展了约 90 年后，我国眼视光学科的大门才被缓缓打开。

1975 年，时年 61 岁的缪天荣教授借鉴了德文专著的提法，在我国首次提出"眼科光学"概念。1976 年，缪天荣教授在温州医学院创办了全国首个眼科光学研究室，并于 1978 年创立我国首个以临床眼科医师、光学仪器和仪表专业学者组成的交叉学科科研团队，就眼部光学系统的临床问题和精准检测展开系列研究工作，同年招收了首批 5 名眼科光学专业研究生。到 1983 年，由他直接指导毕业的研究生已达到 15 名左右，其中包括王光霁教授、瞿佳教授、施明光教授等多位国内外眼视光学权威专家。缪天荣教授把毕生精力投入到了眼视光学的教学、科研和临床治疗，是我国眼视光学开拓者与眼视光学教育的奠基人。

缪天荣教授等眼科光学先辈基于理论知识，学习发达国家先进视光学高等教育模式，并结合国内医疗教育环境，在 20 世纪 80 年代开始构建中国特色的眼视光学教育雏形，使我国眼视光学专业实现了从 0 到 1 的质的飞跃。

1982 年，中华医学会眼科学分会成立首个屈光学组，屈光学术交流有了专业的组织。1985 年，来自全国 28 个省（自治区、直辖市）的 271 位眼科医师齐聚广州，参加了首届全国屈光学术会议，与会医师共讨论交流了 85 篇高质量的学术论文。

1996 年，中华医学会眼科学分会组建眼视光学组，定期召开全国视光学学术大会、研讨会及相关研究论坛，对推动视光学发展起到了至关重要作用。2000 年后，眼视光学各类学术会议开始逐步发展，至今已有如国际（上海）视光学学术会议、视觉健康创新发展国际论坛、西部国际近视防控与视觉健康论坛等多项有学术影响力的高质量会议每年持续召开，不断为广大从业者分享行业内新进展、新知识，促进业内人员交流学习、共同提高。

我国是近视大国，是全球近视发病率较高国家之一，近视人口数量居于世界前列，眼健康问题是社会关注的焦点，相关研究是我国医学未来发展的重点之一。得益于国家对眼科学的高度重视及无数眼视光人的不懈奋斗，眼视光学在我国发展迅速，大有后来居上之势。现如今，我国眼视光学专业主要可分为接触镜与近视防控、双眼视与视觉科学、低视力与视觉康复、视觉光学四个亚专业方向，部分亚专业已跻身世界先列。

第三节　眼视光学专业的国内外培养模式

一、国外眼视光学专业培养模式

国外的眼视光学教育主要分为两种培养模式：北美模式与英联邦模式。前文提到的全球最具影响力的视光学院，美国加利福尼亚大学伯克利分校和澳大利亚新南威尔士大学，均采用北美模式开展学生培养。

北美模式下，学生需要先在大学接受 4 年制本科理学教育并取得理学学士学位，随后可选择进入视光学专科教育（通常要求前 4 年平均学分绩点 3.5 分以上）。在本科的 4 年理学培养中，学校允许学生可以有针对性地选择视光学专业课程，可提前了解专业情况，为后续视光学学习奠定基础。学生在进入视光学专业学习 1 年以后，则自动获得视光学硕士学位（optometry master）；完成完整的 4 年视光学教育与考核后，则取得视光学博士学位（optometry doctor）。

北美模式对学生的培养方式主要包括课程讲座、辅导、目标导向自学、临床实践及实习操作。其中，前期教学以课程讲座、目标导向自学为主，为学生讲授视光学理论知识，并以专题研究的方式下达学习任务，学生需要结合老师的授课内容以及自行查阅相关文献材料开展学习，最后以论文等形式解答专题。中后期教学以临床实践和实习操作为主，增强学生临床实操能力，同时可以有效地促进前期理论知识在实践中融会贯通。

除以上北美模式外，英联邦模式的视光学教育也较为常见，主要集中在英联邦国家、部分欧洲国家。英联邦模式下视光学教育由理工类大学提供，本科阶段即可学习，本科教育为四年制。该模式培养下的学生在本科学业完结后获理学学士学位，随后可继续进行硕士、博士教育。

依赖于视光学起步早、教育系统模式成熟、大众接受度更高等条件，欧美国家已经形成一套完整的眼视光学培养-就业体系。根据 2012 年的一项调查研究，纽约的视光师比眼科医生多 37%，这一现象在美国每个州内均有体现，而且相较眼科医生，视光师在美国各州的分布更加广泛也更为均匀。视光师广泛而均匀地分布于各处，能够更好地为大众提供初级眼科保健服务，是眼科保健流程中重要的第一步。

二、我国眼视光学专业培养模式

国内眼视光学相关教育中，1988 年，师承缪天荣教授的王光霁教授和瞿佳教授在温州医学院率先创立了国内首个眼视光学专业，开展专科教育。我国眼视光学发展目标为：以眼和视觉系统为工作对象，以提高视力、改善视觉功能为主要目标，以光学为特长，综合手术、药物等方法，实现清晰、舒适、持久的理想视觉状态。1993 年，温州医学院眼视光学专业由专科升为五年制本科。五年制眼视光学本科教育模式在国际上被称为"中国温州模式"。

1997 年，四川大学参照英联邦国家的办学理念，为适应现代医学对眼视光学人才的需求开办了眼视光专业。2000 年，四川大学眼视光学专业从专科升为四年制本科，其四年制眼视光学本科教育模式为国内首创。2003 年，四川大学受卫生部规划司和教育部高教司委托，牵头完成了"眼视光学岗位分析和人力资源的需求"课题，为国家眼视光学培养模式奠定了国内培养基础。

我国眼视光学专业本科教育，借鉴国外眼视光学教育的先进经验并结合我国国情，旨在培养具有深厚人文底蕴、扎实的基础医学和专业理论知识、熟练的临床技能、宽广的国际视野和强烈的创业创新意识，能够从事眼睛和视觉保健与视觉科学研究的眼视光师。按照我国眼视光学教育及定位特点进行分类，可将各高校眼视光学本科教育模式分为两类：五年制眼视光医学专业，归属临床医学类别，毕业生获得医学学士学位，成为临床执业医师；四年制眼视光学专业，归属医学技术类别，毕业生获得理学学士学位。上述两种本科教学模式课程设置相似，均包括医学基础课程、临床医学课程、眼视光学专业课程，以及半年至一年的专业场所实习。二者主要有如下区别。

（一）五年制眼视光医学专业

五年制的毕业生可获得医学学士学位。工作一定年限可以考取医师执业资格证书，所培养的是从事眼科临床医疗和眼视光学专业工作的医师。因此该模式所培养的人才具有很大的自主权。毕业生具有处方权和手术权，可到综合性或专科医院做临床眼科医生或视光门诊医师，从事眼科疾病诊治和视光学专业的临床医疗工作。也可到各大高校从事科教研究工作，或到视光学产品公司从事公司事务培训师等非医疗工作。

（二）四年制眼视光学专业

四年制的毕业生可获得理学学士学位。不能考取医师执业资格，无处方权和手术权，所培养的是从事视光学专业工作的高级专门人才。该模式所培养的人才不是临床医师，而是专业的视光师，其工作具有独立性，其工作性质也同样可以是医疗性或非医疗性。

目前业内对于眼视光学本科教育"四年制"与"五年制"利弊的讨论较为激烈，当前来看，两种模式各有优缺点，孰优孰劣尚无定论，但毋庸置疑的是这两种模式都为我国眼视光学行业体系输送了大量优秀的人才，毕业生在各个行业内发光发热，填补了我国眼视光学人才的缺口，为我国民众提供了初级眼保健的保障。

2000年，教育部在《普通高等学校本科专业目录》中将眼视光学列为目录外专业，在2012年更新的《普通高等学校本科专业目录》中设置眼视光医学专业。2012年以前，我国只有极少数医学院设置眼视光学专业，包括温州医学院（现温州医科大学）、中山大学、天津医科大学、华西医科大学（现四川大学华西医学中心）和上海医科大学（现复旦大学）。发展至今，截至2020年，我国共有包括温州医科大学在内的21所大学设立五年制眼视光医学专业，包含四川大学在内37所大学设立四年制眼视光学专业。本科教学结束后，较多高校内均有完善的硕士、博士培养点及博士后流动站，能够满足眼视光学毕业生的深造要求。

我国眼视光学科发展至今，已完成从无到有、从对国外技术的模仿到自主创新的蜕变。纵观我国眼视光学70余年发展历程，优秀传统与创新精神相互交融，合力推动学科发展。眼视光学科在我国的地位也有了长足的进步，2021年，国家卫生健康委设立全国统一的视光师职称考核制度，设立专业职称系列。在取得大专学历，从事本专业工作满3年或取得本科学历，从事本专业工作满1年后，可以申请参加技术专业初级资格考试（专业代码216），通过后获得眼视光技术（初级师）职称；取得大专学历、视光技术（师）职务满6年，取得本科学历、视光技术（师）满4年，取得硕士学位、视光技术（师）满2年，或取得博士学位，可申请参加技术专业中级资格考试（专业代码393），通过后获得眼视光技术（中级师）职称。眼视光学专业在国家的大力支持下，在广大同道的共同推进下，设定了眼视光学职称考核制度，建立了职称评定体系，为眼视光学专业在国内的稳定发展起到了举足轻重的推动作用。

随着电子信息产业的发展及各类电子产品的普及，人们用眼环境已与20世纪眼视光学初创之时有了天壤之别，未来眼视光学专业将在近视眼研究、屈光手术、接触镜设计和验配、视觉障碍与视觉康复等方面有更大作为和更大的发展空间。眼视光学技术人才关系着全民视力健康，是我国人才队伍的重要组成部分，现如今的眼视光师正处于眼视光学蓬勃发展的浪潮之上，前有无限光明的未来，后有国家坚定不移的认可与支持，身负维护祖国人民眼健康的重任，更应当脚踏实地、刻苦钻研，以扎实的理论功底、杰出的临床能力、创新的科研精神，将眼视光学发展推进到新的高度。

三、医学技术类眼视光学专业人才培养

为全面贯彻落实《国家中长期教育改革和发展规划纲要（2010—2020 年）》，教育部高等学校医学技术类专业教学指导委员会遵循教育部《关于全面提高高等教育质量的若干意见》的要求，为医学技术类四年制眼视光学本科专业的人才培养制定了基本要求。旨在推动我国眼视光学专业教育的规范化、标准化建设，加快与国际接轨的进程，切实提高眼视光学专业人才培养质量，指导高校培养符合我国国情，适应国家和社会发展需要，能助力推动国家国民视觉健康和近视防控战略的眼视光学人才。

（一）思想道德与职业素质目标

1. 遵纪守法，树立科学的世界观、人生观、价值观和社会主义荣辱观，热爱祖国，忠于人民，愿为祖国眼视光学事业的发展和人类身心健康而奋斗。

2. 树立终身学习观念，认识到持续自我完善的重要性，不断追求卓越。

3. 在职业活动中重视医疗的伦理问题，尊重患者的隐私和人格。

4. 尊重患者个人信仰，理解他人的人文背景及文化价值观。

5. 实事求是，对于自己不能胜任和处理的技术等问题，应主动寻求其他技术人员和医师的帮助。

6. 尊重同事，有集体主义精神和团队合作观念。履行维护医德的义务。

7. 树立依法执业的法律观念，学会用法律保护受检者和自身的权益。

8. 具有科学态度、创新和分析批判精神。

（二）知识目标

1. 掌握本专业相关的数学、物理学、化学、生命科学、行为科学、人文社会科学等基础知识和科学方法，并能用于指导未来的学习和工作实践。

2. 能运用所学的知识，独立诊断和处理眼科学、眼视光学的常见病、多发病及一般的急难重症。能运用所学的医学心理学和社会学等知识，分析、处理与疾病有关的心理和社会学因素。

3. 了解生命各阶段的人体正常结构和功能、正常生理状态。

（三）技能目标

1. 掌握临床医学、眼视光学的基本理论知识。

2. 掌握文献检索、相关专业信息获取的基本方法，初步开展眼科学和视觉科学研究工作。

3. 熟悉国家卫生工作及眼视光相关的方针、政策和法规。

4. 了解眼视光学发展动态。

5. 具有眼保健、提高视力和视觉功能的知识与技能。

6. 具有医学外语、数理统计及计算机应用的基本能力。

7. 具有与患者及其家属进行有效交流的能力。

8. 具有与医生、护士及其他医疗卫生从业人员交流的能力。

9. 具有自主和终身学习的能力。

第四节 眼视光学面向的职业领域和就业岗位

眼视光学面向职业领域和就业岗位较为多元化，总体可以分为：视觉相关基础保健领域及相关工作、屈光检查矫正领域及相关工作、接触镜验配领域及相关工作、双眼视领域及相关工作、视觉康复领域及其相关工作、视觉科学的研究领域及其相关工作、近视防控和视觉健康的科普领域及相关工作。工作岗位类型遍布医疗岗、科研岗、教学岗、行政岗以及自营企业岗位等，给予眼视光学人才极大的发展空间和自我提升领域。

一、视觉相关基础保健领域及其工作内容

（一）眼和视觉的定义及其生理作用

眼是人体中十分重要的器官，人每天获得的外界信息中，大约85%来自于眼部。眼通过接收外界的刺激，将信息经过传输通路传送至视网膜成像，并将相关信息转化为信号，传至大脑完成理解或识别，即"觉"。因此视觉的全过程由眼部和大脑中与视觉相关的部位共同完成，视觉敏锐程度对人的生活、学习、工作都具有不可小觑的影响。因眼部结构精细，部分组织不可再生和替代，因此即使轻微的损伤，都有可能对眼部造成不可逆的损害，影响视觉，导致视力、视功能下降，严重者致盲。因此对眼部的保健和眼部疾病的诊治工作具有十分重要的意义。

视觉器官包括眼球、眼眶、眼的附属器、视路、视皮层以及眼的相关血管神经结构等。

眼球因其外观和形状近似一个球形而得名。眼球分为眼球壁和眼内容物。眼球壁分为外层，包括角膜、巩膜、角膜缘、眼球筋膜；中层即葡萄膜，包括虹膜、睫状体和脉络膜；内层为视网膜，透明的视网膜后极部有一无血管的凹陷区，解剖上称为中心凹，临床上称之为黄斑，因其有丰富的黄色素而得名。中心凹中央有一小凹，解剖上称之为中央小凹，临床上称之为黄斑中心凹，是视网膜上视觉最敏锐的解剖部位。

眼球内容物均为透明物质，分别是房水、晶状体和玻璃体。它们都是光线进入眼内后到达视网膜的必经通路，与透明角膜一起，组成了眼的屈光介质。

眼眶是能容纳眼球的四边锥形的骨窝，由额骨、蝶骨、筛骨、腭骨、泪骨、上颌骨和颧骨共七块骨构成。除上述组织以外，还有眼睑、结膜、泪器和眼外肌等，各自具有其功能和作用。

视路的定义为视觉信息从视网膜的光感受器传输至大脑中枕叶视中枢的传导途径，也就是从视神经起始，经过视交叉、视束、外侧膝状体、视放射最终至枕叶视中枢的通路。

（二）眼视光学人才在眼和视觉基础保健领域的工作内容

眼和视觉的基础保健领域涵盖眼正常发育的过程，不同年龄眼的发育进度，异常视觉发育的风险筛查，眼相关疾病如近视、远视、散光、斜视、弱视、白内障、青光眼、角膜病、视网膜相关疾病的预防、风险预警、初步筛查判断和诊断治疗等。

眼视光学人才是具有眼科学和视光学的双重交叉理论的复合型人才，既具有医学的循证觉悟，又兼顾理学的逻辑思维。在面对眼的正常发育过程中存在的异常指标或表现以及相对

应的可能致病风险时，承担了对其的筛查和鉴别诊断工作，能独立完成对影响视觉相关疾病的预防、筛查和诊治等工作。

二、屈光检查矫正领域及其工作内容

（一）屈光不正的定义

视光学来源于物理学分支之一的光学，本质上属于理学学科。眼球因包含角膜、房水、晶状体、玻璃体等屈光介质，具有了重要的特征——光学属性。从光学的层面上，眼球本质上可以被视为精细的复合光学系统，在系统内进行复杂的光学变换。当光从一种介质进入到另一种具有不同折射率的介质时，光线的传播在两种介质的界面发生一定的偏折，这种现象在眼球的光学中被称为屈光。因此眼球中任何屈光介质的异常，都会影响正常视觉信息的传输、成像。

在眼调节放松的前提下，若外界的物体通过眼球光学系统能清晰地在视网膜上成像，则称为正视，而物体经过屈光介质后不能清晰地成像在视网膜上，则称为非正视或者屈光不正。二者构成了屈光状态的两种主要类别，其中屈光不正主要包括近视、远视和散光。

（二）眼视光学人才在屈光矫正领域的工作内容

眼视光学人才可针对眼的光学特性，对屈光状态进行评估，鉴别正视或屈光不正，同时对可能导致屈光状态改变的原因进行筛查和诊断，并予以矫正和控制。屈光状态评估的方式主要通过验光完成（图3-1）。

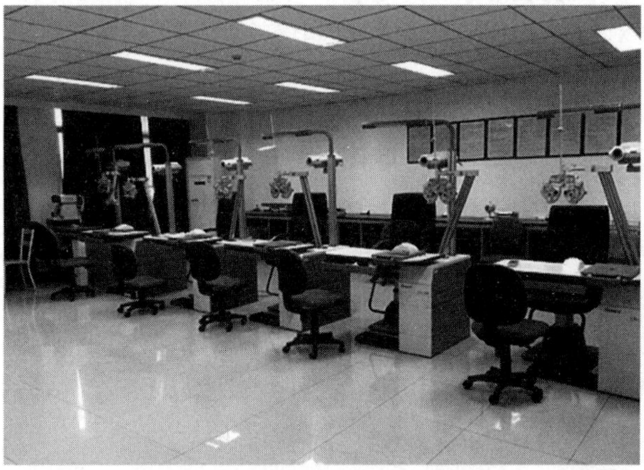

图3-1　综合验光仪及其配套设施

验光是一个动态、多模态的复合临床检查和诊断过程。其基本原理是让位于无穷远的物体通过放置在被检者眼前的矫正镜片后恰好可以在视网膜黄斑中心凹产生共轭点，使被检者看清无穷远的物体，并且保证眼部的主观舒适度。从事验光的眼视光学人才，作为一线必备临床专科检查人员，除了对验光技能熟练掌握，还需要对患者的主观舒适度和最终的屈光矫正处方予以综合评估。

现代眼视光学的目标之一是要通过各种屈光矫正的方式，达到让患者看得清楚、舒服和持久的目的，保证最佳的视觉效果。视光师对屈光状态进行评估后，对屈光不正的患者应予以屈光矫正处方，以保证清晰舒适的视觉效果。目前针对屈光不正的矫正方法主要分为框架眼镜、接触镜和屈光手术。因此眼视光学人才还需掌握前述矫正方式的矫正原理和具体的验配操作。

三、接触镜验配及其工作内容

（一）接触镜的定义和分类

接触镜，常被称为隐形眼镜，因其通过接触角膜完成配戴，故又被称为角膜接触镜。其矫正原理是通过镜片本身的折射力和通过接触角膜后造成的角膜屈光面折射力改变，使得外界物体能恰好清晰成像在视网膜上，达到清晰的视觉要求。

接触镜不仅从外观和活动受限性方面给屈光不正患者带来了区别于框架眼镜的便利，而且因为其直接接触角膜，相较于框架眼镜，可以矫正和治疗一些特殊的眼病以及角膜手术后导致不规则角膜散光等较复杂的屈光不正状态。

（二）眼视光学人才在接触镜领域的工作内容

接触镜一般按照材料分为软性接触镜和硬性接触镜。软性接触镜分为普通矫正屈光不正软性接触镜和具有近视控制效果的特殊设计软性接触镜，由含水的高分子化合物作为材料，具有镜片柔软，对配戴者眼部刺激轻微的优点，同时镜片不局限于透明色，可制作为彩色镜片，满足配戴者对美观和舒适度的双重要求。配戴过程中需要专业人员的检查和随访。硬性接触镜主要分为常规矫正屈光不正的硬性透氧性角膜接触镜（rigid gas permeable contact lens，RGPCL）和具有近视控制效果的特殊设计硬性接触镜，即角膜塑形镜（orthokeratology，俗称OK镜），材料质地较硬，透氧性较高，光学成像效果佳，但对验配人员的技术水平和知识储备具有一定的要求。

接触镜领域的眼视光学人才工作内容主要为镜片作用原理的掌握和传授，镜片的验配，镜片的调整和后期对镜片及对镜片配戴者的管理、护理宣教、镜片完好状态的检查，配戴者角膜健康状况的评估和监督，配戴者的视力记录和屈光状态的管理，同时眼视光学人才工作内容还包括对戴镜全周期过程中各项临床或非临床突发事件的处理，如戴镜患者的主观症状的不适或眼部损伤的处理等。

四、双眼视领域及其工作内容

（一）双眼视的定义

双眼视是指外界物体的视觉信息通过视路传输至双眼视网膜对应的区域，在视网膜上成像的同时相关的视觉信号随着视觉通路继续向后传导至大脑视皮层对应区域，从而形成最后来自双眼的完整知觉的过程。正常的双眼视相较于单眼视，可以增加视觉性能、视力和视野，同时形成如立体视等高级视功能。正常的双眼视的前提条件包括正常的解剖部位、正常的神经冲动和整个视觉通路的完整平衡，任一部分的异常都将导致异常双眼视，从而导致斜视、弱视等影响视力和视功能的眼部疾病。

（二）眼视光学人才在双眼视领域的工作内容

在双眼视领域，眼视光学人才的工作内容主要包含两大部分，一是正常双眼视的检查和维护，通过综合验光仪等视光类器械对视功能完成全面检查以评估双眼视的状态；二是对导致异常双眼视原因的检查、鉴别、诊断和治疗，通过对双眼视功能的全面评估，寻找潜在的眼部解剖异常、神经冲动传导异常和视觉通路包括视皮层受损的可能性，对导致异常双眼视的原因进行排除，制订匹配的视觉训练方案，通过训练道具（图3-2）、电子产品、计算机、虚拟现实设备等一系列综合视觉训练方法使患者恢复并重建双眼视功能，达

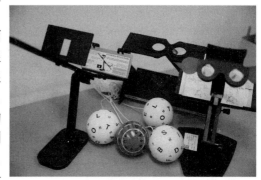

图3-2 双眼视功能训练部分道具

到提高视力和双眼视功能的目的，满足当下社会人们对更高视觉需求和更优的视觉舒适度的追求。

五、视觉康复领域及其工作内容

（一）低视力和视觉康复的定义

低视力是指经过标准的屈光矫正、药物或手术等治疗均无法改善的视觉障碍，但仍然有潜力应用其残余视觉功能参与生活和工作。低视力一定程度影响了患者的正常工作和生活。低视力患者的视觉康复是指采取各种光学或非光学方法，最大可能地利用患者的残余视力和视功能，将视觉损害的影响降低到最低，从而提高患者日常活动和社会参与能力，改善患者的生活质量。

（二）眼视光学人才在视觉康复领域的工作内容

低视力患者视觉受损以后，随着时间的推移，患者会在自己的知识、想象力和个性所允许的范围内自我完善和适应。然而，个人常常对自我情况存在一定的偏差，有些人可能认为自己的残疾比实际情况更严重，在这样的情况下他们可能会自我设限，不利用残余的视力而去学习盲人的生活工作方式。

在视觉康复领域，眼视光学人才的工作内容包括对导致低视力病因的鉴别和评估，对患者低视力病史的收集和管理，对患者视功能的全面测试和评估，对患者视觉康复需求的评估，在保证原发病得到治疗的前提下，经过综合评估为患者制订全面的视觉康复方案，包括但不限于光学助视器的验配和处方制订，其他视觉康复方法的施行，并在情况允许的条件下对患者的视觉康复过程提供必要的信息支持和管理，使患者对自己的视觉障碍所造成的限制有正确的了解，最重要的是了解在接下来的日常工作和生活中如何恰当地使用残余的视力和视功能。

六、视觉科学的研究领域及其工作内容

（一）视觉科学的定义

视觉科学是视觉及其附属通路和器官的科学，即从眼部入手，着眼于脑科学的一门包括多项视觉和脑科学相关的交叉学科。主要包括视觉神经科学、视觉心理物理学、视觉计算科学、视觉认知心理学等。

（二）眼视光学人才在视觉科学研究领域的工作内容

视觉科学的研究领域涵盖了视觉系统发育，视觉信息加工的机制、网络、通路，视觉色觉产生的机制以及高级视功能和认知、行为等方面。眼视光学人才在此领域主要以相关的科学研究和科学研究成果与临床应用的转化形式为主展开工作，为确保相关工作的顺利开展，眼视光学人才必须具备扎实的理论知识，如眼科学、眼视光学、视觉神经学、视觉心理物理学、计算机学等交叉学科，并着眼于目前相关研究的前沿热点和难点，在视觉科学领域进一步深造并从事科学研究工作。

七、近视防控和视觉健康的科普领域及其工作内容

（一）近视的定义

目前数据显示，全球范围内1/5的失明原因是屈光不正，主要是近视导致的。近视，尤

其是高度近视，可以引起多种严重损害视力甚至致盲的眼部并发症。近视是指人眼在放松调节的前提下，外部的光线平行射入眼内，聚焦于视网膜前的一种屈光不正状态（定义为等效球镜度≤-0.50屈光度[D]）。近视目前已被认为是一种未得到充分认识的慢性疾病，近年来近视患病率高发，影响着近30%的世界人口，是全球公共卫生问题。近视是全世界发病率最高的疾病之一，亚洲国家尤其是东亚国家，近视的发病率相对西方国家更高。

我国学生近视呈现高发、低龄化趋势，严重影响儿童青少年身心健康，这是一个关系国家和民族未来的大问题，必须高度重视。2018年，教育部、国家卫生健康委等8部门联合印发《综合防控儿童青少年近视实施方案》并在全国推广实施。2021年，教育部等15部门联合制定了《儿童青少年近视防控光明行动工作方案（2021—2025年）》。加强儿童青少年近视防控，促进儿童青少年视力健康是群众关切、社会关注的"光明工程"。近视防控已不单纯是一种疾病的防控，而是关系到国家和民族未来发展的大事。

（二）眼视光学人才在近视防控和视觉健康科普领域的工作内容

眼视光学人才在近视领域，除了对近视致病因素的探索、近视的矫正和控制等方面的工作内容外，还包括近视预防相关工作。其中近视预防最为有效的举措是加强全社会各年龄段人群对近视的了解和预防近视的行为实践。因此眼视光学人才的工作还包括对近视防控以及视觉健康的相关知识进行科普。以眼视光学专业知识为背景，进一步提高近视防控宣讲工作的科学性，充分发挥近视防控宣传队的先锋作用，营造良好的家庭-学校-社会近视防控氛围。推动各地和学校进一步加强校内校外儿童青少年近视防控宣传教育，提高近视防控知识普及率和知晓率，进一步降低我国儿童青少年的近视患病率，达到提升儿童青少年视力健康整体水平的目的。

第五节　眼视光学学科的未来

一、眼视光学学科承担的使命

眼视光学学科涵盖视觉科学，旨在结合国家发展战略，聚焦眼视光与视觉科学研究前沿，在"健康中国""儿童青少年近视防控光明行动""中国脑计划"等需求牵引下，以突破眼视光相关疾病（斜视与弱视、近视、视网膜疾病、低视力视觉康复等）诊治瓶颈，取得标志性原创成果为阶段性目标；以提高眼视光学学科全体人员临床专业技术水平和实践能力为抓手；坚持教育优先发展，深刻把握"教育是国之大计、党之大计"这一重大使命，"立德树人"这一根本任务，"坚持以人民为中心发展教育"这一价值追求，"加快建设高质量教育体系"这一重要部署；贯彻落实党的二十大精神，推动眼视光学学科高质量发展。以培养高水平、高质量的眼视光学研究人才、教学人才、实践人才为奋斗目标，从医、教、研多方面提高我国国民眼健康水平。

二、眼视光学学科的总体发展方向

眼视光学学科的发展积极响应了国家发展战略，并适当调整以适应我国医疗卫生视觉保健事业发展的需要。未来眼视光学学科也将立足于眼科学和眼视光学，挖掘学科深度发展空间，保证学科分支各领域的研究、临床和教学齐头并进，纵向发展学科深度；同时把握全球学科发展趋势，结合国情发展，积极促进眼视光学和工科、理科多学科交叉融合，横向发展学科多元充实度。以国际眼视光学学科先进办学水平为奋斗目标，纵向和横向发展并行，为眼视光学人才的培养提供高起点、高质量、高水平的发展平台。

三、眼视光学学科的各方向未来融合与创新发展领域

眼视光学学科，当下应肩负学科发展的使命，结合学科的未来发展总体方向，把握当下与理工文多学科的交叉融合可能性，走出一条以眼视光学学科专业知识为基础，以多学科融合为拓展，以国民眼健康水平的提高为核心的眼视光学与各个学科领域之间的深度融合的创新型、研发型、复合型眼视光学发展和应用之路。

（一）交叉融合脑成像技术领域

眼视光学学科本质上是视觉发育相关科学的学科，视网膜将接收到的双眼信息传向大脑，在大脑相关区域进行信息和相关信号的处理并给予反馈，由此就决定了视觉发育和视觉信息的处理和调控中枢本质上是在大脑。因此，探索和确认大脑中与视觉相关部位的正常功能和异常表现对于我们确认人类正常的视觉发育过程就尤为重要。

脑成像技术是人类有效定性或定量解析脑功能和各个联结组的最佳方式。在此领域，眼视光学学科通过交叉融合各种脑成像技术如脑电图（electroencephalogram，EEG）、脑磁图（magnetoencephalography，EMG）、功能磁共振成像（functional magnetic resonance imaging，fMRI）、近红外光谱（near-infrared spectroscopy，NIRS）、单光子发射计算机体层摄影（single photon emission computed tomography，SPECT）等无创式方法，探索并确定与视觉相关的大脑的正常功能和异常表现，随之应用于视觉保健相关领域或未来视觉相关的临床诊疗方式的前沿创新和发展。

（二）交叉融合机械制造领域

近年来在"新医科"发展中，医工理文融合是新趋势，也是新机遇。眼视光学与机械制造的融合，是将传统的眼视光学与机械制造等技术进行融合，也是向精准医学、智能医学方向发展。以机械制造为基础的智能化技术的普及应用，给眼视光学学科带来了更多的发展和无限可能，更对专业人才的培养提出了新的模式和挑战。

眼视光学学科在未来，还将深度融合机械制造领域相关内容，如全面个性化进行框架镜片、接触镜片的3D打印，眼视光学特殊检查诊断学，器械设计及未来应用等，进一步打造医工深度融合的卓越医学工程师、复合型高端人才的成长氛围和环境，以适应国家和社会发展需要，满足并能推动国家《"十四五"国民健康规划》的实施和普及。

（三）交叉融合数理模型预测领域

儿童青少年是祖国的未来和民族的希望。近年来，由于中小学生课内外负担加重，手机、电脑等电子产品的普及，用眼过度、用眼不卫生、缺乏体育锻炼和户外活动等因素，我国儿童青少年近视率不断攀升，近视低龄化、重度化日益严重，已成为一个关系国家和民族未来的大问题。

如何预测儿童青少年近视的发生和发展趋势，及时做出预警，及早进行相关防控措施的干预，一直都是眼视光学从业人员的工作重点之一。随着多学科交叉概念的出现，运用数理模型和相关统计学模型对儿童青少年的视觉发育状态和发展趋势进行预测的应用已初见成效。目前因为模型还受到个体年龄、生活习惯、地域和成长文化背景差异的影响，难以大范围地应用和推广。因此，未来眼视光学学科还应在数据模型领域进一步探索针对其他视觉发育异

常疾病发展的预测模型及预测模型普适化的更多应用。

（四）交叉融合大数据和人工智能领域

人工智能技术立足于神经网络，同时发展出多种计算方式，联合深度机器学习不断优化，具有自升级功能，并可模拟、延伸和扩展理论、技术及应用系统，结合与人相关的更多大数据，就可以更为灵活且精准地进行各种疾病的诊疗辅助相关应用。

在眼视光学领域，本身双眼的眼部生物学参数和屈光状态就包含了多重信息，可以进行如近视、弱视、斜视等相关疾病的发生、进展和相关病变的潜在风险的判断，通过结合人工智能技术创建特征、识别隐藏的数据集关系和填充数据中缺失的元素，从现有参数中推导出新的结果，通过一系列变化，可建立相应眼部疾病的预测模型，并同时提高准确性以获得更可靠的辅助诊断结果。未来还应立足于眼视觉相关保健领域和临床诊疗技术的创新，结合人工智能技术和相关算法对眼部相关大数据进行分析，建立全生命周期眼健康数据的智能管理和诊疗体系，以实现眼视光学领域对相关疾病的精准防治和辅助诊疗的最终目的。

（刘陇黔　杨　必　陈晓航　魏瑞华）

第四章　医学影像技术

第一节　医学影像技术概念与发展史

一、医学影像技术的定义与分类

医学影像技术学是医学技术学的重要组成部分，亦是临床医学的重要分支。医学影像技术是指借助于某种介质（如 X 射线、电磁场、超声波等）与人体相互作用，将人体内部组织器官结构、密度、组织成分等信息以影像方式表现出来的学科。广义而言，医学影像技术包括数字 X 射线摄影（digital radiography，DR）、计算机体层成像（computed tomography，CT）、磁共振成像（magnetic resonance imaging，MRI）、数字减影血管造影（digital subtraction angiography，DSA）、超声检查（ultrasonography，US）以及核医学相关的放射性核素显像等。

医学影像技术以医学为核心，充分融合理工学科优势，以期培养实践能力强的创新型、复合型、应用型医学人才。本学科专业人才须具备医学基础知识和医学影像技术相关专业知识，熟练掌握各类影像设备的操作，积极参与影像新技术的临床应用，并熟悉疾病的临床特征和常见疾病影像诊断，同时具备科研意识和终身学习能力，了解医学影像新技术研发。

医学影像技术以其简单方便、非侵入性和高特异性的特点受到了临床医学领域的极大关注。随着科技进步和相关影像设备的快速更新，影像医学在医学诊断领域及介入治疗领域均取得了创新与突破，得到了医学界的广泛认可，如今已成为临床医疗工作的重要支柱。随着学科发展和新技术的不断涌现，医学影像技术主要可以分为以下三类。

（一）放射检查技术

1. 数字 X 射线摄影（DR） 是以平板探测器、电荷耦合器件（charge-coupled device，CCD）等为转换介质，将被照体信息以数字影像形式进行传递的一种 X 射线摄影技术。由于人体不同组织器官的密度、厚度和对 X 射线吸收衰减能力不同，X 射线穿过人体后，具有不同信息的 X 射线到达探测器，经模拟或数字转换后形成密度差异的图像。不同灰度的影像可反映人体组织的解剖结构及病理状态。主要用于骨骼和软组织成像，以及胃肠道造影和乳腺 X 射线摄影检查，还可对组织密度进行定量分析。

2. 计算机体层成像（CT） 是指利用精确准直的成像媒介（X 射线）与高灵敏度的探测器，围绕人体的某一部位采集数据，并根据需要重建出断面影像的一种成像方法。换言之，基于人体不同组织对 X 射线的衰减差异，通过计算机重建生成二维断面灰阶图像。CT 常用的检查技术包括平扫、增强扫描、灌注扫描和能谱/能量扫描等。平扫是指不使用造影增强的普通扫描，主要应用于天然对比度较大的组织，如肺和骨骼。多数脏器及组织的肿瘤检查通常需要增强扫描以辅助诊断。

3. 磁共振成像（MRI） 是指利用生物体内特定原子核在磁场中所表现出的磁共振现象而产生信号，经空间编码、重建而获得影像的一种成像技术。MRI 已应用于全身各系统的成像诊断，对颅脑、脊髓、心脏大血管、软组织、盆腔等的成像显示出优越性。MRI 可实现人体横断面、矢状面、冠状面和任意角度的体层成像，清楚地显示解剖结构和病变，并通过多序列和多参数成像提供丰富的影像信息。

4. 数字减影血管造影（DSA）　其基本原理是将注入造影剂前后拍摄的两帧 X 射线图像经数字化输入图像计算机，通过减影、增强和再成像过程来获得清晰的纯血管影像，同时实时地显现血管影。DSA 是诊断血管疾病的重要方法，亦是血管性介入治疗不可缺少的工具。

（二）核医学成像技术

核医学成像技术又称放射性核素显像，是将放射性示踪剂引入体内后，以脏器内、外或正常组织与病变之间对放射性药物摄取的差别为基础，利用显像仪器获得脏器或病变的影像。成像设备包括正电子发射断层显像（positron emission tomography，PET）、单光子发射计算机体层摄影（SPECT）等。核医学成像可选择不同作用机制的放射性药物示踪剂，不仅能显示脏器和病变的位置、形态、大小，还能提供相应脏器和病变部位的血流、功能、代谢等方面信息，达到分子水平的诊断，如肿瘤良恶性鉴别及分期、肿瘤复发转移情况、肿瘤疗效评估等。

（三）超声检查技术

超声检查（US），是指通过人体对超声声束反射信号的接收、处理，以获得体内器官图像的一种成像技术，包括 A 超、M 超、B 超、C 超、F 超和 D 超等。常用来判断脏器的位置、大小、形态，确定病灶的范围和物理性质，主要应用于消化系统、泌尿系统、心血管系统及妇产科等。

二、医学影像技术的起源与发展

（一）医学影像技术的起源

1895 年，德国物理学家伦琴（Röntgen）发现从阴极射线管发出的射线能够穿过不透明的物体，导致荧光物质发光，并命名为 X 射线。他的发现迅速引起世界的轰动，尤其在医学界，X 射线成为神奇的医疗工具，医学影像成为一门新医疗技术进入人们视野。由于这一重大的发现，伦琴荣获了 1901 年的诺贝尔物理学奖。

（二）医学影像技术的发展

自发现 X 射线后的 1 个多世纪中，医学影像技术经历了多次重大的飞跃。伴随这些重大的技术创新，与之密切相关的临床医学得以进入良性互动的发展模式。医学影像技术作为一门设备依赖型学科，其发展历程与影像设备的发展密切相关。

1972 年，英国电机工程师豪斯费尔德（Hounsfield）将美国物理学家科马克（Cormack）的理论逐步付诸实践。他尝试从不同的方向拍摄 X 线片，再通过计算机整合数据。经过几年时间的优化改良，世界上第一台 CT 扫描仪宣告诞生，并在美国投入临床应用。随着 CT 扫描仪的问世，医学影像技术呈现出崭新的面貌，借助 CT 成像所获得的三维可视化图像信息甚至可与手术解剖标本相媲美，两位学者因此荣获 1979 年度诺贝尔生理学或医学奖。

20 世纪初研究者发现了磁共振成像的基本物理学原理。1946 年，美国斯坦福大学的物理学家布洛克（Bloch）团队和哈佛大学珀塞尔（Purcell）团队几乎同时发现磁共振现象。1966 年，瑞士厄恩斯特（Ernst）团队提出了脉冲傅里叶变换测谱方法，极大地提高了磁共振测量的灵敏度和分辨率。1973 年，美国纽约州立大学劳特布尔（Lauterbur）在 *Nature* 上发表了一种叫 "Zeugmatography" 磁共振成像方法的论文。该发现使他和曼斯菲尔德（Mansfield）共同获得 2003 年的诺贝尔生理学或医学奖。第一台医用 MRI 扫描仪于 20 世纪 80 年代初问世，MRI 进入临床应用被视为科学理论上升到实际应用的典范。目前，MRI 已成为临床医学及相关学科不可或缺的重要技术手段。

21 世纪，医学影像设备及技术进入蓬勃发展的新历史时期，更优质的图像质量、更低的辐射剂量、更快的成像速度、多功能的集成、多种影像技术的融合已成为医学影像技术发展的基本趋势。同时，由于计算机的性能以几何级数升级，必将带动多种医学影像设备向小型化、专门化、高分辨率和超快速化方向发展，医学影像学检查亦将由大体水平逐渐深入到细胞、受体、分子和基因水平。

随着医学影像设备的创新与发展，医学影像技术人才培养在不同历史时期、不同社会发展阶段亦具有不同的要求。20 世纪 70 年代之前，医学影像技术人才培养主要以 X 射线透视和摄影技术为主，70 年代初出现 CT 技术，80 年代初 MRI 问世，加之介入放射治疗的开展，医学影像技术进入了新阶段。进入 21 世纪，医学影像技术进入了发展的快速通道，从单纯形态学评价向形态学、功能性和代谢成像相结合的方向发展；从宏观成像向微观、分子影像方向发展；从二维向三维、四维和可视化方向发展；从单一成像向多模态、复合成像方向发展。当前，随着医工结合、大数据、人工智能和"互联网+"等技术的发展，更需要多学科、多专业协同发展才能紧跟科技发展步伐，培养能够满足社会需求的医学影像技术复合型人才。

与此同时，国产医学影像设备企业也经历了破冰、煎熬、竞争与崛起。今天，我们在医学影像领域已实现了全方位独立自主，并在 CT、MRI、DSA、PET、DR、超声设备等多个领域取得了比较不错的成绩。随着"中国制造"走向世界，在与知名企业同台竞技的过程中，国产医学影像设备长了志气、强了骨气、厚了底气。

第二节　医学影像技术与大健康

一、"健康中国"国家战略

医学影像技术以其简单方便、非侵入性和高特异性的特点受到了临床医学领域的极大关注，亦在"健康中国"战略中发挥着重要作用。随着科技进步和相关影像设备的快速更新，影像医学在医学诊断领域及介入治疗领域均取得了创新与突破，得到了医学界的广泛认可，如今已成为临床医疗工作的重要支柱。医学影像技术参与疾病筛查、预防、诊断和康复等全过程，在构建全生命周期的卫生与健康服务工程的过程中发挥了巨大的作用，有望助力健康中国建设。

二、医学影像技术的应用

医学影像技术已经广泛应用于临床，当今的医学影像早已不是当年仅靠透视和拍片进行诊断的放射科，而是拥有 DR、CT、MRI、DSA、超声、核医学等一系列大型医学影像设备进行诊疗的现代临床医学影像学科。医学影像技术为疾病的诊断提供了科学和直观的依据，同时可以作为一种医疗辅助手段用于指导治疗，也可以作为一种科研手段用于生命科学的研究。

（一）临床诊断中的应用

1. X 射线摄影　X 射线摄影可拍摄头颅片、胸片、腹部平片、四肢骨和关节片等。X 射线体层摄影可实现四肢软组织、食管及胃肠道的不透光异物的诊断。腹部平片可以了解胃肠道穿孔后的气腹和肠梗阻情况，还可用于了解泌尿系统较大的结石及不透光避孕环的形态、位置等。

2. CT　CT 影像技术可对颅内肿瘤、脓肿与肉芽肿、寄生虫病、外伤性血肿与脑损伤、脑梗死与脑出血、脑先天畸形等做出诊断。CT 对脊椎损伤、椎间盘脱出、椎管狭窄和椎管内肿瘤亦有诊断价值。此外，CT 对肺结节的诊断及管理具有独特优势，可实现肺癌早期诊断，还可显示瘤体内部结构以及肺门淋巴结转移情况。

3. MRI　MRI 具有较高的软组织分辨率，对脊髓、脑组织中的灰质与白质、肾脏的皮质与髓质等具有高分辨率，可较清晰地显示出病变的部位、形态及范围等，对软组织外伤病例的诊断等较为精确。同时，MRI 的多平面、多序列和多参数成像可为疾病的鉴别诊断、生物学行为评估、疗效评估和预后预测等提供丰富的影像信息。

（二）精准医疗中的应用

精准医疗是 21 世纪医学的发展趋势之一，包含在个体健康状态评估以及疾病预测、防控、诊断、治疗、康复和慢病管理等医学实践过程中实现精准诊疗。精准医疗离不开医学影像技术的发展。医学影像技术通过提供一系列诊断、治疗、康复等手段直接或间接地服务患者，以及为临床医生提供技术支持等方式，来保证医疗体系的正常运转。

医学影像技术能够帮助医生更加准确地诊断疾病和治疗患者，这有利于精准医疗的发展，减少患者的不必要检查，减少由误诊造成的医疗费用等不必要的后果。此外，影像技术也可以为医生提供更多的信息，以便对病情有更准确的判断。以肺癌为例，近年来，依赖于 CT 分辨率提高而兴起的 CT 引导下经皮穿刺肺活检术是肺部病变活检取材的重要手段之一，对于既往支气管镜无法到达的部位具有极其重要的定性诊断价值，对肺癌的诊断准确率在 80% 以上。

分子影像学的发展进一步推动了疾病的精准预防、诊断与治疗，如基于融合放射技术和核医学技术的 PET/CT、PET/MRI、磁共振分子成像、多核 MRI、超声分子成像、特异性分子探针等。这些技术应用于疾病的精确定位与定性、鉴别诊断与分子分型、疾病分期、疗效判断等方面，已经在临床中发挥着关键作用，并且必将成为精准医学发展的重要支撑领域。

（三）大健康中的应用

医学影像具有"简""便""廉"的优点，因而成为最基本的检查手段之一，高新技术的使用能够更早、更好地发现病变并对病灶进行有效的定位和定性。从应用价值的角度来看，医学影像技术显著提高了疾病的早期诊断能力，还有助于病情严重程度的判断、治疗方法的选择、疗效和康复情况的评价，以及预后评估等。

当前，临床诊疗已经无法离开医学影像检查，医学影像已成为现代医学不可或缺的组成部分。随着新技术的研究与开发，更多的技术成果正在逐步应用于临床，为医学影像的临床应用开启新的篇章。

三、医学影像技术的重要性

医学精准、影像先行，医学微创、影像支撑。面向人民生命健康的现代医学已从疾病治疗转变到生命健康全过程的预防、治疗和康养。在临床诊疗中，75%～85% 的信息来源于影像图像，医学影像已经由临床辅助检查手段发展成临床诊断疾病的主要方法，广泛应用于体检、疾病筛查、诊断与鉴别、疗效评价及预后等多个方面，为人民群众提供全方位、全周期的健康保障。医学影像无创、快捷、精准，为疾病的诊疗提供了科学和直观的依据，在疾病筛查、诊断、治疗、预后评估等方面起到不可替代的作用，已成为临床医生诊治疾病的"眼睛"。

医学影像技术学的出现极大地影响了传统的临床诊疗体系。随着人工智能、大数据时代的到来，医学影像技术学发展已进入中兴时代。目前，医学影像对疾病的诊断是以病灶位置、形态、大小、结构和病灶与周围的关系为基础，为临床提供病灶定位、定性、定量和分期的信息。医学影像诊断的准确性是以病灶组织病理学类型为"金标准"。近 10 年来，新兴的医学影像技术为医学影像学提供更多的精准定量化信息。医学影像学技术已经从单纯的获取医学影像发展到从医学影像中提取出特征参数，从对病变简单的定位、定性、半定量发展到精准定量。比如，高场强多核 MRI、光子计数 CT 等影像技术，这些影像新技术是实现精准医学的关键，为循证医学的发展奠定了坚实的基础。放射学（医学影像）权威杂志 *Radiology* 撰文指出：在过去 30 年中，医学重大变革 5 个重要进展中，有 3 个与医学影像技术学科有关。

第三节　医学影像技术人才需求与能力素质

一、人才需求

我国医学影像技术人才数量缺口大、需求高。据不完全统计，我国目前约有医学影像技师 14 万人，而美国约 27.5 万人、日本 4.1 万人、韩国 2.6 万人，以此所得万人人口比我国仅为 0.73，美国为 9、日本为 3.2、韩国为 5。此外，我国医学影像技术人才结构普遍存在学历偏低、专业知识结构不合理、人才分布不合理现象。我国 9 省（直辖市）影像技术从业人员的调查数据显示：中专以下医学影像技师为 671 名；中专学历为 2329 名；大专学历占绝大多数，为 4379 名，占 45%；本科学历为 2289 名，占 23.5%；硕士以上高学历人数，为 75 名，仅占 0.8%。在大型三甲医院中，医学影像技术人员本科以下学历占比较高，有学历提升需求，现有医学影像技术人员专业背景来源多样，包括临床医学、影像技术、生物医学工程、核物理与核技术应用等相关专业，存在专业知识欠缺及素质参差不齐的问题。因此，医学影像技术相关工作人员及医疗机构存在人才结构优化需求。

随着科技进步和医学发展，各种高端医学影像设备广泛应用于临床诊断与治疗，因此迫切需要大量具备临床科研能力的高素质影像技术人员参与工作，以期更好地为影像诊断与临床服务。此外，我国自主研发医学影像设备起步虽晚，但发展迅速，该领域亦存在较大的人才缺口。目前，国内中高端医学影像装备进口占有率较高，国产高端影像医疗设备研发以及高端先进成像技术开发上仍存在技术壁垒，想要打破现有束缚，实现高端影像设备的国产化，也需要大量具备科研能力的高端医学影像技术人才。

二、学科知识

（一）学科基础课程

学科基础课程一般包含：政治理论和思想道德修养教育课程、医科数学及医学物理学等自然科学课程，为医学影像技术专业学生学习影像科学的基础理论、基本知识、基本技能打下基础。

（二）医学基础课程

医学基础课程一般包含：人体解剖学、生理学、生物化学、病理学、外科学、内科学等。同时也需要学习科学、人文社会科学、医学伦理学和公共卫生课程，以适应医学科学的发展和医疗卫生服务需求，培养学生的预防战略和公共卫生意识，使其掌握群体保健的知识和技能，通常包括心理学、医学伦理学以及预防医学和（或）卫生学等课程，涵盖流行病学、卫生统计学等有关内容。

（三）医学影像技术专业课程

医学影像技术专业课程一般包含：影像检查技术、影像诊断学、影像信息学、放射物理与防护、影像设备学、科研方法论、整合影像技术等。医学影像技术专业课程包含实践课程与理论课程的教学，提倡早期接触临床，利用虚拟、模拟教学进行设备操作基本技能的初步训练。

医学影像技术学生需要完成临床实习，通常临床实习须修满44周，而后方能取得参加毕业考试或论文答辩资格。实习地点为各临床学院影像学科和三级医院影像科（包括放射科、核医学科、放疗科等）及大型影像设备的生产企业或培训基地。有科研条件的高校可开展医学影像技术毕业论文训练与考核，培养学生科研能力。

（四）创新创业课程

创新创业课程一般是指院校单独设立创新教育学分，鼓励学生积极参加学科、专业实践能力等各类创新创业大赛及实践，以期培养和提升学生的综合素质能力。

医学影像技术能力包括各种影像设备操作、各种检查体位摆放、医学影像仪器设备的维护及功能开发、放射防护技术运用等。

三、核心能力

（一）完备的医学知识

作为医学影像技术从业人员，必须具备扎实的医学相关知识，包括基础医学知识、医学影像技术专业知识以及社会学、法律、伦理、预防等知识。基础医学知识是认识医疗工作的基础，使影像技师能够明白人体功能的正常运行方式，认识人体的复杂性；同时理解疾病对机体的影响以及疾病的发展等。专业知识对制订医学影像检查方案和采集高质量影像图像至关重要。此外，影像技师也需要对人群流行性疾病的预防和控制有所认识，懂得如何识别流行性疾病，并有上报意识。

（二）扎实的临床技能

影像技师必须具备过硬的临床技能，包括操作能力和相应的技巧。临床技能包括但不限于掌握医学影像学范畴内各项检查技术（DR、CT、MRI、DSA、核医学等）的理论知识、操作方法和图像质量控制，熟练运用所学的知识从事以医学影像设备为主的医学设备管理、维护、应用技术开发等，同时具有根据患者具体情况选择使用合适的影像检查方法的能力。

（三）科学精神与研究能力

医学影像技术从业人员的成长不能完全依靠医学知识和经验，还必须具备良好的思维方法和学习方法，掌握临床流行病学相关知识与方法，理解科学实验在医学研究中的重要作用。在临床工作中，需要时刻秉持科学求真的思维，能够根据实际情况分析疾病的特殊表现，找到进一步科学研究的方向。当面对比较复杂的病例时，要善于和同事进行讨论，找到问题的本质，从而为解决问题找到方向。同时，在实际工作中，也要时刻秉持对医学影像学各分支学科的理论前沿和发展动态的关注，以新技术为导向，促进工作能力的提高。

（四）自主学习能力

当今大数据时代的知识更迭日新月异，临床学科指南时常更新修订，新兴检查和治疗方法不断出现。对于医学影像技术学生来说，必须具备自主学习能力以适应信息化的时代，在实践工作中遇到问题时，能够通过检索资料等各种途径学习最新的知识和方法，并将新知识整合到自己的思路和工作中，解决实际问题。在不断实践中锻炼自己解决问题的能力以及临床思维，而这个过程其实就是自主学习能力的培养。当面对新的病例产生困惑时，要学会从不同的渠道获得相关知识，并且学会整合相关知识和经验，做出进一步的检查计划。

四、职 业 素 养

"医学是一种职业，它不仅包含了医疗科学知识，还包括个人品质、人道主义和专业能力。"患者所需要的不仅是高超的医疗技术，还包括温暖的人文关怀，所以医学也被称为最科学的人文，最人文的科学。这个职业是终身学习、终身提高的职业，每位医学影像技术从业人员都应该在整个职业生涯中努力提高自己的职业素质。

（一）职业道德

每位医学影像技师都应该具备职业信仰，这种职业信仰就是"人民至上、生命至上"。医学影像技师的职业精神体现在对生命的关注，对生命的尊重。珍视生命，关爱患者，具有人道主义精神，始终将维护民众的健康利益作为自己的职业责任。需要关注所面对的每位患者，确认患者的具体检查内容，技师所关注的不应仅仅是患者的疾病检查，同时还要关注患者对疾病的认识和他的社会需求。要与患者充分沟通，这样制订的检查方案才能更好地被患者及其家属接受。比如，根据患者的疾病情况和体型特点制订个性化检查方案，优化扫描参数，减少辐射剂量。

树立终身学习观念，认识到持续自我完善的重要性，不断追求卓越。除了进行更多的社会实践以及与患者沟通，医学影像技术专业学生在学有余力的时候，还要加强医学人文相关理论的学习，多读些书籍，如社会学、心理学、哲学、伦理学、人类学等方面的著作。社会人文知识的积累可以帮助学生更好地认识患者。学生不断提升自己对于人文知识的学习，可以更好地理解形形色色的人生观，进而帮助自己理解不同患者的生理及社会需求。在人文素养提升的过程中，医学生也能够提升自己对于医学的理解，未来能够更好地帮助患者。

（二）医学人文

医学影像技术需要高层次的医学道德和伦理水平。医学人文并不属于专业知识的范畴，但是它是医学过程的另一个方面的表现。医学影像检查最重要的是"以患者为中心"，应始终坚持把患者安全放在第一位。良好的医患沟通可以帮助影像技师收集疾病的关键信息，也可以让患者充分认识检查的全过程。在影像检查之前，需要向患者宣教，让患者及家属清晰地认识检查内容和注意事项。在影像检查过程中，应尊重患者个人信仰，保护其隐私。同时，医学影像技术从业人员也要学会如何与团队成员沟通，包括上下级技师、医师与护士、工勤和管理人员之间的有效沟通。

（三）职业法规

随着医疗和卫生保健事业的发展，医学影像技术日益普及，人群接受影像检查的频率也不断增加。医学影像技术从业人员应树立依法行医的法律观念，学会用法律保护患者和自身的权益,牢固树立患者及工作人员的防护意识。同时需要正确掌握辐射实践正当化原则,正确判断辐射实践的危害与辐射实践的利益,能够考虑患者及家属的利益,并注意发挥可用卫生资源的最大效益。根据患者的病情和实际情况,选择合理的检查技术和扫描方案,充分掌握公平有效分配和合理使用有限资源的原则。

1982年世界卫生组织向世界各国推荐的《放射诊疗质量保证方案》实施至今,国内外经验均证实该方案在提高影像质量、降低受检者剂量等方面具有积极效果。《中华人民共和国职业病防治法》(2019版)、《医疗机构管理条例》(2022修订版)、《放射诊疗管理规定》及《放射工作人员职业健康管理办法》等有关法律法规的出台,对医学影像设备配置条件、申请程序、应用安全、卫生防护、应用质量管理标准、管理机构建立、操作人员技术考核、上岗资格认证制度等一系列质量管理方面的工作做出具体规定。医学影像技术从业人员应了解上述相关职业法规。

第四节 医学影像技术教育

一、医学影像技术教育的现状

2000年版《普通高等学校本科专业目录》中"医学技术类"以目录外专业名单出现,2012年,医学技术类被正式列入《普通高等学校本科专业目录》,医学影像技术为其下属专业方向之一。这是我国第一个参照发达国家办学模式开办的大类专业,填补了该类专业在中国高等教育中的空白,并逐步形成与国际接轨的"4年学制、理学学士"本科人才培养模式。2004年教育部批准在高职高专院校设立医学影像技术专业,2012年教育部为进一步规范高等教育专业管理,将医学影像技术专业设为医学技术下本科二级目录(专业代码101003),正式纳入《普通高等学校本科专业目录(2012年)》,授理学学士学位,全国目前已有百余所医学高校陆续开设本专业。2018年,医学技术作为一级学科被纳入研究生学科目录,并批准设立5个医技博士点,同年多家医学院自主增设医学影像技术学作为二级学科。

我国医学影像技术教育的学科体系较为成熟,在学历层次方面涵盖专科、本科、硕士研究生及博士研究生四个层次的人才。本科通常为4年制,毕业后授予理学学士学位。硕士及博士研究生的培养通常为3学年,但大部分学校都实行弹性学制,可适当调整毕业年限,博士毕业后授予医学博士学位。本科培养目标为掌握现代成像技术的基本原理,掌握各种影像采集设备的应用方法,掌握各种图像后处理技术。研究生的培养目标为培养在医学影像技术特定领域有深入研究、具有推动学科发展能力的人才。

医学影像技术专业的课程设置和教学内容在不同院校间存在差异,不同学校的教学会根据学校的优势各有侧重点。医科院校侧重于医学知识、影像诊断等内容的教学,主要有影像诊断学、生理学、病理学、内科学、外科学等。理工科院校则会安排相关理工科的课程,如电子电工学、计算机接口技术、程序设计与模式识别等。目前我国开设医学影像技术专业的专科院校有180余所,本科有85所院校,可招收硕士研究生的院校有23所,可招收博士研究生的院校仅有6所。

二、医学影像技术教育的体系

中华人民共和国成立以来,我国医学教育事业发展迅速,医学教育质量显著提升,为我国卫生事业输送了一大批合格的医药卫生人才，医学教育的发展为满足人民群众的卫生服务需求，保证人民的身体健康，促进我国社会主义事业发展做出了重要贡献。经过 20 余年对医学影像技术教育规律和特点的实践和探索，我国逐步形成了医学影像技术教育的管理体制和运行机制。目前医学影像技术教育初步建立了"院校教育-毕业后教育-继续教育"为一体的全周期人才培养体系，医学影像技术教育的规模、质量、效益均有明显提高。

（一）医学院校教育

医学院校教育是医学影像技术教育体系中的第一阶段，其根本任务是为医疗卫生机构培养完成医学基本训练、具有初步临床能力和良好职业素质的医学影像技术毕业生，为学生毕业后继续深造和在各类医疗卫生机构从业奠定必要的基础。医学院校的毕业生作为医学影像技术的从业人员，必须有能力从事医疗卫生服务工作，能够在日新月异的医学进步环境中保持其业务水平的持续更新。目前，我国各院校的医学影像技术教育的学制和培养模式以四年制本科为主、辅以三年制科研型硕士或科研型博士等培养模式，《研究生教育学科专业目录（2022 年）》和《研究生教育学科专业目录管理办法》的发布标志着医学影像技术研究生教育将由科研型硕士向专业型硕士转变。

我国院校医学教育中的本科教育一直沿用"以学科为中心"、按照公共基础教育、基础医学教育和专业医学教育的三段式教学模式来培养医学影像技术学生。据我国国情，医学院校采用多种体制的办学模式，如与其他科类大学合作、联合、合并等，形成综合性大学医学院与独立设置的医学院校并存的管理与办学体制，既可以充分发挥综合性、多科性大学的学科优势，又可以很好地保持医学影像技术教育的特点，也为医学影像技术教育的发展提供了良好的机遇和广阔的空间。

新时期院校采取各项有力措施改善办学条件。比如，建立了医学影像技术高素质的"双师型"师资队伍，加强师资培养培训工作，建立优化教师队伍的有效机制，提高教师队伍的整体教学水平。提供优质的教学设备，提高教育技术手段，完善实验室建设，改革实验教学的组织、内容和方法。加强教材和图书建设，为提高学生创新意识和自学能力创造条件。加强教学基地建设，建立一批相对稳定、形式多样、水平较高的教学基地，优先保证人才培养工作。

（二）毕业后教育

国内外医学教育实践充分证明，毕业后医学教育是医学教育体系的重要组成部分，是医学影像技术学生成长为合格临床技师的重要阶段，也是培养医学影像技术人才的重要手段，亦是培养同质化临床技师，加强医疗卫生人才队伍建设、提高医疗卫生工作质量和水平的治本之策。目前，我国医学影像技师队伍普遍存在学历参差不齐、高学历人员偏少、高端人才缺乏的现象。近年来医学影像技术专业快速发展，大专学历人员仍然占比较大，本科学历人员占比较前有所提升，研究生占比最少。技师、药师毕业后大多直接进入医疗单位工作，医学专业基础知识薄弱，医学技术操作缺乏正规而系统的培训，影响了各项医技水平的提高，制约了现代临床医学的建设和发展。

我国医学影像技术毕业后医学教育主要指技师规范化培训。技师规范化培训源于住院医师规范化培训制度，是指医技专业毕业生在完成医学院校教育之后，以规培技师的身份在认定的培训基地接受以提高临床能力为主的系统性、规范化培训，使所学的知识与技能向某一专业方向逐渐深化的教育过程。其招收对象、培训模式、培训目标、培训基地、组织管理、培训内容、考核认证等教育训练均要求有与之配套的在国家指导意见下制定的地方政策性法规与实施细则。2006 年，四川大学华西医院瞄准技师、药师规范化培训的空白，顺应医技行业的发展需求，借鉴医师项目培训的成功经验，在国内率先启动了"技师/药师规范化培训"，工作逐步铺开。截至 2022 年，已有包括放射、康复、检验等在内的 24 个项目被纳入此培训。规培技师一般可招收应届本科毕业生或社会人员，培训周期通常为 2 年。

（三）继续医学教育

为实施"科教兴国"战略，适应社会主义卫生事业发展需要，国家对卫生技术人员实行继续医学教育制度。继续医学教育需要适应医学影像技术学科的发展和社会的实际需要，充分利用各地区的卫生和医学教育资源，按照专业技术人员继续教育的总体要求，面向现代化，面向世界，面向未来。继续医学教育的内容，应以现代医学影像技术学科发展中的新理论、新知识、新技术和新方法为重点，注意先进性、针对性和实用性，重视影像技术人员创造力的开发和创造性思维的培养，根据学科发展和社会需求，开展多种形式的继续医学教育活动。

三、医学影像技术教育的趋势

近年来，教育部、国家卫生健康委、国家中医药管理局等加强医教协同，推动医学教育改革取得了重大进展。多学科、多层次的医学教育格局基本形成，医学教育规模不断扩大，人才结构层次不断优化升级。"医、药、护、技、管"多学科并进，"中、高、本、硕、博"多层次办学，医学教育规模不断扩大，构建了全世界规模最大的医学教育体系。目前，我国医学影像技术教育发展主要呈现以下趋势。

（一）多学科交叉

现代医学科技进步日新月异，医学影像新技术不断涌现，医学影像技术学科领域将越来越广，亚专业划分越来越精细。2020 年，国务院办公厅印发了《关于加快医学教育创新发展的指导意见》，这是在健康中国战略新任务、世界医学发展新要求背景下，提出的关于优化医学人才培养结构、提高医学人才培养质量和提升医药创新能力的重要指导文件。因此，探索推进"医学影像技术+X"的学科交叉是必然趋势。我国多数高校均为实力雄厚的综合性大学，各学院间的交叉融合越来越紧密，利用综合性大学优势，由计算机学院、物理学院、工程学院等具备物理学、工程学、信息学科的专职教授为医学影像技术学专业人才培养提供相关专业知识教育，进行联合培养。同时，国内医学院校与工科院校在国家政策指导下纷纷建立医学技术研究院、联合创新研究院等，以多种形式尝试推进医学影像技术融合人才培养。亦有高校与企业进行合作，建设产教研共同体，为国家培养更多具备深厚医学基础和理工知识的复合型医学影像技术人才。

（二）国际化培养

医学影像技术教育改革和发展中，坚持以人民为中心的发展思想，紧紧围绕推进健康中国建设，贯彻党的教育方针和卫生与健康工作方针，遵循医学影像技术教育规律和人才成长规律，立足本国国情，借鉴国际经验，创新体制机制，以服务需求、提高质量为核心，建立健全适应行业特点的医学人才培养制度，完善医学人才使用激励机制，为建设健康中国提供坚实的人才保障。国内高校应注重培养本专业学生国际化视野，助力学生与国际接轨，可有针对性地加强与世界知名大学和著名科研机构、优秀企业等的交流与合作。通过与国外院校加强联系，承办交流会形式的学习班，可使双方在本科生培养、科学研究等方面得到深入交流。

第五节 医学影像技术职业发展

一、医院体系的医学影像技术岗位

医学影像技术岗位需求大，学生毕业后主要在各层级医院从事影像技术相关工作。根据各医院不同科室划分情况，大致包括 X 射线、CT、MRI、核医学、超声以及放射治疗技术、介入治疗技术等相关从业人员。我国医疗机构中高端影像技术人员配比远低于国际标准的人员配比，而且我国高端医疗设备研发和生产正处于高速发展时期，因此，医学影像技术专业毕业的高端人才是推动国产大型影像设备的坚实保证，亦是行业缺口。

（一）医疗教学

在临床实践中，医学影像技术从业人员的主要工作内容是操作大型影像设备（DR、DSA、CT、MRI、PET 等）进行影像数据采集和数据挖掘，通过各种后处理软件重建出直观、立体的三维可视化图像（图 4-1），指导临床开展 3D 打印、虚拟手术等。在工作过程中，还需要严格完成图像质量控制，获得高质量影像图像，为疾病的诊断提供坚实基础。

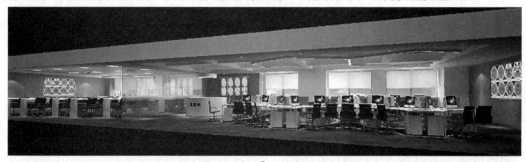
a

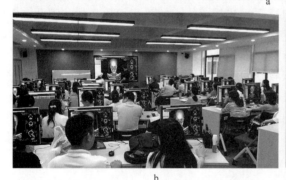
b

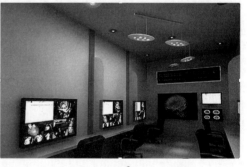
c

图 4-1 医学影像三维图像后处理中心

a. 三维图像后处理平台；b. 三维图像后处理教学平台；c. 医学影像大数据可视化成像及数据挖掘中心

在医学院校附属医院，影像技师还承担部分教学工作，如担任高职高专或医学影像技术本科的授课教师，以及硕士研究生、博士研究生导师。作为一名医学影像技术教师，除了传授知识外，还要激发学生的学习兴趣，注重培养学生的分析能力、实践能力和思考能力。积极引入现代化教学手段，提高教学质量，推动教育现代化。同时要结合课堂教学，及时组织学生参观影像实验室、进行临床见习等，引导学生实际操作，增强对理论知识的理解。同时，医学影像技术教师要不断学习，更新知识，迭代教学内容，使学生在实践中更好地掌握专业知识，从而培养学生的创新能力。

（二）科学研究

医学影像技术的发展日新月异，影像新技术不断取得突破，而相应技术的临床研究对影像技术从业者也提出了更高的要求。目前，已有部分医学院校成立了相应的影像技术科学研究中心。随着影像技术专业硕士点、博士点的陆续增加，越来越多具备科研能力和创新能力的高学历人才将投身影像技术事业，推动我国更多原创性医疗设备研发，以及成像新技术和新应用的研究。影像技术专业的高学历人才除胜任影像技师临床工作岗位外，还可开展更多的科学研究，包括文献查阅与整理、临床数据的收集与分析、科研论文撰写、课题申报、成果转化以及推广应用等。

（三）设备维保与科室管理

近几年医疗单位的影像检查设备都进行了大幅度更新，影像设备安装、更新和维护人才缺口增加。国内大型医院的影像设备数量和规模庞大，为满足日益增加的临床检查需求，各影像设备通常处于长时间高负荷运转状态，故障率大大增加。设备故障时通常停机等待设备供应商检修，这在一定程度上降低了科室的检查效率。因此，部分医院影像科提供了临床工程师的岗位，该岗位从业人员须第一时间对故障设备进行初步分析，并协助设备厂家售后人员对设备进行检修、维护、保养等工作。

影像科室的发展离不开管理（图4-2）。医学影像技术从业者不仅是科室成员中一员，同时也涉及科室管理的每一处。作为一名医学影像技术的科室管理者，要全面了解科室的基本情况，制订完善的影像技术管理体制和制度，确保本单位医学影像技术服务达到最优的水平；不断推动科室发展，定期开展培训，提高技术人员的专业水平，推动技术创新；定期对影像设备进行检测和维护，保证设备正常运行等，整体上提高服务能力和效率。

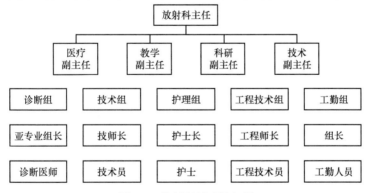

图 4-2 放射科管理构架图

（四）发展路径

医院体系的影像技术从业人员的发展一般分职称和职务两条道路。职称序列为技师、主管技师、副主任技师、主任技师，不同的医疗卫生机构对职称晋升有不同的要求，具体结合实际情况分析。职务晋升主要为技师、DR/CT/MRI 技师长等、副主任/主任等，逐步发展为行业内领军人物或影像技术专家（图4-3）。

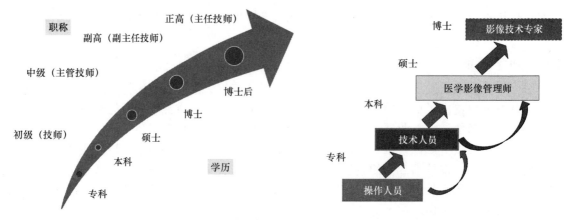

图 4-3　医学影像技师职业发展路径示意图

二、高校体系的医学影像技术岗位

医学影像技术专业毕业生也可选择在高校就业，各层次毕业生可根据高校招聘条件和政策选择岗位，相关岗位主要是专业技术教学岗位和其他教辅管理岗位。专业技术教学岗位分为教师岗位和其他专业技术岗位两类。教师岗位分为教学型和教学科研型两类。教学型是以承担本专科教学为主要任务的岗位，可从事医学影像技术等专业的相关专业课程教学。教学科研型是同时承担教学和科研双重任务的岗位。其他专业技术岗位是指从事教师工作以外的专业技术工作，具有相应专业技术水平和能力要求的工作岗位。在高校体系的职称晋升中，一般按照助教、讲师、副教授、教授顺序晋升。在高校科研系列或者研究所的职称晋升中，常规顺序为研究实习员、助理研究员、副研究员、研究员。

三、企业体系的医学影像技术岗位

医学影像技术专业毕业生不仅具备基础医学、临床医学和影像医学等医学方面知识，也具备数学、物理和化学等理学方面知识，同时还具备计算机科学和影像设备学等工学方面知识。因此，除传统从事医院内影像技术工作外，影像技术专业毕业生可通过自身擅长及优势，选择不同就业岗位。

各医疗相关的服务企业单位对影像技术专业学生的需求较大，从事工作主要包括：①开展医学影像设备的临床应用培训，协助客户使用设备。职位一般是临床应用培训工程师或临床应用专员。②负责系统调试，确保设备正常运行，对设备进行维护。③参与设备或新技术的研发或管理工作。④协助医生或技师，提供技术支持，对影像新技术进行临床科研应用的探索和转化。

第六节　医学影像技术展望

一、新　技　术

随着计算机科学、应用数学、材料学以及制造业等的迅速发展和学科交叉，医学影像技术取得了前所未有的发展。医学影像技术向四维成像、定量分析、分子、生理、功能、代谢和基因显像、特异性增强、人工智能和 5G 传输等方向发展。

（一）DR新技术

DR图像处理功能强大、价格低廉、检测流程较快、辐射剂量较低，广泛应用于医学影像检查的各个领域。近年来，数字体层融合（digital tomosynthesis，DTS）、双能量减影等新技术不断发展和完善，使得DR成像质量更高，图像所含的信息量更为丰富、清晰确切，明显提高了诊断的阳性率。DTS技术将传统断层技术与数字平板探测器相结合，在一系列低剂量曝光后获取扫描容积内物体多个角度的投影数据，通过后处理重建出任意层面的断层数字图像，能清晰显示被检部位的结构和周围组织，且无重叠。

（二）CT新技术

光子计数CT是一种新兴技术，采用能够将X线衰减转换为电信号的光子计数探测器，使得每一个光子产生的信号脉冲都被计数及读取，以此实现多能成像。光子计数CT具有降低辐射剂量、消除电子噪声、提高图像分辨率等优势。此外，能谱CT可在一次扫描后获得双能量图像，具有成像速度快、图像质量高、辐射剂量低等优点，并清晰显示解剖信息和提供功能信息。未来CT的技术发展将主要集中在光子计数CT和能谱CT技术。

（三）MRI新技术

超高场成像（5.0T和7.0T）、超极化多核成像、快速成像等是近年MRI新技术的研究热点。一方面，新技术带来超高清图像，可深入探索分子层面、代谢通路等改变的信息，明显缩短成像时间。另一方面，零液氦超导磁共振技术将为复合手术室、移动磁共振、车载式磁共振、站立式MRI检查提供可能，推动MRI图像更清晰、扫描更快速、性能更安全、结果更智能，为疾病诊治带来历史性飞跃。

二、新 进 展

（一）脑科学研究

脑科学是研究大脑结构与功能的学科，旨在研究人和动物的认知、意识与智能的本质与规律。作为21世纪最具挑战的科学领域之一，脑科学的发展有助于人类认识自我并改进神经与精神疾病防治措施，其与信息技术、工程学等领域的交叉融合催生类脑智能等新兴产业，在未来智能化社会的发展中占有非常重要的地位。影像学技术为脑科学的研究提供了工具，特别是功能磁共振技术的飞速发展，为我们探寻大脑的奥秘打开了新的研究领域。

医学影像技术不仅能够服务于临床诊断和治疗，同时也是医学研究的重要工具。比如，血氧水平依赖（blood oxygenation level dependent，BOLD）功能磁共振作为一种无创的脑功能成像技术，可通过监测人脑工作时含氧血红蛋白和去氧血红蛋白在神经元周围毛细血管内浓度比例的变化观察大脑工作时局部区域内瞬时变化的脉冲信号。此外，功能磁共振技术不仅可以检测健康人的脑功能，在病理条件下（癫痫、抑郁症、脑肿瘤等）同样适用，故在神经、认知和心理学等领域具有较好的应用前景。

（二）分子影像学

现代医学影像设备及技术已由最初的形态学观察发展到携带有人体生理机能信息的综合分析，通过发展新工具、新试剂及新方法，探查疾病发展过程中细胞和分子水平的异常。分子影像学是在医学影像学和分子生物学、化学、物理学、材料学、生物工程学等多学科发展的基础上相互结合而形成的一门新兴学科，即应用影像学的方法对活体状态下的生物过程进行无创、实时的定性和定量研究，深入探索细胞和分子水平变化。

分子影像学作为生命科学中发展最快的前沿领域之一，是医学影像学近年来最大的进步。它对现代和未来医学模式都将产生革命性的影响，也是医学影像未来发展的主导与趋势。运用分子影像学手段，可探索肿瘤等重大疾病的分子诊疗靶点，研发纳米影像探针与诊疗一体化药物，构建重大疾病诊疗一体化方案。运用多模态影像技术和影像组学等方法，挖掘医学影像图像的深层定量特征，分析影像纹理特征与临床数据、病理数据和基因数据间的关联，可实现疾病严重并发症预防和癌症"早筛早诊"及预后预测，为肿瘤诊疗决策提供了强大的支持工具，对推动癌症的防治关口前移起到重要作用。

（三）多模态融合技术

从技术上看，医学影像总体向更清晰、更快速、更安全、更便携、更智能五大趋势共进发展。更清晰是成像质量上的提升，如 DR 的高精度、MRI 高场强都是在成像精度上的提升。更快速是成像速度的加快，如 MRI 的快速成像技术。更安全是人体在放射性环境中的时间减少以及检测环节的安全性提高。更便携是部分设备的小型化发展，如移动 DR、移动 MRI 等。更智能是影像技术与 AI 相结合提高部分性能。

然而，各类影像技术的成像原理不同，故图像信息均有一定的局限性，使得单独使用某一类图像的效果并不理想。因此，探索新的图像融合设备和新的影像处理方法，将成为医学影像技术新的应用方向。此外，计算机手术仿真或治疗计划等技术方法的不断改进，使之更有利于临床医学的发展。同时，包含两种以上影像学技术的新型多模态医学影像学设备（如 DSA/CT、PET/CT、PET/MRI 等）将发挥更大的作用，诊疗一体化将使多种疾病的诊断更加及时、准确，治疗效果更佳。

三、新 应 用

（一）人工智能影像

人工智能（artificial intelligence，AI）已经成为影像数字化和精准化的重要支撑。各大院校、企业、科研院所等已经着力发展 AI 医疗影像，力求提供全流程的影像智能服务。AI 医疗影像产品已涵盖从计算机辅助检测、辅助诊断、精准诊断、量化随访，到精准治疗的全流程，可提高检查的精准度和病变检出率，提高医师诊疗效率与诊断精度，缩短就诊等待时间，降低就医成本。

AI 已应用于影像技术的各个场景，针对医学影像进行 AI 技术处理，包括图像分割、目标检测、图像分类、图像配准、图像映射等。目前，AI 影像可应用于肺结节早期筛查、乳腺病变筛查、智能骨伤鉴定、食管癌早期筛查、结肠癌早期筛查等临床场景，以及通过 AI 技术提高医学影像的质量等功能。随着影像 AI 的应用，对数据的大平台需求将会更加强烈，搭载影像 AI 云平台，进一步规范影像图像数据标准，有助于实现各影像中心、联盟医院影像数据的互联互通，优质影像医疗资源云端协同共享、远程质控，助力海量诊疗级大数据深度挖掘应用，进一步提高图像的质量和精准化诊断，提高诊疗效率。

（二）辅助 3D 打印及手术导航

随着三维（three dimension，3D）打印技术与医学影像建模和仿真技术的结合，3D 打印技术在医疗领域展现出广阔的应用前景。3D 打印技术是数字化医学发展进程中的关键环节，可将 DR、CT 及 MRI 获得的影像数据转换成 3D 打印数据，快速、准确地制成医疗模型，在骨外科、颌面外科、整形外科、组织生物工程以及生物医药等领域至关重要。基于影像的 3D 打印技术可辅助手术前的规划和方案设计，提高手术成功率，甚至通过 3D 打印制造人工器官及组织。目前，基于 CT 图像的 3D 打印导航心外科手术等已成功应用于临床，弥补了常规影像检查的局限性。

（三）移动影像

移动互联网的快速发展推动了医学影像在移动端的应用，有效地拓展了医学影像系统的使用场景，提高了系统的易用性和覆盖范围。依托 5G 远程技术，建立远程 CT 扫描系统，可实现影像检查技术的远程控制。虽然目前移动医学影像在传输、存储、显示、处理、数据安全及 AI 应用等方面还存在着一些问题亟待解决，但移动医学影像符合远程医疗和移动医疗的发展趋势，可以有效提升医生的工作效率，方便患者的使用，因此具有广阔的发展前景。

（四）数字孪生技术

数字孪生（digital twin，DT）是一种超越现实的概念，可以被视为一个或多个重要的、彼此依赖的现实系统的数字映射。数字孪生技术中的孪生并不是完全一样的两个个体，准确来说，它们是两个不同的系统，一个是现实世界中的真实系统，而另一个则是计算机仿真出来的虚拟系统。通过计算机仿真技术，这个虚拟系统也能以一种直观的方式让我们感知与触碰。我们可以利用数字孪生技术创建一个患者的虚拟 3D 模型或者影像数字人，再结合医学影像技术，将患者的内部身体状况映射到该模型上，从而更加直观、准确和精准地发现病灶，完成诊断和治疗。

医学影像技术学作为发展最快的学科之一，新设备、新技术推动其更快地向前发展。医学影像技术学的优势及临床应用价值得到临床医师的广泛认可。医学影像技术人员须不断地更新知识，提升专业能力，参与新技术、新设备临床应用的相关研究，解决更多的临床问题，更好地为患者提供医疗服务。

（李真林 马新武 余 伟 叶 铮）

第五章　放射治疗物理技术

第一节　放射治疗物理技术的定义和学科定位

一、放射治疗物理技术的定义

（一）放射治疗物理技术的基本定义

放射治疗，简称放疗，是利用电离辐射对疾病进行局部治疗的临床手段。通常，放射治疗是利用电离辐射的生物效应进行肿瘤临床治疗的方法，也可用于部分良性疾病的治疗。放射线的种类包括医用电子直线加速器或放射性同位素产生的各种射线。其中常用的射线包括 α 粒子、β 粒子、γ 光子、X 光子、电子、质子、中子和重离子等。当放射线进入人体局部组织中，其释放的能量足以在原子的电子轨道中打出束缚电子从而引起物质电离，称为电离辐射，主要包括间接电离辐射和直接电离辐射。电离辐射具有破坏细胞核中 DNA 的功能，对肿瘤细胞的破坏尤其显著，可使细胞 DNA 发生碱基变化、脱氧核糖分解以及 DNA 链断裂和交联等，进而使细胞失去增殖能力，触发凋亡，以达到杀死细胞的目的。正常组织细胞能修复辐射造成的损伤，而肿瘤细胞对这种辐射损伤很难修复，这是放疗杀灭肿瘤的重要基础。

放射治疗物理技术是放射肿瘤学（radiation oncology）的分支，主要研究放射治疗物理师和放射治疗技师如何运用放射治疗设备和仪器，在与放射治疗医生的沟通协商下，对患者进行放射治疗的过程。这一过程包括获取定位影像、设计放疗计划、剂量验证、设备质控以及将放射治疗计划精准地递送给靶区，同时关注和控制各种因素带来的不确定性，以确保正常组织受到尽可能少的额外辐射，从而实现患者疾病的根治、缓解和提高生存质量等目的。放射治疗的相关技术涉及医学图像的采集和分析、放射治疗计划的设计和评估、放射治疗设备的控制和监测及放射治疗的临床诊断和反馈等，确保放射线在照射肿瘤细胞的同时，减少对正常组织的损伤。在治疗流程中，放射治疗医师、放射治疗物理师及放射治疗技师以患者为中心进行双向循环沟通（图 5-1）。近年来，随着医学技术学的发展，放射治疗的前沿技术不断更新，放射治疗也逐渐进入了"三精"时代。精确放疗是在常规放疗基础上通过精确的肿

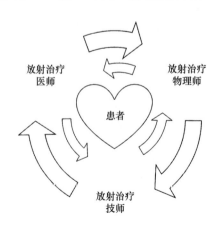

图 5-1　以患者为核心的双向循环放射治疗流程

瘤定位，精确的计划设计、剂量计算及在治疗机上精确执行的一种全新的肿瘤治疗技术。它融合了三维图像处理技术、高精度的剂量计算算法、尖端的直线加速器技术、先进的肿瘤诊断技术和放射生物学前沿研究成果。精确放疗的每一步都强调精度，其与传统放疗技术不同之处可概括为"四最"，即靶区（病变区）内受照剂量最大，靶区周围正常组织受照量最小，靶区内剂量分布最均匀，靶区定位及照射最准确；优点是高精度、高剂量、高疗效、低损伤。总之，先进的成像技术、自动化的治疗计划系统、不断发展的放射治疗设备以及放射生物学技术继续推动这一领域的快速发展。

（二）放射治疗的作用和地位

恶性肿瘤是严重危害人类身心健康和生命安全的重大疾病之一。全球癌症年报数据显示，2020 年全球预计新发癌症病例 1929.27 万例，死亡病例 995.81 万例。其中，我国约有 456.87 万例恶性肿瘤新发病例和 300.30 万例死亡病例。目前，恶性肿瘤的三大主要治疗手段分别是手术、化学治疗和放射治疗，此外还有免疫治疗和靶向治疗等。2014 年，WHO 统计结果表明，恶性肿瘤的 5 年生存率为 55%，其中外科手术的贡献率为 27%，放射治疗的贡献率为 22%，化疗和其他治疗的贡献率为 6%，其中放射治疗的贡献率仅次于外科手术。随着医疗技术水平的发展，相关数据显示恶性肿瘤的 5 年生存率已经提高到 67%，其中手术与放疗的贡献率各为 30%，药物治疗贡献率为 7%，放疗对生存率提高的贡献最为显著。统计数据显示，70%的恶性肿瘤患者在疾病的不同时期都需接受放射治疗。例如，放射治疗可作为鼻咽癌、喉癌、扁桃体癌、舌癌、恶性淋巴瘤、阴茎癌、宫颈癌、皮肤癌、颈段食管癌、早期非小细胞肺癌等肿瘤的首选治疗手段。这类肿瘤通常对放射线较敏感，多以局部侵犯为主，早、中期病人经根治性放射治疗后多能达到治愈肿瘤、保存器官功能的目的。而对于颅内肿瘤、上颌窦癌、下咽癌、肺癌、胸段食管癌、胸腺瘤、直肠癌、乳腺癌等，可与手术配合进行术后放射治疗或手术前放射治疗，提高治疗效果。总之，放射治疗和其他多种不同治疗手段的顺序组合可有效提高肿瘤的治疗效果。对于晚期或难治性的恶性肿瘤，譬如肿瘤的骨转移和脑转移，姑息性放射治疗也具有减轻患者临床症状，延长患者生存期并改善患者生活质量的作用。同时，对一些良性肿瘤和良性疾病的病人而言，放射治疗也是行之有效的治疗手段。

（三）放射治疗相关技术的主要分类

按照治疗流程，放射治疗可分为单纯放疗、术前放疗、术中放疗、术后放疗和放化综合治疗等。单纯放疗一般是针对对射线敏感的肿瘤以及分期较早的肿瘤，采用放射治疗作为单一治疗手段，如对早期鼻咽癌患者采用单纯放疗即可产生较好的治疗效果。术前放疗是指手术前有计划地对原发肿瘤及附近浸润病灶或区域转移淋巴结进行的放射治疗，适用于肿瘤位置较深，体积较大，粘连明显，容易转移，放射敏感性程度中上或者估计手术切除较为困难的中晚期肿瘤患者。术中放疗是在手术当天对肿瘤瘤床区实施治疗，一般是一次性大剂量的放射治疗，在术中直视照射区域给予大剂量的照射之后，可以避免外照射脱靶，减少术后肿瘤复发的可能，并缩短患者的住院时间以及减少住院费用。术后放疗是在手术切除肿瘤后，对无法彻底切除的残留肿瘤和（或）区域淋巴引流区进行放疗，降低局部和区域复发风险，缓解患者的症状并提高患者的生存质量等。放化综合治疗是利用化疗药物与放射治疗的协同作用，更好地杀灭肿瘤细胞，提高治疗效果。

按照治疗目的，放疗可分为根治性放射治疗和姑息性放射治疗。根治性放射治疗是指部分患者由于病情处于早期，病灶集中在某一局部，采用放疗就能达到治愈的效果。临床上约有 40%的癌症可以用放疗根治，常见的有宫颈癌、前列腺癌及包括鼻咽癌在内的头面部肿瘤。

姑息性放射治疗是指有些病情复杂或比较危重的患者，放疗可以起到姑息减症的效果，比如常见的骨转移和脑转移患者，放疗可以消除或缩小局部转移病灶，减轻患者的痛苦，改善患者生存质量，延长患者生存期。另外，在临床上有一些良性疾病如瘢痕疙瘩、腋臭和内分泌性突眼等，这些疾病对患者生活质量可能产生持续的不良影响，且常常其他治疗方式无效或有严重毒副作用，采用放疗有良好效果。

按照治疗方式，放疗可分为外照射放射治疗和内照射放射治疗。外照射放射治疗即体外照射，即放射源在人体之外，放疗机器将高能射线或粒子束穿过人体正常组织到达肿瘤靶区进行照射的方式。大多数放疗技术都属于体外照射，如容积弧形调强放射治疗（volumetric modulated arc therapy，VMAT）、调强适形放射治疗（intensity-modulated radiation therapy，IMRT）、三维适形放射治疗（three-dimensional conformal radiation therapy，3D-CRT），立体定向放射治疗（stereotactic radiotherapy，SRT）等。但这些技术并非各自独立，而是相辅相成，可同时存在。内照射放射治疗即体内照射，即将放射性核素直接置于被照射的组织内或者放入天然体腔内，并且放射性核素的辐射距离短，可以将放射性局限于病灶部位，具体包括腔内照射、敷贴照射、放射性粒子植入治疗和组织间照射等。

按照射束类型，放射治疗可分为光子治疗和粒子治疗。传统的放疗主要指光子线放疗，包括 X 射线、γ 射线等，是让高能光子穿过人体到达肿瘤起到杀伤作用。与光子线随着深度增加而强度递减的物理特性不同，粒子线的能量沉积在入射前端随着穿透深度增加而缓慢增加，在接近射程末端时急剧上升形成一个尖峰（即布拉格峰），随后急剧下降到接近为零，这一物理特性可以更好地保护周围正常组织。粒子线治疗主要采用质子和重离子，又称质子放疗和重离子放疗。作为一种局部治疗手段，目前质子、重离子的适用范围还是以未出现转移的实体瘤为主，同时也非常适合儿童肿瘤患者。目前质子放疗、重离子放疗被认为是更理想的放射治疗手段，根据国际粒子治疗协作委员会的统计，在全球范围内，美国、日本的质子、重离子治疗中心治疗的患者数量遥遥领先。粒子治疗的设备造价昂贵，各方面技术仍需通过大量临床验证来改进，目前国内有更多先进的粒子治疗设施正在或计划投入建设，我国粒子治疗的效率和准确性有望得到进一步提高，将造福越来越多的患者。

二、放射治疗物理技术的学科定位

放射治疗物理技术是一门应用物理学知识和技能，为肿瘤放射治疗提供科学依据和技术支持的交叉学科。它涉及放射治疗设备的原理、设计、测试、质量控制，辐射剂量的测量、计算、分布、评估、辐射防护及肿瘤放射生物学等方面。放射治疗物理技术是放射肿瘤学的重要组成部分，对提高放射治疗的精确度和效果，保障患者的安全和健康，促进肿瘤放射治疗的发展具有重要作用。

放射肿瘤学是一门临床学科，主要包括临床放射肿瘤学、肿瘤放射物理学、肿瘤放射生物学和肿瘤放射治疗技术学。放射治疗物理技术与临床学科的侧重点不同，主要聚焦肿瘤放射物理学与肿瘤放射治疗技术学，专注于放射治疗师与物理师的培养。

学科呈现较强的临床设备仪器操作的实践性，医学与物理的交叉性，以及设备、技术快速更新迭代的时代性。实践性体现在对放射治疗设备仪器的操作，包括体位固定，CT、MR 模拟定位，以及不同类型加速器的操作，电离室、二维/三维探测器矩阵、测量水箱、质量控制模体的操作等；交叉性体现在高度交叉、渗透，融合了物理学、肿瘤学、核科学与技术、生物学、统计学、生物医学工程、机械工程、电子科学与技术、计算机科学与技术、医学影像学、大数据与人工智能等多学科的理论和方法；放射治疗的时代性体现在放射治疗设备和技术等各方面的更新迭代，除常规加速器不断升级更新外，近年来陆续推出机械臂式立体定向放疗设备、螺旋断层扫描放疗设备、机载螺旋 CT 加速器、锥形束 CT 加速器、MRI 加速器、质子重离子放疗设备等，而放射治疗技术从传统的 3D-CRT，不断发展出现 IMRT、VMAT、无均整器高剂量率放射治疗（FFF）、图像引导放射治疗（image-guided radiation therapy，IGRT）、光学体表引导放射治疗（surface guided radiation therapy，SGRT）、自适应放射治疗（adaptive radiation therapy，ART）、点扫描质子重离子放疗、闪疗（Flash）、质子 CT 等，这些均体现着放射治疗物理技术学科的时代性。

放射治疗物理技术学科因其医学与物理学科的交叉融合特性，在培养医工交叉人才上起到了重要作用，是肿瘤放射治疗、核医学及影像专业的重要支撑。学科以保证肿瘤放射治疗的精准性、诊断影像的高质量、公众及医疗人员的辐射防护最优化为主要目标，培养具有扎实的物理学基础知识和良好的医学素养，能够从事肿瘤放射治疗物理技术工作的高级专业人才。

随着肿瘤发病率的增加和放射治疗技术的进步，肿瘤放射治疗物理技术人才的需求也日益增大。目前，我国已经建立多个国家级或省级肿瘤粒子治疗中心，采用质子或重离子等粒子束进行肿瘤放射治疗，这些中心对放射治疗物理技术人才的要求更高。此外，IGRT、ART、VMAT、SBRT、呼吸运动管理、MRI 定位等现代放射治疗技术在我国的广泛应用，也为放射治疗物理技术人才提供了更多的发展机会和挑战。

本专业旨在培养具有创新精神和实践能力，能够适应现代肿瘤放射治疗技术发展需要，掌握先进的放射治疗物理技术知识和方法，能够在临床、科研、教学及相关领域发挥重要作用的医工交叉复合型优秀人才。本专业的毕业生主要就业于各级医院的放射治疗科或放射物理技术中心，参与肿瘤放射治疗的计划制订、设备操作、质量管理等工作，或从事相关的教学和科研工作；在高校、科研机构或计量测试院等从事放射肿瘤物理技术学科的工程、制造、教学、研究和卫生管理人员；在医用直线加速器、质子/碳离子加速器、CT/MR 模拟定位机及放疗质量控制系统等医疗设备企业厂商从事研发、设计、工程、维护、教育培训、技术支持等工作。

第二节　放射治疗物理技术专业的发展史

一、放射治疗物理技术专业的形成与发展

（一）放射肿瘤学的发展史

放射治疗物理技术是放射肿瘤学的分支学科之一，放射肿瘤学的历史发展是放射治疗物理技术发展的基础。放射肿瘤学是专门研究人类肿瘤病因、预防，特别是如何利用电离辐射治疗肿瘤的学科，与医学物理学科有密不可分的关系，目前国外发展出了完整的学科体系，主要包括临床放射肿瘤学、肿瘤放射物理学、肿瘤放射生物学和肿瘤放射治疗技术学等。1895 年，德国物理学家伦琴（Röntgen）发现了 X 射线；1896 年，贝克勒尔（Becquerel）发现了天然放射性；1898 年居里（Curie）夫妇发现了镭，1899 年第一例由放射治疗治愈的基底细胞癌被公布，早期的放射治疗主要用于皮肤和其他表浅肿瘤，并取得了良好的疗效。然而，早前的人们并未意识到正常组织损伤的危害，导致早期放射治疗的癌症出现了较多复发病例和并发症。此后的很长一段时间内，放射治疗学科没有得到真正的发展，有关从业人员也几乎全部来自于其他领域，没有进行专业培训便参与工作。早期放射治疗工作主要集中在单次

大分割照射，照射设备和剂量测量工具均十分原始。1905 年，德绍尔（Dessauer）提出均匀剂量可以改善放射治疗的临床疗效，促进了多野和多源照射概念的诞生。受到雷戈（Regaud）对辐照后精子发生损伤的初步观察的启发（雷戈在睾丸实验中发现，有丝分裂细胞对辐射更敏感，分化程度越高的细胞更不敏感），法国贝尔戈尼耶（Bergonié）和特利班杜（Tribondeau）在 1906 年建立了辐射敏感性和增殖之间的联系，得出贝-特二氏定律，即再生性越强，有丝分裂象越长，分化程度越低，则细胞的辐射效应越强，这一发现是分次放射治疗的生物学基础。1932 年，库塔尔（Coutard）正式发表了里程碑式的研究成果，指出分次放射治疗在部分情况下具有更好的深部肿瘤疗效。

（二）放射治疗设备的发展史

1870 年前后，英国物理学家克鲁克斯（Crookes）等发明的一种克鲁克斯管（Crookes tube）的设备，观察到阴极射线（电子流）。1895 年，伦琴在进行克鲁克斯管实验时发现了 X 射线，克鲁克斯管就成为第一个 X 射线管（X-ray tube），即一种将电能转换成 X 射线的真空管。1896 年，人们就用 X 射线治疗了第一例晚期乳腺癌患者。1913 年，美国物理学家库利奇（Coolidge）通过改进克鲁克斯管，制成了热阴极射线管，也叫库利奇管。它的真空能够达到约 10^{-4}Pa 或 100^{-6}Torr，是应用最广泛的一种 X 射线管。1920 年，在 X 射线管的基础上，生产了第一台深部 X 射线机，这是肿瘤放射治疗的主要设备。由于能量较低，难以用于治疗人体深处的肿瘤。

一些放射性同位素在兆伏范围内产生 γ 射线，第二次世界大战之前，几乎只有天然的镭可用于放射治疗。由于其在矿石中很少出现，所以价格极为昂贵。第二次世界大战期间，曼哈顿计划中核反应堆的发明，使得人造放射性同位素成为可能。钴-60 是一种高活性的 γ 射线源，它发出 1.17MeV 和 1.33MeV 的 γ 射线，平均能量 1.25MeV，半衰期为 5.27 年。在放射治疗中广泛应用的主要原因是它的半衰期比许多其他 γ 放射性核素长，每 5 年才需要更换一次。1949 年，萨斯喀彻温大学的约翰斯（Johns）博士向加拿大国家研究委员会（National Research Council，NRC）发出请求，要求生产钴-60 同位素。两个钴-60 装置随后被建造，一个在萨斯喀彻温大学，另一个在加拿大安大略省，而这也是钴治疗单元的原型。约翰斯博士收集的萨斯喀彻温大学的钴-60 深度剂量数据成为世界标准。1951 年，在安大略省维多利亚医院，人们用钴-60 治疗了第一例肿瘤患者。1967 年，瑞典斯德哥尔摩卡罗林斯卡医学院的雷克塞尔（Leksell）、神经外科医生施泰纳（Steiner）和瑞典乌普萨拉大学的放射生物学家拉尔森（Larsson）基于钴-60 发明了 γ 刀，并用于立体定向放射外科（stereotactic radiosurgery，SRS）。

直线加速器（linear accelerator）是放射治疗中最重要的治疗设备，其原理早在 1924 年就被提出，但早期并未应用于放射治疗。1953 年，Vickers 制造了全球首台专用的医用直线加速器，能够产生 8MV 光子束，并在伦敦哈默史密斯医院治疗了第一例患者。1955 年，另一台 6MV 医用直线加速器在美国投入使用。医用直线加速器的问世开创了高能 X 射线治疗深部肿瘤的新时代。

20 世纪 70 年代，计算机体层成像（computed tomography，CT）、磁共振成像（magnetic resonance imaging，MRI）的发明和发展，实现了任意解剖区域的高空间分辨率的三维成像。随着计算机技术的引入和三维治疗计划系统的发明，直接使用三维影像数据计算二维辐射能量沉积成为可能，放射治疗从二维进入三维时代。20 世纪七八十年代，基于常规模拟定位机设计放射治疗计划的方式在临床上广泛开展。20 世纪 80 年代，利用多叶准直器（multileaf

collimator，MLC）产生各种射野孔径，通过计算机优化射野形状、强度等，开创了调强放射治疗时代。近年来，随着射波刀、螺旋断层放射治疗系统、旋转调强治疗直线加速器、精细MLC、电子射野验证设备、锥形束 CT、磁共振直线加速器等的出现，以及影像引导放射治疗等技术的引入，新技术层出不穷，如伽马刀、TOMO 刀、速锋刀、质子刀等，放射治疗进入了精确治疗时代，立体定向放射治疗也日益兴起。

（三）放射治疗物理技术的发展历程

阐述放射治疗物理技术的发展过程，就会提及医学物理学科发展的前世今生。医学物理学是把物理学原理和方法应用于人类疾病预防、诊断、治疗和保健的交叉学科。该交叉学科与医疗机械产业、信息产业及医疗服务密切相关。学科主要内容包括与医学成像和物理放射治疗相关的科学研究、技术开发、医疗服务和辐射防护与安全等。早在英国，物理学家进入医院工作，与医师合作进行更有效的放射诊断和放射治疗，成效显著并建立世界上最早的医学物理组织，即英国医院物理学家协会（British Hospital Physicists Association，BHPA），并使医学物理学家或医学物理师正式成为一种职业。1958 年，美国也成立了美国医学物理学家协会（American Association of Physicists in Medicine，AAPM），其成员都是在大学医学院和医院的医学物理学各个领域进行教学、科研和临床工作。美国、英国医学物理学家经过多年筹备，1959 年，国际医学物理组织（International Organization for Medical Physics，IOMP）成立，进一步经过数年的初步探索，IOMP 与国际医学和生物工程联合会（International Federation for Medical and Biological Engineering，IFMBE）决定开展合作。1979 年，IFMBE 和 IOMP 联合宣布关于合并的决定；1980 年，医学物理与医学工程联合会正式宣告成立。中国医学物理学会于 1981 年在广州成立。AAPM 主席卡梅伦（Cameron）教授应邀访华讲学，参加成立大会致贺词，并作专题演讲。1985 年我国医学物理学会代表赴芬兰参加第 7 届国际医学物理与生物医学工程世界大会，同 IOMP 主席兰素教授（Lanzl）谈论中国学会申请加入国际组织有关事项，1986 年经国家科委和国家科协批准正式成为 IOMP 会员。2002 年 AAPM 会员已由最初 50 人增加至 5000 多人，IOMP 会员国也从 22 个增加至 70 多个。近 50 年来，国际医学物理学的发展速度是惊人的，最初只有放射物理学、放射治疗物理学等几个领域，现已发展成为医学影像物理学和放射肿瘤物理学这两个支柱学科，分科为 CT 物理学、磁共振物理学、核医学物理学、影像诊断物理学、放射治疗物理学、放射防护物理学、超声物理学、光学测量物理学、生理测量物理学、近距离放疗物理学等几十门，细分科不断发展，以适应现代临床医学的需要。其中数字影像学、放射肿瘤学、医学信息学、远程医疗学以及实现数字化医院（无胶片、无纸张医院），都需要大批医学物理学家配合有关医师进行诊疗。现代化医院必须配备现代化的医师和现代化医学物理师充分合作，有效地使用现代化的医疗器械。中国的医院也不断与时俱进，适应这一时代要求。

在医学物理行业发展的大背景之下，随着放射物理学家的大量研究，国际辐射单位和测量委员会（International Commission on Radiation Units and Measurements，ICRU）以及国际原子能机构（International Atomic Energy Agency，IAEA）成立和推出了相关的辐射剂量监测指南，射线与物质相互作用、放射治疗剂量测量等才逐渐变得清晰和准确，放射物理学也因此逐渐发展成熟，成为放射肿瘤学中重要的分支学科。另外，人们逐渐了解了辐射导致的人体生物学效应，包括 DNA 损伤、基因突变、染色体畸变、细胞杀伤及正常组织早反应、晚反应等，从而形成了另一个放射肿瘤学分支——肿瘤放射生物学。在追求杀灭肿瘤并最大限度保护正常组织的道路上，放射治疗医生通过大量的临床实践和放射相关研究不断地探索和总结经验。

临床放射肿瘤学也逐渐发展起来，成为放射肿瘤学的重要组成部分。随着肿瘤放射治疗的分工越来越细，放射治疗技术学也逐渐分离出来，成为放射肿瘤学的重要分支。临床放射肿瘤学、肿瘤放射物理学、肿瘤放射生物学、肿瘤放射治疗技术学等共同组成了放射肿瘤学学科，不断被完善，推动肿瘤放射治疗的进步，能够更好地为肿瘤患者服务。

二、放射治疗物理技术专业的发展现状

据世界卫生组织的统计，约 70% 的肿瘤患者需要行不同程度的放射治疗。随着技术的不断发展，放射治疗将发挥更加重要的作用。近十几年来，我国放射治疗物理技术专业在资金投入、人才培养体系等方面得到了提升与发展，但与发达国家相比，我国放射治疗行业仍面临着技术研发与设备落后、布局不合理、人才支撑严重不足等问题。人才缺口相关的问题可溯源到放疗专业人才培养体系不完善，因此国内放射治疗物理技术专业的发展仍需要不断探索。

（一）国外放射治疗物理技术专业发展现状

国外放射治疗物理技术发展非常迅速，欧美国家肿瘤放射治疗的专业培训历史已达数十年，其中美国开展放射治疗物理技术专业培训的医学院校已经有上百所。放射治疗物理技术专业在马来西亚、尼泊尔等地也已得到政府和社会广泛重视。目前国外放射治疗物理技术学科发展的特点主要包括以下几个方面：

1. 放射治疗物理技术学科已经十分完善 英、美等发达国家设置有与放射治疗物理技术专业对标的医学物理学科，学科设置根据社会需要进行调节，拥有许多医学物理研究中心，吸引了大批科研人员投身到医学物理领域，为该学科的发展提供了较为广阔的空间。20 世纪五六十年代建立医学物理师制度，成立了以医学物理为专业背景的国内或国际专业协会，如美国医学物理家协会，该协会在 2000 年就已经拥有近 5000 名会员，其中 1/3 从事核医学相关工作，2/3 从事肿瘤放射治疗工作。

2. 放射治疗物理技术人员培养体系十分成熟 国外一些大学设立放射治疗物理技术专业的历史较早，其中芝加哥大学、威斯康星大学以及谢菲尔德大学的医学物理系已有长达近四十年的历史。这些高校的医学物理专业经过长期发展、不断完善，在入学要求、课程设置、教学内容以及培养目标和毕业要求等方面都已形成了完整的体系。

3. 政府及企业的大力支持 放射治疗物理技术专业与医疗机构、医疗器械行业及信息产业的发展有密切关系，专业院校可从政府和企业获得大量的经费支持，医学物理从业者则可获取前沿医学物理知识和技能的培训机会。医学物理学科"产学研"的紧密结合也促进了该学科发展，英、美等国家的医学物理系一般都开设对外的公司（或研究所）并且拥有自主专利技术，行业竞争促进了医疗设备公司与医学物理专家的深度合作以及新产品的研发，这一模式给研究人员提供了充足的材料、技术和经济支持。

另外，得益于各种基金会和学会的教育研究资金支持，国外医学物理专业的课程设置十分完备。如美国的威斯康星大学医学物理系为研究生开设的课程有 28 门之多，其中包括医学影像学中所有成像模式、放疗剂量、计量标准等相关专业课程。

在过去几十年中，放射治疗物理技术相关的杂志不断涌现，学术交流的平台也在不断增长，如 *Medical Physics*，*Radiotherapy and Oncology*，*International Journal of Radiation Oncology BiologyPhysics*，*Physics in Medicine and Biology* 等，提供了研究交流的场所，成为学者的科研论坛，鼓励和促进了高质量的放射治疗物理技术研究。

（二）我国放射治疗物理技术专业发展现状

近年来，国家对肿瘤放射治疗日益重视，并引导医疗机构减少药费，提高治疗项目比例。越来越多的医院开设放疗科，放疗物理师和治疗师需求增大，放疗从业人员队伍的壮大推动了国内放射治疗物理技术专业迅速发展。国内肿瘤放射治疗技术本科教育刚刚起步，部分科研院所和高校开展了与放射治疗物理技术相关的人才培养工作，但国内放射治疗有关学科仍处于起步阶段，与发达国家相比，差距仍然较大，主要表现在以下几个方面：

1. 未建立完整的放射治疗物理技术专业教育培养体系　目前从事放射治疗物理技术领域的人员来源复杂，主要包括生物医学工程、医学影像技术、医学影像诊断、核物理与核技术应用、应用物理学（医学物理方向）、物理学、临床医学等。放射治疗物理技术并非这些专业的培养目标及课程设置偏重点，以生物医学工程为例，它侧重于医学工程或者医学影像设备，而不是以培养放射治疗物理技术人员为主要目标。目前国内设立放射治疗物理技术专业本科教育的院校主要包括四川大学、武汉大学、山东第一医科大学、中山大学新华学院、香港理工大学等，培养模式均为学校授课 3 年，加为期 1 年的医院实习以及毕业会考或者毕业课题设计，总体教学内容是相似的，包括临床肿瘤学基础、放射治疗设备学、放射治疗技术、影像诊断学、放射治疗物理学及辐射剂量学等。课程设置及教学大纲均处于探索阶段，有诸多需要完善的地方。比如现阶段的培养计划中缺少针对高等数学、基础物理、核物理、计算机技术等方面的课程，而这些知识储备有助于放射治疗从业人员综合应用放疗领域前沿的新技术和新成果，对进一步推进国内放疗事业的整体发展具有十分重要的作用。放射治疗技术学作为放射肿瘤学分支学科与工学、理学等其他学科交叉融合，如何有效利用学科交叉特点，推动产学研转化链的形成，将是放射治疗技术学科教育的方向和重点。针对国内医院对放射治疗工作人员日益增长的需求，改革与创新放射治疗物理技术专业的教学模式，培养创新复合型医学物理人才，壮大放射治疗队伍，对提升中国放疗水平有重要意义。

2. 我国医疗器械制造行业的技术水平较为落后　在医学物理行业的科技发展水平方面，我国与发达国家差距较为明显。20 所医院现有仪器的调查结果显示，各大医院加速器多为国外品牌，大型仪器设备的关键技术仍高度依赖国外。随着 IMRT、VMAT 以及 IGRT 等技术的广泛应用，肿瘤放疗精确性已得到提升，放射治疗物理技术已取得较大的进展，但仍存在许多亟须解决的难题。因此我国应当继续加大在放射治疗物理技术领域的科研投入，为从业人员的自主科研提供经济支持，争取实现关键技术的突破。目前国内放疗医师、物理师比例仅为 3.51∶1，远低于发达国家 2∶1 的水平。国家卫生健康委委托中国医学装备协会在全国范围内进行的放疗专科调研结果显示，目前放疗专科人才的队伍缺口将近 11 000 人，其中放射治疗医生需要 4800 多人，放射治疗物理师需要 2000 多人，治疗师需要将近 4000 人。中国医疗需求巨大但医疗资源分布不均，基层医院专业人士缺少，这是放疗行业发展不可忽视的问题。随着国内医疗水平和患者需求的不断提高，招聘单位也在不断地提高入职门槛，作为放射治疗专业人才的培养院校，应该持续关注就业市场变化，顺应市场需求，合理优化教育资源配置，及时调整教学方案，在加强专业培养的基础上注重实践与理论的结合。

总体而言，虽然国内放射治疗物理技术专业仍处于前期快速发展阶段，但随着放射治疗物理技术在肿瘤治疗中的重要性被广泛认知，国家有关部门在放疗专业高等教育方面持续加大投入力度，放射治疗物理技术专业的培养体系也将逐渐与国际高水平体系接轨，最终实现学科和人才队伍的良性发展。

第三节　放射治疗物理技术专业人才培养

一、培 养 目 标

肿瘤放射治疗是利用放射线治疗肿瘤的一种局部治疗方法。肿瘤放射治疗专业发展已有百年历史，随着现代技术与传统放射学的有机结合，放射治疗物理技术专业在医疗领域显示出新的活力，在诊治工作中的地位越来越不可代替。放射治疗技术学主要聚焦于患者放射治疗流程中的实施阶段，放射治疗师需要运用放射治疗设备及辅助装置，有效地将合理设计的放射治疗计划方案精准实施到患者，确保患者肿瘤和正常组织受到合理的照射剂量。包括如何将计划好的放射治疗剂量足够精确地传递到靶区，同时尽可能保护周围正常组织，从而实现肿瘤治疗、缓解症状、提高患者生存质量等目的。

放射治疗物理技术专业的培养目标就是培养理想信念坚定、德技并修，具有良好的专业和人文素养，能够胜任肿瘤放射治疗物理技术岗位，实施精准肿瘤放射治疗的高素质应用创新型人才。放射治疗物理技术专业的毕业生应具有以下知识和能力：

1. 掌握放射治疗技术，能对各种技术进行熟练的操作及应用，包括体位固定、模拟定位、呼吸运动管理、影像引导、治疗实施等。

2. 掌握一定的放射物理学知识，了解临床放疗计划设计、治疗计划评估、剂量验证、辐射防护、加速器日常质量控制等各个环节。

3. 熟悉放射治疗中常用设备的原理、构造、功能、使用方法以及常见故障处理方法。

4. 掌握一定的放射生物学知识，放射生物学研究的内容是射线杀伤肿瘤细胞的机制、肿瘤细胞和正常组织细胞受照射后的辐射效应，以及机体受照射后的变化过程。

5. 具有放射治疗物理技术专业科学研究的初步能力，自学和更新知识、发现问题和解决问题的能力，树立终身学习的观念。

6. 熟悉国家放射治疗技术方面的工作方针、政策和法规；掌握辐射防护安全的相关知识。

7. 掌握基础医学和临床医学的基本理论和知识，能够熟悉常见肿瘤的病因、临床表现、转移规律、治疗原则以及一般应急情况的处理原则等。

8. 掌握影像技术的基础理论和技能，对患者在治疗过程中的相关影像改变进行辨别，为治疗策略的改变提供参考。

9. 掌握一门外语，具有一定的听说读写能力，能熟练阅读专业外语书刊，熟悉临床科研方法和医学统计学的基本知识。

10. 掌握一定的肿瘤心理学基础，可以对肿瘤患者及家属的心理状态进行观察，并提供必要的心理干预，以降低其心理痛苦程度、提高生活质量。

11. 熟悉计算机应用的基本知识技能，培养有效的信息管理能力，能在解决医疗问题和决策中合理应用计算机等各种信息技术。

二、岗 位 胜 任 力

胜任力的概念最早源于古罗马时代，20世纪初，泰勒提出了"管理胜任特征运动"，从而开启了岗位胜任力的研究。随着研究的进展，心理学家麦克利兰（McClelland）于1973年提出，岗位胜任力是指绩效者所具备的知识、技能、能力和素质，即在特定工作岗位、环境和文化氛围中能够胜任岗位需求并取得优异表现所具备的能力和素质。

肿瘤放射治疗涉及多个环节，包括肿瘤诊断、确定治疗方针、模拟定位、计划设计、计划验证、放疗实施、随访等。在整个肿瘤放射治疗过程中，需要放射治疗医生、放射治疗物理师、放射治疗师等共同参与来完成。

（一）放射治疗物理师工作职责

在国内，放射治疗物理师的主要工作是对医生给出的治疗方案进行放疗计划设计，是放疗方案设计者和决策者。根据医生勾画的肿瘤和危及器官的结构，以及给定的剂量处方，选择合适的治疗方式进行计划设计，并不断地修改优化，以满足临床剂量要求，最大限度保护正常组织及器官。除此之外，放射治疗物理师还应该在治疗过程中对治疗的各项数据和执行情况进行监督和管理。

放射治疗物理师是肿瘤放射治疗设备的使用者、维护者，采购设备时需要医学物理师比较设备性能，结合医院实际情况选择最合适的设备。采购设备之后医学物理师熟悉新设备的使用，参与设备的安全、调试。设备验收后，医学物理师定期检测设备的各项参数，对设备验收结果进行记录和分析，检查设备是否达到要求。

肿瘤放疗设备在运行中可能会出现故障、系统升级等问题。如果设备出现故障，计算机中存储的资料存在损坏丢失的风险，原始数据可能无法恢复，对肿瘤放射治疗的开展带来严重影响。随着资料数量的不断增加，计算机的存储空间会越来越小，导致计算机运行缓慢甚至宕机。为防止发生这些问题，医学物理师要用可靠的存储设备及时备份数据，如设备操作记录、应用软件、肿瘤患者的相关资料等，同时还要删掉无效的资料，在需要时要升级优化计算机，防止发生存储空间不足的情况。医学物理师在肿瘤放疗数据的安全性上也承担着重要的作用。

（二）放射治疗师的工作职责

放射治疗师主要负责的环节包括模拟定位中的体位固定、模拟影像获取、新实施中的患者摆位、位置验证、剂量传递、治疗前计划核查、患者教育、治疗中和治疗后了解患者对放射治疗的反应并及时与医生、放射治疗物理师沟通等。放射治疗师在整个肿瘤放射治疗中非常重要，放射治疗医生、放射治疗物理师所设计的放射治疗计划方案最终都由放射治疗师实施，是整个放疗计划的最终执行者，体位固定、治疗摆位等的精度直接决定了放射治疗剂量传递的精度，而后者关系到放射治疗的成败。因此，着重培养放射治疗师的岗位胜任力是至关重要的，肿瘤放射治疗师必须经过系统的专业培训，掌握多方面的专业知识才能取得执业资质，包括放射治疗技术学知识、临床肿瘤知识、放射物理学知识、放射生物学知识、影像学知识、肿瘤心理学知识以及放射治疗设备相关知识等。

综上，放射治疗物理技术专业人员需具备以下特征及能力：

1.学术背景　掌握物理学、数学、生物学、医学等广泛学科的知识，是放射治疗物理技术人员的学术基础。

2.专业知识　具有放射治疗技术相关的专业知识储备，熟练掌握放射治疗物理的原理和方法，对放射治疗的设备、评估工具等具有丰富的了解。

3.技术能力　具有实施临床肿瘤放射治疗流程的技术能力，具备高效的数据处理能力和技术操作能力，确保放射治疗高效实施。

4.责任感　具有职业责任感及职业道德操守，以患者为中心。以积极的态度对待临床放射治疗工作，严谨负责，严格把关放射治疗实施过程中的每一个环节。

5. 医学道德　遵循医学道德，尊重患者的权益，保护患者的隐私，为患者提供最好的治疗服务。

6. 自我提高　具有不断学习和进取的热情，不断提高自身的专业水平以适应放射治疗领域的发展。

7. 沟通能力　具有良好的沟通能力，放射治疗师要清晰、准确、有效地与患者及相关其他人员沟通；记录并有效传达放射治疗评估结果，以积极的方式有效地处理实际和潜在的冲突。

8. 团队合作　具有良好的团队协作能力。放射治疗不是简单的流水线工作，而是放射治疗医生、放射治疗物理师以及放射治疗师以患者为中心的双向循环，相互之间必须建立畅通的沟通机制，对患者放射治疗的质量进行把关，并保障临床放射治疗安全实施。

第四节　放射治疗物理技术的职业规划和就业前景

一、放射治疗物理技术的职业规划

放射治疗物理技术专业的培养目标是具有医学物理（放射治疗物理技术）基本理论、方法和技能，能够从事肿瘤放疗等相关领域的临床、教学和科研型人才，并具有较强的创新精神和实践能力。其职业领域和就业岗位涵盖了几乎所有涉及肿瘤放射治疗等学科发展的相关领域和岗位，包括但不限于在医疗机构从事肿瘤放疗临床、教学、科研的医学物理师（放射治疗、医学影像、核医学物理师等）、治疗师和工程师；高校、科研机构或计量测试院等从事放射肿瘤物理技术学科的工程、制造、教学、研究和卫生管理人员；医用电子直线加速器、质子/碳离子加速器、CT/MR 模拟定位机、放射治疗计划系统、影像引导系统、放疗质量控制系统等大型医疗设备厂商或高新技术企业从事研发、设计、工程、维护、教育培训、应用推广、技术支持等的专业人员。

（一）放射治疗物理师

AAPM 对合格的执业医学物理师（QMP）的定义：指有能力在医学物理学的一个或多个亚专业独立提供临床专业服务的个人。QMP 只在他们所认证的亚专业有资格执业，医学物理学的亚专业包括：放射治疗物理、诊断医学物理、核医学物理、医学健康物理、磁共振成像物理等。

放射治疗物理师主要从事癌症治疗工作，利用 X 射线、γ 射线、中子、电子和其他带电粒子束等（如质子和重离子），开发新的放射治疗技术（如强度调制放射治疗、立体定向放射治疗等）；与放射肿瘤学家合作，监测设备（包括机械精度、剂量准确性、影像质量与影像的精度、系统稳定性等）以确保每个患者的安全；在临床中实施辐射安全保证。

在美国，执业医学物理师需要拥有医学物理学、物理学或密切相关的科学领域硕士学位或博士学位，并取得美国放射学委员会、美国医学物理委员会或加拿大医学物理学家学院的认证。在欧洲有两个级别的医学物理师，执业医学物理师（QMP）和专业医学物理学家或医学物理专家（SMP）；要成为 QMP，必须拥有物理学硕士学位或同等学历，并在医院接受过 2 年的规范化培训；注册为 SMP 需要另外 5 年的经验和继续教育培训。在我国，目前需通过全国医用大型医疗设备上岗证如直线加速器（linear accelerator，LA）物理师能力考核，未来也将进一步改革以适应我国放疗物理师人才需求。其职称晋升依次为技师、主管技师、副主任技师和主任技师；也可以按工程师及研究员序列进行职称晋升。

（二）放射治疗师

放射治疗师的职责包括，与放射肿瘤学家一起为患者规划个性化放射治疗，确定需要进行治疗的准确位置，向患者及其家属解释放射治疗程序，操作和维护放射治疗设备，确保安全性和可用性，计算辐射剂量水平，给患者实施规定剂量的辐射，确保治疗准确性和患者安全，患者摆位，监测患者以识别放疗的不良反应，维护详细的患者治疗记录等。

放射治疗师必须取得大专或学士学位，学习放射治疗课程，包括生理学和解剖学，肿瘤学，放射治疗物理学，放射治疗原理和实践，成像技术，医学术语，放射治疗患者护理，肿瘤放射生物学原理，剂量计算，剂量学和辐射防护，患者心理学，肿瘤学技能和急救程序等。

欧美国家的放射治疗师从初级到高级依次分别为二级放射治疗师、一级放射治疗师、高级放射治疗师/部门经理。在我国，须通过全国医用大型医疗设备上岗证 LA 技师能力考核。其职称晋升依次为技师、主管技师、副主任技师和主任技师，部分从业人员可按工程师及研究员序列进行职称晋升。

二、放射治疗物理技术的就业前景

2020 年我国人口总数约 14.43 亿；每百万人口加速器台数为 1.48 台，仅有山东、河南、北京、上海、吉林 5 个省（市）每百万人口加速器台数超过 2 台，达到世界卫生组织推荐的 2～4 台标准。2020 年中国新发癌症病例 456.7 万人。按照 50% 的患者需要进行放疗，每台加速器一年治疗 500 位患者计算，我国需要 4570 台加速器，与目前 2139 台加速器存在很大差距。2018 年度技术人员调查数据显示，中国境内从事物理师、放射治疗师及工程师的数量分别为 4172 人、8940 人及 1409 人。而根据调研预估，未来 5 年我国将增加 994 台加速器，其中较大一部分为现有存量设备的升级换新。以每台加速器平均配置 4 名治疗师、2 名物理师进行计算，未来 5 年的放疗物理技术人员缺口将超过 5000 人。

从目前放射治疗物理技术专业毕业学生就业情况来看，目前本科毕业后大多在国内大型肿瘤专科医院、大型综合医院从事放射治疗师工作（图 5-2）；部分学生继续攻读硕士、博士学位，毕业后在国内大型肿瘤专科医院、大型综合医院从事物理师工作。随着我国经济发展，目前中国县（市）级放疗资源东西部地区差异的特点也将得到改善，西部地区的放疗单位和放疗设备配置也将得到明显提升，需要更多的放射治疗物理技术专业人才。

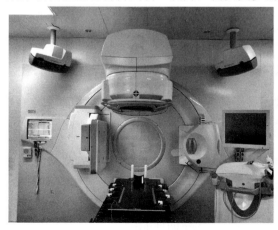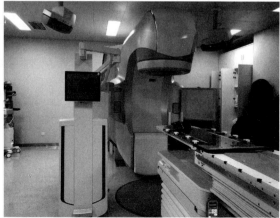

图 5-2　医疗机构中的放射治疗机房环境

同时，随着国内医学技术学的发展，对影像物理师、核医学物理师、磁共振物理师、医学健康物理师的需求也将越发强烈，医学物理技术专业人员可以到影像科、核医学科、政府相应部门从事相关临床、教学、科研及管理工作。

数据显示，美国目前有超过 12 689 名医学物理师，其中男性占 73.4%，女性占 26.6%，医疗机构占 65%，教育机构占 15%，非营利机构占 4%；有超过 13 258 名放射治疗师，其中 65.7% 为女性，34.3% 为男性，其中医疗机构占 80%，教育机构占 7%，非营利机构占 3%。如果参考国外物理师和治疗师的配置，我国相应岗位缺口巨大，需要高等院校持续培养优秀人才。

第五节　放射治疗物理技术学科的未来

一、放射治疗物理技术学科建设的发展方向

1895 年伦琴发现 X 射线以来的一百多年来，放射肿瘤学取得的成就主要系于医学物理技术学的进展。作为医学物理技术学的重要进展，钴-60 治疗机和高能医用电子直线加速器的普及，标志着放射肿瘤学步入成熟的时代，成为治疗肿瘤疾病的三大手段之一。三维适形放射治疗技术的出现，标志着现代肿瘤放疗技术已步入精准治疗时代。现阶段的调强适形放疗技术、图像引导放疗技术已经成为一种主流。最近不断发展的立体定向放疗技术，自适应放疗技术，质子重离子调强放疗技术，Flash 放疗技术等正在或即将成为放射肿瘤学的临床实践。它不仅能使肿瘤疾病得到最大的控制和治愈，延长肿瘤患者的寿命，而且使肿瘤治疗后的毒副作用进一步减少，明显提高肿瘤患者的生活质量。

随着近代科学技术的高速发展和学科之间的高度交叉融合，放射治疗物理技术学科经过不断发展，将进一步高度交叉、渗透、融合，其涵盖的学科内容包括物理学、肿瘤学、核科学与技术、生物学、统计学、生物医学工程、机械工程、电子科学与技术、计算机科学与技术、医学影像学、大数据与人工智能等多学科的理论和方法，不断形成新理论、新概念和新方法来更好地实施和研究人类肿瘤疾病的预防、诊断和治疗。其未来发展的主要研究方向包括放疗物理学、放疗技术学、放疗技术应用学、放疗装备工程学、辐射防护学、放疗信息学等。在医学物理技术教育方面，应该加强软实力的培训，包括领导能力、沟通教学技能、营销技巧、冲突解决、谈判技巧、定性研究方法论技能、组织心理学、团队建设能力等。而目前放疗物理技术面临的挑战主要包括对放疗靶区的定义，人工智能与自动化的运用，精准医疗生物效应的预测模型开发等方面。

二、放射治疗物理技术学科承担的使命

肿瘤的主要治疗手段包括手术、放疗与药物治疗（化疗与靶向治疗），我国肿瘤患者的 5 年生存率只有 40% 左右，与发达国家相比还有一定差距，这与我国放射治疗设备及放射肿瘤物理技术专业的人员缺乏明显相关。

目前国内 90% 的加速器市场被进口设备厂家占据，尤其是高端加速器市场。国产加速器在功能、性能稳定性、操作便利性等方面仍存在差距，放射治疗物理技术学科要有使命感、责任感和迫切感，需要为我国培养大量的放射治疗物理技术专业人才并投入到国产加速器的研发、生产过程中，不断进行技术攻关与创新，提高国产加速器的性能。

2020 年 3 月，我国首台具备自主知识产权的碳离子治疗系统在武威投入临床应用，这台自主研发的国产重离子治疗装置成本只有发达国家的 1/3～1/2，在价格上具备明显优势。同时，国产重离子治疗装置同步加速器的周长只有 56.2 米，是目前世界上所有医用重离子加速器中周长最短的同步加速器系统，有利于医院减少投入。碳离子治疗系统的使用，标志着我国成为全球第四个拥有自主研发重离子治疗系统和临床应用能力的国家，使我国高端医疗器械装备在自主创新上迈出了坚实的步伐。

同时，为满足保障人民健康的需要，在患者的临床放射治疗中，需要培养高素质的放射治疗物理技术专业人才对放射治疗的设备进行质量控制、设计精准的放射治疗计划、实施精准的放射治疗，给予肿瘤患者最优的放射治疗及人文关怀，并不断在临床中发现问题、解决问题，创新放疗技术，挖掘放射治疗相关数据信息，不断提高肿瘤的预防、诊断和治疗技术水平。

我们必须清醒地看到目前我国医学物理技术教育的差距。除了在放疗领域有医学物理师外，在核医学物理、诊断物理、磁共振影像物理、医学健康物理等领域内的医学物理人才还相当欠缺。同时，放射治疗师的岗位职责与行业规范也需要进一步完善。

（柏　森　钟仁明　李光俊）

第六章　超声医学技术

第一节　超声医学技术专业内涵

一、学科内涵与特点

（一）超声医学技术的基本背景与定义

现代医学影像学是涉及医学、数学、物理、材料、化学、计算机及数字技术、生物学等专业的交叉学科。近代物理学、医学影像学的发展极大地推动了现代医学的发展。传统医学中的视诊、听诊、触诊借助现代影像设备能获取更为丰富的人体信息。虽然各种医学影像技术的原理与方法不同，在不同人群、各类组织结构、疾病不同时期的诊断价值各异，但是医学影像每一个部分是互相关联和互为补充的，通过掌握患者的解剖结构、生理功能、病理改变等影像学信息从而进行临床诊疗。

超声医学是使用一定频率范围的超声波与人体相互作用，通过超声设备检测某一特定声学参量，以一定成像方式显示生物体组织结构或功能状况从而进行影像学检查、诊断、治疗的一门医学学科。超声波没有电离辐射，进入生物体后在传播路径上遇到不同的组织界面或结构，发生反射、散射、衍射、干涉等物理过程形成超声波回波。携带信息的回波被超声仪器设备接收、放大和处理后，以不同的形式成像在显示屏上，即为超声声像图。通过分析、测量生物体多帧静态、动态超声声像图中的相关信息从而推测、判断有无异常及病灶性质。

（二）超声医学技术的主要分类

1. 按照超声医学技术的成像原理划分

（1）波幅调制型（amplitude mode，A型）：A型超声是一维图像，即一条随距离改变有波幅变化的线。超声波每遇到一个声学界面就产生一个回波，以波幅高低反映回波强度大小，以此推测超声波传播路径上遇见不同组织结构或界面的物理特性。早期超声医学成像运用该技术定位脑中线、人体内结石、肿瘤等病灶。

（2）辉度调制型（brightness mode，B型）：大众俗称超声医学为B超，B型超声是最基本、最重要、最直观反映人体解剖结构的二维断面影像，回波以不同灰阶的光点显示，光点信号的强弱反映回波的强弱，该模式声像图称为灰阶图像。

（3）多普勒超声（Doppler mode，D型）：D型超声是利用多普勒原理探测感兴趣区域有无血流及系列血流动力学参数，可以成像心脏及颅脑、颈部、胸腹腔、四肢、内脏等各部位血管及其分支，判断血管的走行、粗细及血管解剖结构。多普勒超声通常包含彩色多普勒血流成像（color Doppler flow imaging，CDFI）和频谱多普勒成像。"频谱"一词源自拉丁文，含义是图像。频谱能够可视化心动周期过程中特定取样容积内的血流多普勒信号参数，包括时间、血流速度、血流加速度、速度分布情况等，同时通过超声设备的音频信号转换可以通过人耳收听频谱，类似使用听诊器进行人体脏器的听诊以此推测病理状态。可以同时显示B型、D型声像图的超声设备称为双同步超声（duplex ultrasound），现阶段的超声设备多数具备这一功能，即一幅超声声像图能同时叠加灰阶图像、彩色血流图像和频谱多普勒二维坐标系图像。

（4）运动调制型（motion mode，M 型）：M 型是辉度调制型中的一个特殊类型，是超声心动图检查的重要组成部分，主要用于心脏及其大血管超声检查。M 型超声是将取样线上不同深度的回波随时间轴展开，显示各点回波随时间变化的二维坐标系曲线，用于观测心脏瓣膜开口大小、室间隔厚度、各房室大小等。

（5）三维超声成像（three-dimensional ultrasound imaging）：三维超声可以重建生物体三维坐标系 x、y、z 轴的影像容积信息，使得医学图像更直观和易于解读、交流。

（6）增强超声（contrast-enhanced ultrasound）：增强超声技术是近年来超声医学诊断领域的一大重要进展，可以提供感兴趣区域微血流灌注信息，利于良恶性病变的鉴别。

（7）弹性超声（sono-elastography）：弹性超声可以无创、定量测定组织硬度，为某些疾病的影像诊断提供支持。

（8）介入超声（interventional ultrasound）：介入超声将超声医学技术运用于组织活检及临床治疗，可视化的超声影像引导能够增强操作者信心、缩短临床技术操作时长、提高操作精准程度及安全性，减轻患者痛苦。

2. 按照超声医学技术的使用场景及临床用途划分

（1）医务人员可以在健康体检和门诊超声检查室（图 6-1）、急诊及住院患者床旁、介入诊疗中心和外科手术室（图 6-2）等场景使用超声成像技术，用于患者预防保健、疾病诊断、治疗及随访的各环节。

（2）医务人员通过超声频谱多普勒技术可以了解血管内血流动力学相关信息，通过音频输出装置可以"听诊"血液流动的声音，判断血管起源、走行及血流性质（层流、湍流、涡流）；弹性成像技术就像一双看不见的手，可以无创、轻柔地按压组织、脏器从而进行超声波"触诊"，通过超声硬度参数量化脏器或病灶的软硬程度，以此推测病理改变。

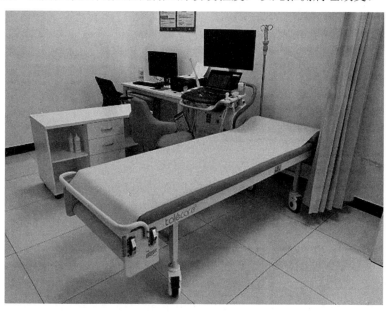

图 6-1 医疗机构中的超声检查室

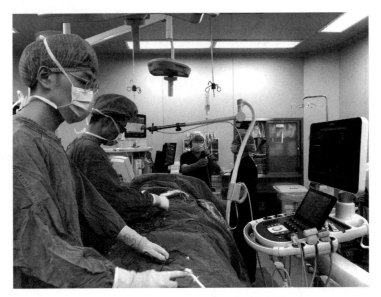

图 6-2　超声医学技术在外科术中的应用

心脏超声可以了解心脏、心包及其毗邻大血管的结构，观察瓣膜、室壁的运动情况等；腹部超声可以了解腹腔各脏器的解剖结构、生理病理状态等；妇产科超声可以了解子宫、附件、胎儿及附属器的情况，监测胎儿生长发育，判别致死性畸形等；浅表器官超声能够成像皮肤、皮下脂肪、神经、肌腱、关节囊等结构，了解唾液腺、乳腺、眼球、甲状腺、小儿髋关节、浅表神经血管、阴囊等器官/部位的影像学信息；无电离辐射的介入超声，可以实时、动态、床旁监测术前、术中、术后患者的情况，在医疗全过程反馈影像学信息，使临床诊疗操作各环节可视化，有助于手术策略的优化调整。

此外还有很多已进入临床应用或前景看好的超声医学技术，如融合成像、亚谐波成像、光声成像技术等，不断推动着现代医学影像的发展。近年，随着医学影像设备更新换代、计算机及网络技术的迅猛发展，医疗行业对医学影像技术从业人员的业务能力、综合素质提出了更高要求。

（三）超声医学技术的学科定位与特点

超声成像原理决定了超声声像图可能存在某些伪像与差异，而检查者、患者及超声仪器的主客观因素均可导致超声检查结果与真实状态间存在差异。医学影像诊断的准确性与影像技术的质量密不可分，目前影像技术人员的工作范畴已不再局限于机械操作影像设备进行"拍片"。超声医学技术专业以培养岗位胜任力为导向，兼具知识技能和创新能力的复合型超声技师为目标，主要职业领域涵盖超声医学检查、超声影像设备使用及维护、超声图像存储及传输、超声图像后处理、超声影像质量管理、配合医师进行特殊检查或介入诊疗、临床科研及教学、超声设备及新技术的研发应用等。

超声医学的学科发展不仅需要超声医师，也需要超声技师，以满足多层次的临床实际需求，顺应分级诊疗和健康中国的要求。医疗机构中的超声技师是操作超声波仪器设备来获取、记录生物体解剖构造、病理生理状态等影像学信息的医务人员。超声技师通过规范操作、标准测量、获取高质量声像图、与患者和其他医务工作者有效沟通等环节，为临床诊疗提供准确的影像信息，践行医疗人义中"关怀、服务"的理念。现代医学影像技术注重应用型人才核心竞争力的培养。通过本科阶段医学基础知识及超声医学技术专业理论知识的学习与实践，经过临床基础技能培训及临床实习实际操作的训练和积累，超声医学技术方向的毕业生能基本掌握妇产科超声、小儿超声、心脏超声、腹部超声、血管超声、浅表器官超声的规范化超声检查流程及内容，在进一步规范化培训基础上能进入医疗机构及科研机构工作。

人文简而言之就是人的文化，它是能够深入灵魂深处、能潜移默化影响外在言行的核心存在。医学人文是敬佑生命、平等仁爱、明德尚善的职业情怀。超声医学技术从业人员需要具备的综合素质包括爱岗敬业、医学影像技术专业知识储备、脑手眼协调的操作能力、主动学习及终身学习、创新及科研能力。医疗机构中，影像技术从业人员直接与患者接触，需要具备以患者为中心的职业道德及良好的心理素质。同时，超声技师与影像医师、临床医师、其他医务工作者间需要有效沟通、及时反馈，从疾病的预防、诊断、治疗、康复到随访的各个医疗环节中团结协作，确保患者医疗安全。近年，影像存储与传输系统（picture archiving and communication system，PACS）、远程网络传输技术等信息技术普及和稳步提升，更为超声医学医、技各司其职，协同发展工作模式的开展奠定了基础和提供了便利。

二、超声医学的发展起源

（一）超声波的发现及应用

波是一种十分重要的信息传播手段。与医学影像相关的波，有电磁波、机械波。CT、X射线摄影的成像媒介是穿透力强的X射线，核医学成像、放射线治疗会使用波长更短的α、β、γ射线等。

公元前1700年至公元前1200年间的古蜀三星堆青铜文化，其遗址出土的青铜面具双眼呈柱状外凸，双耳向两侧展开，夸张的造型代表了中国古人对"千里眼、顺风耳"神通的渴望。从古至今，人类相信眼见为实。近代，随着经典物理学理论的构建和运用，我们能够看得更远、看得更精细。17世纪初，荷兰人、意大利人发明了望远镜，人类朝着梦想迈进了一大步。1665年，英国人胡克（Hooke）发明了显微镜，通过一台光学仪器观察到了植物细胞。1895年，伦琴（Röntgen）发现了X射线，人类第一次通过无创的科学技术呈现了人体内部的骨骼。电磁波谱中频率从低到高分别是无线电波、红外线、可见光、紫外线、X射线、γ射线。X射线并不能直接被人眼所感知，人眼所能感知的可见光频段很窄，一张最普通的医学影像也是基于近代物理基础理论、通过一系列的成像技术流程才得以呈现。医学和其他领域所使用的超声波，某些物理特性与电磁波相似。指向性很好的超声波在介质中传播，可以产生反射、折射、衍射、散射、多普勒效应等物理现象。超声（ultrasound，US）是一种特定频段的机械波。平时我们听到的声音，就是声波的传递。人耳能感知的声波频率范围是16～20 000Hz，超过这个频率上限称为超声波。由于超过人耳的听阈范围，超声波英文单词的sound前加以前缀ultra-，即ultrasound。超声波是一种机械波，水波、地震波也是常见的机械波。超声波的传播是机械振动的传播过程，传播过程中可能发生反射、折射、衍射、干涉、散射、衰减等物理现象。

超声波无处不在。在自然界中动物运用超声波进行导航。1906年英国海军的尼克松（Nixon）发明声呐（sound navigation and ranging，SONAR）对水下目标进行探测、定位和通信。工业中使用超声波进行大型构件的探伤。在生物学和医学领域超声波的运用广泛，如口腔科、整形外科、外科超声刀、物理治疗等，还有就是超声医学影像诊断、治疗。

在超声医学成像中，超声换能器（探头）产生超声波，超声波传播进入身体后遇到不同的声学界面产生回波，不同的回波携带不同的信息；探头接收到回波，经超声仪器处理转换成为人眼能够识别的视觉信号，即图像。人体内不同界面的回波带来各层组织的声特性阻抗信息，超声仪器从回波（回声）中提取信息形成声像图，直观反映人体不同成像断层组织结构声阻抗差的空间分布。由于人体组织结构有界面、声阻抗差异，故灰阶超声回波信号强度存在差异，人眼观察声像图可以识别出黑、白、灰不一样的亮度及形态差异，从而推测人体生理病理改变的性质。具体来讲，超声波在人体组织传播时，将受到人体组织的作用从而引起相关超声波参量的变化，而这些变化又与人体组织的结构、功能存在一定的依存关系。将其简要概括为八个字"喜水""怕气""喜软""怕硬"。超声成像人体组织脏器过程中，对于液体（如血液、尿液、渗出液、胆汁、羊水等液性成分）、实质结构（如肝脏、乳腺、肾脏、肌肉、胎儿等）超声声像图质量优异；对于气体（如肺、胃肠等空腔脏器）、骨化骨骼，超声成像有一定局限性。

（二）国内外超声医学的发展

1794 年，意大利生理学家、生物学家拉扎罗（Lazzaro）发现蝙蝠通过发射和接收超声波（即回声定位）在黑暗中导航捕捉微小猎物，由此奠定了超声物理学的基础。1842 年，奥地利数学家和物理学家多普勒（Doppler）在观察行星时发现，因波源、观察者间相对运动导致观测频率与波源频率不同的现象，即多普勒原理。1942 年，奥地利神经学家和精神病学家达希柯（Dussik）使用超声波诊断脑肿瘤，成为超声诊断的先驱。1949 年，美国教授路德维格（Ludwig）因使用超声波诊断胆囊结石而备受赞誉。1958 年影像医师豪瑞（Howry）团队开发的一款超声波扫描仪，患者需要坐在改良的口腔科椅子上，将身体浸泡在一个注有盐水溶液的容器中，技术人员操作探头对水浴中的患者做弧形扫描。

近年，传统的超声仪器设备向着小巧、便捷、无线连接发展。随着仪器设备的进步及超声新技术的涌现，超声医学凭借其经济、便捷、无电离辐射等优点，广泛运用于疾病筛查、妇产科、儿科、重症病房、术中影像导航及监测等领域。计算机通信技术的进步使得超声影像可以通过手机、电脑等移动设备实时呈现，可以在多种临床诊疗环境中使用超声影像进行定位、引导和监测。目前，曾经的超声成像禁区也逐渐引起了医务工作者的重视，例如：床旁肺超声实时评估重症监护室患者肺水肿的情况；经直肠高频超声评估直肠指检不能到达的区域或易漏诊的微小病变；肌骨超声成像皮肤、皮肤附属器、肌腱、关节的病变；经腹壁胃肠超声检查观察消化道各层结构及毗邻等。

我国引入超声医学较早，实践及运用发展迅速。我国超声诊断起源于 20 世纪 50 年代末期，1958 年成立的"上海超声波医学研究小组"开启了中国超声医学诊断的序幕。由于超声医学的无创、实时、经济、方便等优点，随着信息技术的突飞猛进及超声成像新技术的不断涌现，超声已全面应用于各种疾病的影像筛查、诊断，且广泛应用于从三级甲等医院到乡镇卫生院的各级医疗机构，是预防及临床医疗工作中不可或缺的学科。

超声医学是利用超声波与人体组织相互作用，并与计算机等学科交叉，将超声波作为人体解剖、病理、生理等信息的物理媒介，是医学影像学的重要分支。不同于放射影像使用的 X 射线、核医学中使用的 γ 射线，超声波没有电离辐射，所以在健康管理、疾病筛查、妇产科、儿科、重症监护、即时检查领域运用广泛。在欧洲、北美、澳大利亚等国家及地区，超声医学检查、诊断由专科医师与超声影像技师协同完成。超声技师根据医嘱对患者进行超声检查，按照相应扫查规范完成超声标准断面图像优化、采集，测量并记录影像数据，将超声影像及记录报告传输至医院信息系统。后期超声图像分析、复查扫查、诊断结论、介入超声诊疗等环节由影像医师或临床专科医师完成。

20世纪60年代，在国内很多医院刚起步的超声诊断是与物理治疗、康复专业一起存在于理疗科中，随着超声技术和仪器设备的快速进步、超声的应用范围和需求量快速增加，尤其是改革开放后这种增进更加迅猛。自20世纪80年代起，国内多数大医院及教学医院开始设立独立的超声科，在临床工作中承担一线影像诊断工作。同时，超声学科也逐渐发展成为一门独立的三级学科，拥有本科-硕士-博士研究生（临床医学/医学影像及核医学专业）的学历教育体制以及独立的超声住院医师规范化培养体系。

伴随着新时代经济社会发展、中国人民生活水平的提高，包括超声普查在内的健康需求有显著提升。据估计，2016年各级医疗机构完成的超声检查人次约为10亿人次，同年的超声体检人次约5亿人次，且该数目还在持续快速增长。随着国内健康产业及医疗工作对超声医学的需求日益增多，以及医学技术及健康相关专业理念的逐步普及，国内已有109所院校开展了本科医学影像技术教育、45所学校开展了硕士医学影像技术教育、8所学校开展了博士及博士后医学影像技术教育；同时有越来越多的医学院校希望开展超声医学技术教育，或者将原有本科或专科的医学影像技术专业进行转向或涵盖超声医学技术。

第二节　超声医学技术专业的历史沿革

一、超声医学技术的现状

X射线、超声波是通过影像仪器设备产生的。影像技术人员是根据不同的成像目的、部位进行操作、调节、维护仪器设备等系列流程的专业技术人员。医院超声波影像技师的工作流程包括接诊患者、医患沟通、院感防控、选择超声探头扫查成像相应脏器、优化成像参数、声像图测量、图像后处理、超声图文报告描述记录、维护超声设备等。有人曾提到：医学与艺术的相似之处最主要是眼睛与视觉。两者均要求做到不仅是去观察事物，而且是带着热情，仔细地去观察事物。然后从一些错综复杂的事实、线索、色彩等当中提炼出精髓。作为一名医务工作者，超声技师的主要职责是秉持医学人文的价值观及道德取向，有效进行医患沟通，按照医疗机构定期更新的操作规范进行超声检查，保障超声医学影像质量和数据准确性。

欧、美、日、澳等国家及地区的医疗机构中，超声部门的人员配置及工作流程与国内有一定区别，超声技师（sonographer）在国外比较普及，工作模式通常是由注册的超声技师进行超声检查并提供测值及记录，影像医师分析图像及临床资料出具影像诊断结论，超声检查及诊断由医生与技师协同完成。sonographer源于sonography，sono-的含义是声波，-graphy的含义是书写，超声技师就是运用超声医学设备来记录生物体解剖构造、病理生理状态等影像学信息的医务人员。与放射技师（radiographer）相比，超声技师这个概念对中国的医学生及医务工作者而言相对较为陌生。超声技师对患者进行超声扫查，完成标准化切面图像采集、数据测量，将图像（包括静态图像及动态图像）传输至超声影像工作站，完成超声检查初步描述记录。后期的影像分析、复查扫描（按需而定）、诊断结论则由影像医师或相关临床专科医师完成。

这种工作模式的优点是将每个器官、部位的超声检查流程标准化，并储存超声检查规范要求的所有超声图像，为后期的影像诊断或临床研究提供静态及动态的超声影像支持；此外，超声检查中图像的获取、标注、存储需要耗费较多时间，这部分工作由超声技师完成后，使影像医师有更多的时间和精力专注于疾病的影像分析和诊断；影像医师通过医院信息系统可以获得患者的其他影像资料及临床病史、实验室检查等信息，利于患者疾病的诊疗。需要注意，这种工作模式也存在一定的弊端，主要表现在以下两个方面：首先，人体各个系统脏器的超声静态二维标准断面虽然有较强的解剖代表性，但超声波成像是"小视野"的局部影像，并不能通过一个或少量超声成像断面涵盖整个器官的影像信息，存在检查漏诊的可能。其次，"心到手到眼到"是实时超声检查技术的特点，即根据患者的个体化信息，超声检查者需要预先考虑可能的相关临床病因和鉴别诊断，再去寻找或排除有无相关的声像图征象，包括超声直接征象和间接征象。超声检查操作者需要通过一定临床病例量的检查经验积累和持续更新的专业理论知识，逐渐达到"心眼手"协调，单纯强调标准化超声检查断面和流程可能忽略这一方面专业素质的培养。

由于中国影像科室构架不同于欧、美、日、澳等国家及地区，超声在医疗工作中的角色、人员构成比等也有差异。目前中国的超声医学检查及诊断在许多医院都是由超声医师一人完成，即中国的超声工作模式是超声医师完成了超声技师及影像诊断医师的工作。超声扫查、图像获取及诊断报告均由超声医师完成，在未配备报告录入员的情况下医师还需要编辑超声图文诊断报告。此种工作模式的优点是超声医师在检查患者的过程中可以获得较全面的患者一般情况及病史信息，可以在实时扫查过程中随诊断思路调整超声检查方案，更好地发挥超声灵活性。其弊端主要表现在医师劳动强度大、缺乏分层诊疗、质量与数量矛盾、医疗资源配置及岗位工作职责定位不合理、工作效率较低。

二、超声医学技术的发展

国内超声技术的发展大致分为三个阶段：①初始阶段：1958年底至1998年前。医师及经过培训考核取得技师资格的人员都在临床一线独立为患者进行超声检查并出具诊断报告。②转型阶段：1998年执业医师法出台，超声医学从业人员快速朝向高学历、纯医师化方向转型，检查与诊断均由医师完成。③调整阶段：2007年四川大学华西医院率先开展超声技师标准化培训；同年，上海超声医学分会在其年会上提出超声技师培养的意见，倡导超声医师和技师各司其职，协同发展的超声医学工作模式并开展了探索与实践。针对超声技师人才培养和工作模式的探索，对国内超声医学的科学发展产生了积极的影响。

为了更全面地了解超声技师在中国各个层级医院的工作现状以及各大专院校在新时代对超声技师的培养情况，2019年5月四川大学华西医院超声医学科在全国范围内进行了超声技师工作情况及国内超声技师学历教育的问卷调查。此次调查共收到来自33个省（自治区、直辖市）的有效答卷2314份，分别来自1427个单位，其中三级医院答卷1074份，医院行政及超声科管理岗位的答卷985份，高级职称人员的答卷886份。此次调查结果显示，截至2019年全国404家医院的超声科有超声技师。大多数大专院校医学影像技术系中开设有超声课程，在超声技师的学历教育方面有一定基础。近几年，以四川大学为代表的部分医学院校在医学影像技术系（学院）开设了超声技术专业方向，对口培养超声技师。

随着互联网+、物联网、6G时代的到来，科技进步突破了信息化技术应用的瓶颈，超声图像及音频信号传输几近实时，超声医学影像平台可以同步显示不同区域的超声检查实时图像并进行语音交流。各地医疗机构推行的超声检查规范化质量控制措施为超声技师职业发展奠定了基础。超声医技协同、医工交叉、结合临床，为学科发展带来了前所未有的挑战和机遇。超声医学技术的发展需要立足中国国情并借鉴国内外先进经验，夯实超声技师规范检查技术能力，定期参与国际影像技术、超声前沿技术会议交流，逐步构建超声技术教育及学术联盟，推进高质量影像技术学历教育，打造与临床实际需求接轨的超声技术毕业后教育，推进国内超声医学技术资质认证。相信中国超声医学技术、超声技师会迎来一轮新的发展机遇，与中国超声影像医师一起各司其职、医技协同发展，走出一条符合中国国情、兼容国际超声成像技术规范的超声医学之路。

第三节　超声医学技术专业的人才培养

一、培 养 目 标

（一）师资培养

通过数年国内超声技术专业本科教育的探索与积累，为超声医学技术专业培养对口师资力量。毕业后能在相关高等院校、科研院所、各级医院从事超声技术相关的教学、科研、临床等工作。培养目标：医学影像技术相关知识储备；超声医学技术实际操作能力；主动学习及终身学习能力；熟练掌握专业英语；具备医学科研基本能力，参与超声医学技术相关的研究项目；爱岗敬业。

（二）专业实用人才培养

超声医学技术专业目标是培养适应国家和社会发展需要的，德、智、体、美、劳全面发展，具有深厚人文底蕴、扎实专业知识、强烈创新意识、宽广国际视野且具有从事超声影像技术相关工作所必需的理论知识和实际操作能力的高级应用型技术人才。修业年限为4年，授予学位为理学学士。培养高素质、高质量的超声技术专业人才，拥有扎实的超声物理成像理论和娴熟的操作技能，能独立完成超声检查操作，具备一定的科研能力。主干学科包括基础医学、医学物理、临床医学、超声医学，通过渐进学习具备良好的医学、数学、物理、人文社会科学基本理论素养，系统学习并掌握超声医学技术理论和实践操作技能。毕业后能在高等院校、科研院所、管理机构、各级医院的超声科、超声设备企业中从事医学影像技术、超声医学技术、影像设备管理与维护、质量保证与控制、辅助研发等教学、科研、管理、超声检查的实际工作。

超声声像图中蕴藏的影像学信息，能为临床诊疗的每一个环节提供信息支持和验证，诊断效能高的影像学检查离不开高质量的图像。影像技术成像细节会影响图像质量的优劣，这些成像细节贯穿于整个超声检查过程。医学与艺术都要求人们热情、仔细地观察事物而后从一些错综复杂的线索中把握精髓。超声医学技术成像和提取信息的过程就好似完成一幅拼图，超声检查过程与层层递进的临床疾病诊断和外科手术治疗异曲同工。临床实践中，超声检查技术人员无穷的好奇心和强烈的求知欲是能力提升的内驱动力，循序渐进、日益累积的操作技能是超声检查标准化、规范化的保障。

二、专业理论及操作技能

超声医学技术本科生在学历教育阶段，需要掌握必备的医学通识基础知识、影像技术专业基础知识和人体各系统超声检查基本操作技能。超声医学技术专业设置理论和实践课程，在结合国内十余年医学影像技术专业教学目标和实践的同时，借鉴国外超声技师的培养标准和要求，培养具备精良超声检查技术、有良好职业素养及国际视野的应用型超声技师。

（一）超声医学技术专业理论

超声医学技术专业理论和模拟教学课程中开设有交叉跨学院的经典课程，涉及四川大学物理学院、计算机学院、基础医学院、临床医学院四个学院。专业理论和技能中心模拟操作的学习涵盖各系统超声检查技术基础、前沿超声医学技术、各亚专业常见病多发病的超声技术知识及规范操作流程。课程采用多媒体演示、慕课、PBL、翻转课堂、虚拟仿真、模拟操作、见习等形式，以图像和视频呈现超声技术专业知识，包括超声成像原理、超声解剖、各系统正常及异常声像图特征、超声检查技术等。实践操作技能课全过程覆盖超声医学仪器、超声模拟人训练系统（正常及异常状态）、虚拟三维解剖平台等的操作学习和练习，囊括人体各系统基本超声检查技术、标准超声断面、标准超声测量、超声参数调节、声像图后处理、前沿超声技术等，并融入医学人文关怀、超声安全辐照原则、人体工程学肌骨损伤预防、感染防控相关知识等。通过实验室超声设备真实操作、模拟人操作练习，将专业理论知识初步应用于技术实践操作，训练心眼手协调能力，熟悉超声仪器操作流程、超声断面解剖、超声图像方位、医患沟通等，掌握各系统基本超声检查方法及声像图解读，逐渐形成医学影像技术职业发展所必备的审辨思维能力、发散思维能力、医学影像逻辑推理能力、创造性思维能力、人文精神等。

超声医学技术课程包括 1.5 年通识教育、1.5 年专业课程及 1 年的临床实践。课程设置主要包括 3 个阶段：第一阶段是 1～3 学期的大学通识教育及专业基础课程，主要包括医学物理、数学、英语、医学人文、生物化学、计算机技术基础、解剖学、病理学、诊断学等课程。第二阶段是大学 4～6 学期的专业课程学习，包括 9 门超声专业课程，即超声医学物理基础、超声设备学、超声断面解剖、超声物理和血流动力学专业英语课程、腹部超声、浅表超声、血管超声、心脏超声、妇产科超声。其中腹部超声、心脏超声、妇产科超声、血管超声、浅表超声、超声物理和血流动力学专业英语课程采用超声技师培训的国际经典教材。第二阶段需学习妇产科学、儿科学、急诊医学、卫生管理学、卫生统计学等课程。第二阶段结束后，选拔优秀学生参加暑期夏令营进行短期的浸入式学习。第三阶段为第 7、8 学期的临床实习，包括 42 周的超声实习和 6 周的放射科实习。

腹部、心脏、妇产、浅表器官及血管超声是超声医学技术专业理论课程中的重点，即在超声检查过程中判断有无病变、病变解剖毗邻、病变性质。若用一个容易记忆的口诀来介绍超声检查过程，就是"手随心动，心眼手一致"。合格的超声技师需要遵循超声检查规范进行扫查，结合病史及其他医学信息在全面扫查的基础上对特定区域重点扫查，从动态的声像图中敏锐提取有效影像信息，优化静态声像图的图像质量，存储符合影像诊断依据和逻辑的声像图。

（二）超声医学技术操作技能

超声医学技术专业第四学年将迎来临床实习和毕业论文撰写，这对即将毕业的本科生来说是个挑战。临床实习紧接专业理论学习阶段之后，是承上启下的重要时间节点。本专业的学生将在为期一年的临床实际场景培训中，系统学习各类超声设备操作维护和优化调节超声成像参数，全方位学习各系统超声检查的规范流程、高质量超声影像的获取及图像分析。在不断练习、积累的过程中，掌握熟悉超声成像最佳声窗及各种标准解剖断面，掌握熟悉超声检查所独有的扫查/成像手法及力度，逐渐将人体大体解剖、局部解剖、断层解剖与声像图间建立"心眼手"联系。

操作技能简而言之是指在目标指引下最高效达到预期效果并能够通过培训及练习所获得的能力，包括实践技能、语言技能、决策技能等。有教育机构将超声检查过程中灵活多变的操作技能高度浓缩为四类"B"（button、body、beautiful、bonding），即实时优化调节超声仪器设备、掌握熟悉人体解剖及病理生理学知识、获取高质量声像图、有效沟通建立联系。超声医学技术专业学生操作技能学习主要包括以下两部分：

1. 1~3 周实习相关基础培训 通过学习、理解医疗机构各类规章制度，在临床实践过程中以"严肃态度"，按照"严格要求、严密方法"进行规范技术操作，掌握熟悉医学影像技术的"基础理论、基本知识、基本技能"。具体包括：超声成像物理基础及技术应用（如超声医学伪像的物理原理及利弊），超声设备参数调节的原理及技术应用（如声像图空间分辨力的影响因素及如何优化），高质量超声图像及报告标准（国际/国内规范及标准），超声工作站使用及图像后处理软件应用。妇产、心脏、腹部、浅表器官、血管等超声检查前准备、病史采集要点、特殊注意事项，不同疾病的首选成像方法及基于人体工程学的超声工作流程，正常脏器/结构及常见病多发病的声像图特征、标准断面、测量标准等。熟悉各系统超声检查危急值、医疗过程中不良事件应对措施、患者出现突发情况的处理流程等。了解专科超声的检查流程、测量、常用术语、注意事项、医患沟通等。

各类影像技术操作需要在在职技师、医师指导下进行，记录影像相关医疗文书需要在职技师、医师审核后才生效。

梳理专业理论学习阶段对超声技师操作技能及非操作技能的大纲要求。掌握人体工程学最优超声检查姿势及超声检查可合理达到的最低量原则（as low as reasonable achievable principle，ALARA principle）进行技术操作，掌握熟悉各系统超声检查规范化成像流程、超声仪器设备使用与维护、医患沟通（也包括超声技师与医师沟通或与其他工作人员沟通）、影像诊断临床思维及逻辑等。

基于 ALARA 原则，临床真实环境的超声检查中需要控制超声波对眼球、性腺、胎儿等敏感脏器的辐照剂量。有相关研究指出，超声模拟操作培训能在无压力的实验室学习环境中优化个人操作技能学习曲线，提升超声检查者自信心，帮助训练手眼协调能力，减轻对患者的潜在伤害。在这一阶段的超声模拟培训中，通过使用妇科（经腹壁、经阴道）、产科、心脏（经胸壁、经食管）、腹部（女性、男性）、浅表器官超声的高保真超声检查模拟人或体模进行规范技能操作培训，掌握熟悉仪器基本优化调节（声像图深度、焦点、增益），练习在有限时长内完成基本超声检查流程，获取相应脏器标准断面，完成脏器结构的基本测量，为进入临床实践做好心理和基本技能准备。

2. 48 周医学影像技术临床实习 影像技术人员具备规范化操作技能是医学影像高质量及同质化的基础，是落地实施"基层检查""上级诊断""分级诊疗"等意见建议的具体举措。合格的超声技师通过临床实训提升分析、解决临床及科研实际问题的能力，提高主动探究科学问题的思维能力，临床实践是理论联系实际的纽带，有助于临床思维模式的逐步建立。国内医疗机构的超声科是综合性平台科室，超声医学技术专业的临床实践涵盖心脏、腹部、浅表器官及血管、妇产这四大超声医学成像领域，本专业学生需要掌握各个系统的检查前准备及工作流程、设备参数调节、特殊注意事项、超声检查声窗（标准断面）、超声检查技巧、测量断面及测值标准、脏器超声解剖、超声征象及报告记录要点。以下将简要介绍这一阶段的内容及要求。

（1）12 周腹部超声：掌握熟悉肝、胆道系统、胰腺、脾、腹膜后结构、腹壁结构、泌尿系统、胃肠及小儿腹部的规范超声检查及报告描述记录。

（2）10周心脏超声：掌握熟悉心功能测量、冠心病、心瓣膜病、心包疾病、心肌病、先天性心脏病的规范超声检查及报告描述记录。

（3）10周妇产超声：掌握熟悉子宫、附件、早孕、中晚孕、多胎妊娠的规范超声检查及报告描述记录。掌握子宫与附件的超声解剖、不同检查途径的超声适应证、患者准备、病史收集、正常及异常超声声像图（征象）、标准断面、测量及测值标准、妇产科常见病的超声直接/间接征象及报告描述记录。

（4）10周浅表及血管超声：掌握甲状腺、乳腺、阴囊、腮腺、眼部、颈部软组织及血管、关节囊、四肢血管、腹部血管的规范超声检查及报告描述记录。

（5）6周放射影像技术：超声医学技术是医学影像技术的分支，目前医疗系统中超声技师职业规划中需要通过放射技术专业理论知识的考核。6周的放射影像技术临床实践将系统学习X射线摄影、CT、MRI的成像原理及常用影像技术，通过患者检查准备、体位选择、参数调节等部分的放射技术规范培训学习，有助于超声技师建立多维度的医学影像思维能力，提升对超声规范检查、超声解剖、超声成像原理、超声新技术等的理解与认识。

（6）超声医学技术科研设计：超声医学技术专业医学生的专业技术操作及基础科研能力是临床实习阶段的学习重点。即在超声规范检查和存储图像的基础上具备初步判断有无病变及病变性质的能力，在医学生第一篇科研论文写作全过程中具备符合医学伦理、规范书写、科研诚信的能力。

超声医学技术本科毕业论文的内容及流程包括：任务书、开题报告、中期检查（包含外文文献翻译、综述、论文提纲三部分）、过程记录、导师评阅、专家评阅、终稿、学术不端行为检测、答辩、优秀论文推选、论文专业自查。医学生在相应时间节点提交论文相关资料，与本科生导师积极沟通、修改。本科毕业论文设计及写作的重点是学习掌握科研思维、撰写规范、科研诚信等基本素养，其中科研诚信是基础。提交论文终稿进行学术不端检测时，指导教师同步进行科研原始数据交叉检查，二者均合格方可进行学位论文答辩。

研究论文方向以超声技术为主，选题方向包括超声物理及成像原理、超声设备应用、超声技术在某种疾病的应用、超声AI技术、不同超声模式的成像技术研究（如患者准备、超声频率、探头类型、检查体位、辅助成像手段、各类声学参数调节、标准断面选择、规范测量等各个成像环节的成像技术研究）、具体病种的超声成像技术（超声造影、弹性测量、光声成像、微血流成像、谐波技术、大数据分析等）、图像后处理的应用（灰度值、弹性参数、造影时间强度曲线、多普勒频谱等）、声像图特征分析，特定疾病或患者超声检查流程及图像质量控制等环节。重点关注科研思维、撰写规范、科研诚信、医学伦理等方面，尤其应重视医学生涯第一篇研究论文的写作全过程，从选题、逻辑、专业能力、学术规范、写作计划、原始数据等过程环节到学术不端检测、专家评阅、答辩等考核环节。

第四节　职业领域及岗位胜任力

一、超声医学检查及其工作内容

医疗过程由预防、诊断、治疗、康复、随访等众多环节构成，超声检查贯穿其中，工作中的每一个环节都需要影像技术人员能够批判性思考，不断积累总结经验，持续学习，做到技术规范、兼顾效率与质量、服务与关怀。作为一名医务工作者，影像技师的主要职责是秉持医学人文的价值观及道德取向，有效进行医患沟通，保障医学影像数据质量，有助于疾病的诊断、治疗。愿意做大事的人很多，而做好工作中的一件小事能够反映一个人观察、分析问题的思维方式和价值取向，体现处理问题的综合素质和行为模式。伟大事业是由一件件小事厚重积淀、持续转化而成的。每个有限的岗位可以创造出无限的价值，焕发出无穷的智慧和力量。

根据国内实际情况，借鉴国际超声教育与研究基金会 2013 年修订的超声检查规范流程草案，在医疗机构任职的超声技师需要具备下述岗位胜任力。

（一）超声设备、检查室环境及声像图质量的控制

1. 接待患者进入超声检查室就诊，核实患者的身份信息，确认患者检查前准备是否达到检查要求。

2. 获取并查看相关医疗信息，包括患者的医嘱项、主诊医生、临床资料、疫区史、多重耐药菌感染等。

3. 评估患者检查前准备情况，确认患者是否有超声检查禁忌证。

4. 在检查前后及检查过程中与患者进行良好的有效沟通，告知患者注意事项。

5. 按照医疗机构超声检查操作规范进行检查，如检查推迟开始或持续时间延长，及时告知患者。

6. 评估患者的舒适度（检查床、枕头、耦合剂等），温度（环境、耦合剂温度等），根据患者的病情为其提供帮助与支持。在检查前和检查中评估和管理患者身体和精神状态。

7. 在检查前后和检查中保护患者的隐私。

8. 在检查前后和检查过程中为患者提供一个安全的医疗环境，避免患者跌倒、坠床，注意院内感染、电器使用危险或安全风险，避免患者的身心伤害。

9. 维持检查室清洁有序的环境，保证检查所需物资充足，及时补给。

10. 知晓医院科室的规章制度，包括火灾和地震等突发事件、影像系统权限及账号密码管理、不良事件报告、有毒或有害物资的管理和处理等。

11. 熟悉距离检查室最近的急救物品和急救器械，熟悉使用原则、急救流程及如何寻求帮助，掌握心肺复苏流程。

12. 超声技师在检查过程中合理地调整仪器位置，调节工作站及座椅等辅助设施，使用正确检查姿势（中立位）减轻骨骼肌肉系统的损伤。

13. 开始新患者检查前进行消毒措施以保障患者安全（包括洗手、戴手套、清洁擦拭检查床和超声设备），实施标准化感染预防措施。

14. 依据医疗机构最新版声像图标准断面及图像报告规范完成超声检查技术流程。

15. 必要时积极寻求帮助与指导，如不良事件、疑难病及罕见病。

16. 观察并报告设备异常情况，知晓超声仪及附属设备的常见故障处理。

（二）超声规范检查及报告记录（以腹部超声检查为例）

1. 核对患者身份、检查部位、检查号、检查前准备情况，在超声检查整个过程中与患者保持良好和谐的沟通与交流。

2. 必要时收集患者的临床症状、体征、疾病风险因素、实验室检查结果、其他影像学资料等。

3. 选择不同的检查体位，配合呼吸、饮水等方法，显示最佳声窗。

4. 实时声像图参数调节（频率、时间增益补偿、总增益、聚焦、深度、放大率、图像方位、

功率、谐波、视野、动态范围、余辉、帧频、滤波、脉冲重复频率、彩色增益、取样框、取样容积、校准角度、频谱基线、频谱量程等），遵循 ALARA 辐照原则。

5. 正确识别超声伪像，掌握减弱或消除伪像的技术调节。

6. 寻找声窗完整显示目标区域及其周围的组织结构，对靶器官、靶目标进行多个超声断面成像，在声像图上标记体表标志、箭头标识、必要文本信息等。

7. 在正确超声断面测量解剖结构，采用正确的测量标准及分析软件。

8. 按照医疗机构规范成像和存储图像，并确认采集的声像图是否规范。

9. 超声成像脏器标准断面以肝为例，超声技师需要观察脏器的位置、大小、形态、回声、内部结构、毗邻以及有无病变，按照相应医疗机构最新超声技术操作规范存储标准断面（如肝左外叶和左内叶、肝右前叶和右后叶、肝尾状叶、肝门静脉主干及其分支、第二肝门及主要引流肝静脉、肝重要韧带和肝裂、肝周间隙等）及阳性病变（如 B 型、D 型、聚焦及局部放大图像，阳性病变根据临床需要适当增加存储的声像图（如屏气状态测量右肝弹性参数）。

10. 结合超声物理基础、解剖、患者病史、检查体位等，使用超声专业术语规范记录声像图特征、测值及检查过程。

11. 将超声检查所见结合患者病史、临床表现、实验室检查、既往超声检查或其他影像学检查结果进行初步分析和记录。

12. 必要时积极寻求上级医务人员的帮助与指导。

（三）各级超声技师的岗位职责

1. 超声初级技师岗位职责 ①在科主任、技师长、上级医师、技师领导下，开展超声医学科体检、常规筛查等超声技术工作，进行设备日常维护及交接班工作。②执行超声检查指南、共识以及各类标准断面、标准测量、检查流程、规范报告等，预防差错事故及医疗纠纷，提供高质量超声影像及报告描述记录。③掌握各类超声仪器性能、参数调节、特殊技术、常见故障处理。④参加规培学员、本科生实习带教及读书报告学习，协助技师长及上级技师完成医疗、教学、科研及日常管理工作。⑤必要时寻求帮助与指导，主动联系上级医师、技师，注意医患沟通、医技沟通，保证医疗技术服务质量，掌握超声医学科紧急事件、不良事件处理上报流程。

2. 中级技师岗位职责 ①在科主任、技师长、上级医师、技师领导下，负责常规超声检查，参与疑难、新技术、亚专业超声医疗组的超声检查。②执行并督促下级技师执行各项规章制度和技术操作规程，预防差错事故的发生，提供良好的超声技术及服务质量，不断提高专业理论水平和临床操作技能。③参加规培学员、本科生、研究生实习带教及超声技术理论授课，协助技师长完成教学、管理工作，担任教学助教或秘书。④参与超声图像及报告质量控制工作，反馈结果并定期讨论超声质控标准的修订。⑤在技师长和上级技师指导下参与临床科研工作。⑥遵守医院及科室的各项规章制度，完成医院及科室布置的各种工作任务。

3. 高级技师岗位职责 ①在科主任、技师长领导下，负责指导超声医学科医疗技术、院感预防、教学、科研工作，参与疑难、特殊或专科超声检查。②担任规培学员、研究生、实习生实习带教及授课，注重医患沟通，提倡人文关怀，预防超声相关骨骼肌肉慢性损伤。③担任科室质量控制，督促下级技师执行院、科两级各项规章制度和技术操作规程。制订、修订超声医学技术相应标准、规范，促进超声医学科流程改进，提高超声图像、报告质量。④开展超声医学新技术，参与超声专业组或临床科研，参与和申请各级课题，指导下级医师、技师开展科研工作。⑤加强医师、技师沟通，超声医学科与临床科室沟通，预防医疗纠纷，保证临床满意度。

二、超声临床应用培训及其工作内容

超声医学技术属于医工交叉学科，毕业生具备一定的医学和理工科专业技术能力，超声医学设备相关企业是专业对口的就业方向之一。目前市场上的超声品牌厂商较多，包括国产品牌和国际品牌，对超声医学技术相关人才的岗位需求量较大。每年毕业季多家企业都有校园招聘计划，为初入职场的本科毕业生们提供一个快速成长平台。超声医学技术相关的岗位主要涵盖超声临床应用专员、市场售前支持专家、市场产品专家等。超声临床应用专员主要职责包括销售支持、应用培训、售后反馈。

（一）销售支持

1. 临床应用专员是产品、解决方案、临床应用服务方面的专业技术人员。

2. 为超声医学设备和临床问题解决方案提供影像专业技术支持，如设备技术展示、场景演示等。在设备、技术开发过程中为团队提供支持和建议。

3. 参与销售团队协调和执行临床评估，产品演示。

4. 掌握相关设备在临床应用和成像技术领域的前沿信息，应对新出现的临床问题进行培训学习。

5. 支持新设备上市，参加技术推广演示，包括学术会、医疗器械展览会，为试用超声样机的客户提供产品及功能演示。

（二）应用培训

1. 培训医务工作者掌握超声设备临床最佳使用流程和应用方案，达到超声设备最佳使用状态。

2. 培训医务工作者应对设备版本的升级和变更。

3. 与客户密切合作，制订应用培训计划，协调组织培训所需设备及材料。

4. 为客户提供高质量的临床应用培训，关注跟进客户的反馈。

（三）售后反馈

1. 定期回访客户，掌握客户对培训质量和产品满意度的信息反馈。

2. 维护区域范围的客户，开展临床及科研设备咨询，为医疗机构的临床运用及科研需求提供相应技术支持。

超声临床应用专员的发展前景和晋升空间：初级应用专员→资深应用专员→高级应用专员→区域应用经理→全国应用经理。

三、其他就业岗位及其工作内容

本专业毕业生可以在企业内部以及不同企业间选择不同岗位转换，如超声仪器设备产品专家、销售专家、研发工程师、科学家团队等工作岗位。产品专家工作涵盖产品宣传资料、产品市场定位、推广销售、销售培训和客户维护等，主要分为超声市场售前支持专家和超声市场产品专家两类。在企业工作一定年限积累工作经验后，视个人能力和业务水平还可以申请跨部门转岗，也可以选择其他企业的不同部门就业。理工科技术型人才可以进入研发工程师团队,参与产品的核心研发工作;也有机会加入科学家团队,与国内外医疗机构、知名专家合作,开展材料、技术、设备相关的科研工作。

(一)超声市场售前支持专家主要职责范围

1. 售前支持专家是设备产品的相关知识专家,为客户提供产品、临床使用、成像技术等方面的专业知识,支持客户经理推动整体业务。

2. 根据企业相关指导意见,参与制订和实施业务政策及区域产品销售。

3. 与销售经理合作,销售专员向客户提供超声设备的前沿创新技术和相关配置信息,包括设备升级更新和技术咨询,提升客户满意度。

4. 协助超声临床应用专员进行设备技术介绍,如超声技术临床应用部分。

5. 支持客户经理和区域经理业务工作。

6. 与市场部合作,为销售多环节提供意见。

7. 参与企业管理,定期提供业务预测、分析等。

8. 监控行业竞争和变化,向销售和市场部提供有效反馈。

超声市场售前支持专家的发展前景和晋升空间:售前支持专家→大区经理→全国市场部经理。

(二)超声市场产品专家主要职责范围

1. 销售项目支持 针对客户需求与销售团队共同制订产品方案,编制项目推荐书,开展产品介绍和技术交流,编写投标技术材料,跟进项目落地执行情况。

2. 区域市场运营 掌握所在区域客户需求,洞悉市场动态,分析市场数据,制订区域销售策略。营造品牌及产品市场声誉,关注用户使用体验,定期与临床专家沟通,维护区域对口医疗机构。

3. 产品过程周期管理 从产品上市到退市的全过程周期细化管理,开展产品管理工作。

4. 协助销售团队对产品进行宣传推介并提供技术支持。

5. 参与市场调研,参与产品竞争力分析。

6. 参与部门内部其他市场工作。

超声市场产品专家的发展前景和晋升空间:产品专家→产品经理→全国市场部经理。

(三)研发工程师主要职责范围

1. 负责超声设备核心信号处理算法和智能化应用的研究和开发,超声成像与后处理算法预研和开发。参与超声设备 AI 技术和智能化应用的前沿研究,推动医疗 AI 技术的发展等。

2. 与国内外顶尖医疗和研究机构合作,参加学术论坛,洞察临床前沿需求,研究创新应用,提升产品核心竞争力。

3. 参与超声设备全过程周期工作,掌握产品从策划到上市的全流程。

4. 参与企业新产品和新技术的规划,探索超声产品技术创新方向及超声成像新技术研发,如超声换能器、高性能灰阶及多普勒超声成像技术、光声成像等。

(四)临床科学家主要职责范围

1. 与国内外知名超声团队以及优秀临床专家合作,探索和开发超声行业的新应用、新技术、新解决方案。

2. 与国内影像技术科研人员合作,跟进超声技术、设备的临床新应用,协助医疗机构、大学及其他研究机构的科学研究。定期回访，参与前沿讨论。

3. 通过科学文献检索、参与专题讨论会和国际会议掌握超声设备技术的前沿资讯。

4. 为产品、解决方案的营销和应用提供新技术和临床发展趋势的建议。

5. 为产品开发提供临床需求和支持。

6. 为销售和服务部门提供临床和技术发展建议。

第五节　学科的未来发展

一、超声医学新材料

超声的临床应用是医工结合的典范，加强医工结合，是超声学科的重要发展方向，新时代以超声探头为核心的硬件开发，基于医学大数据的人工智能与超声的结合，多功能超声对比剂及谐波增强超声成像的研发及临床应用大大推动了超声技术的发展。我们在这里抛砖引玉，为同学们简略介绍超声学科的未来发展。

随着超声设备的推陈出新，特别是超声探头的不断发展和迭代，以及新型成像模式的开发，超声技术在医学领域取得了瞩目的进展。在不远的将来，计算机算力的大幅提升可实现矩阵超声探头的推广普及，从而实现高帧频实时三维成像，为临床提供更加丰富、直观的超声影像。

超声探头也将迎来革命性的突破。超声波的发射和接收目前是由超声探头的压电晶体实现，尽管能满足目前的常规成像，但存在生产成本高、体积大的局限性。硅基超声探头的研发将带来超声领域的巨大变革。硅基芯片比压电晶体更容易批量生产，成本更低；基于芯片的换能器能达到更高的频率，容易集成到电子设备中，使其成为 3D 成像和全身扫描的理想选择。硅基超声探头中的电容式微机械超声换能器（capacitive micromachined ultrasonic transducer，CMUT），可以实现探头的小型化和更低的能耗，不仅可用于常规超声检查及诊断，还可实现"贴片式"超声监测，用于长时间同一部位的超声成像和生命体征影像监测。

二、超声医学新技术

除了超声硬件的提升，许多新型成像方式也逐步走进临床，在实现组织结构成像的同时，还能实现功能成像、组织定征等。其中，光声成像（photoacoustic imaging，PAI）是近年来快速发展的新型医学成像方式。它使用脉冲激光照射生物组织，组织的光吸收域将产生超声信号，这种由光激发产生的超声信号为光声信号。由于光声信号包含组织的光吸收特征信息，通过光声信号能重建组织的光吸收分布图像，从而实现高对比度光学成像和高分辨率超声成像的综合影像。并且，可通过内源性对比进行功能、代谢和组织学成像；通过外部对比进行分子和细胞成像。

在超声组织定征领域，由于超声波在组织中传播与组织特性相关，影响超声声速、散射、反射、衰减的因素包括组织的结构、弹性、胶原含量、血流量、水分、脂肪含量等。通过解析声波在组织中的传播特性，可以分析器官中特殊的组织成分，如通过声衰减的特征检测肝脂肪含量或肿瘤组织中的纤维成分含量。

除了超声设备及超声诊疗技术的提升，超声工作模式的演进也是学科发展的重要方向，包括远程超声、人工智能辅助的超声检查与图像分类、超声图像质量控制、超声诊疗一体化、超声医技协同等。随着此类新方法、新理念及新模式在超声学科的逐渐普及、应用，对新时代的超声人才也提出了新的要求，除了掌握扎实的医学基本功，还需要认真思考人工智能、医学大数据、海量存储、无线高速数据传输等未来科技对超声工作模式的影响，参与并推动超声学科的发展，为患者提供更加优质的超声医疗服务。

（卢　强　周进祝　钟晓绯）

第七章 康复物理治疗

第一节 物理治疗的概述

物理治疗（physiotherapy，PT）是从功能障碍角度研究健康问题发生的原因、机制，并通过各种类型的功能训练、手法治疗及光电声磁等物理因子来恢复、改善或重建躯体功能、促进健康的一门医学学科。

一、物理治疗的定义

物理治疗学，翻译自英语，在美洲地区为"physical therapy"，在欧洲以及英联邦国家也使用"physiotherapy"，作为一个独立的专业已经有近百年历史了，其从业者称为"物理治疗师"，英语为"physical therapist"。physical therapy 在海外华语地区，均翻译为"物理治疗"，相应的学科为"物理治疗学"，从业者为"物理治疗师"。我国对于康复发展历来较为重视，尤其是近十几年，发布了很多支持、规范康复发展的政策文件。在这些文件中都明确指定了"物理治疗"这一名称，且这一名称已经为中国康复界所共识、认可及接受。

1. 世界物理治疗联盟（World Confederation for Physical Therapy，WCPT）关于"物理治疗师"的定义 物理治疗师提供生命全周期的服务，以发展、维持和恢复人们的最大运动能力和功能为手段，应对衰老、受伤、疾病、失调，以及环境因素运动和功能造成的威胁。物理治疗师可以帮助人们最大程度上提高生活质量，着眼于身体、心理、情感和社会福利，在健康促进、预防、治疗/干预及康复全过程提供服务。

2. 美国物理治疗协会（American Physical Therapy Association，APTA）关于"物理治疗"的定义 物理治疗是一种健康专业，其主要目的在于促进最佳化的健康及功能。通过科学化原理应用于检查（examination）、评估（evaluation）、诊断（diagnosis）、预后（prognosis）及干预（intervention）的过程来避免或矫正病损（impairment）、功能受限（functional limitation）及失能（disability），以达到最适化健康的目标。强调物理治疗是一个有系统理论和科学基础的专业，临床中广泛应用于恢复、维持和促进与健康和良好生活质量相关的躯体功能及运动能力。

3. 我国卫生系统关于"物理治疗"的定义 物理治疗学（physical therapy 或 physiotherapy，PT）是研究如何通过各种类型的功能训练、手法治疗并借助于光电声磁等物理因子来治疗疾病，恢复、改善或重建躯体功能的一种专门学科。

从定义可以看出，物理治疗强调从功能障碍角度来研究健康问题，具有较为完整知识结构体系和广泛的运用领域。临床服务涉及功能障碍评估、功能障碍诊断及治疗。物理治疗与其他医学专业共同为患者服务，促进健康水平和生活质量。

二、物理治疗的内涵

人类对健康问题的研究有着多种视角。中国早期建立的传统医学和西方发展起来的临床医学，可以理解为对健康问题的不同研究视角。基于《国际功能、残疾和健康分类》（*The International Classification of Functioning，Disability and Health*，ICF），我们也能够清晰地看到导致健康问题形成的多维度因素，除了疾病、损伤外，还包括功能、活动及社会参与等。

从功能障碍角度研究健康问题的视角不同于我国的传统医学，也有别于现在的临床医学。物理治疗学可以为存在各类临床伤病，或不存在特定临床伤病的患者提供功能相关的评估、诊断及治疗，这极大丰富了人类对健康的认识，并为更好解决各类健康问题提供了支持。

物理治疗学主要运用人体解剖学、生理学、病理学、人体发育学、心理学、人体运动学、生物力学、运动生理学、神经科学、临床医学等相关医学知识，并结合物理因子治疗学、手法治疗学、运动治疗学、功能障碍评估与评定学、肌肉骨骼物理治疗学、神经物理治疗学、心肺物理治疗学、儿童物理治疗学、老年物理治疗学等专业知识，形成自身的知识和技术体系，并运用循证医学的理论和方法促进理论和技术的不断发展，形成了物理治疗学的学科内涵。

三、与其他学科的关系

1. 与康复医学的关系 康复医学（rehabilitation medicine）是涉及医学康复的有关方面的医学专业，亦称 physiatrics，physiatry，physical medicine 或 physical medicine and rehabilitation。目前涉及的康复医学包含两个方面的概念：一是狭义的概念，即指临床医学的一个分支。临床医师在通过专科培养后成为康复医师。另外一个概念是广义的概念。医学被分为临床医学、预防医学、康复医学和保健医学。从这个层面上，康复医学包括狭义的康复医学，以及物理治疗、作业治疗等内涵。广义的康复医学是一门研究残疾人及患者康复的医学应用学科，其目的在于通过物理疗法、运动疗法、生活训练、技能训练、言语训练和心理咨询等多种手段使病伤残者尽快地得到最大限度的恢复，使身体残留部分的功能得到最充分的发挥，达到最大可能的生活自理、恢复劳动和工作的能力，为病伤残者重返社会打下基础。狭义的康复医学中，康复医师通常需要经过 5 年临床学习，再经过规范化康复医学专业学习才能成为康复医师。

2. 与康复治疗学的关系 康复治疗学专业是我国在康复治疗发展初期阶段，为快速满足临床对物理治疗师、作业治疗师、言语治疗师的需要，结合国内临床发展的实际背景开设的医学技术专业，国内众多医科大学都开设该专业。可以培养出融康复、医疗、预防、保健于一体的康复治疗师。通过学习康复治疗学的基本理论和基本知识，初步掌握康复治疗学的基本技能。现有的"康复治疗学"专业定位于培养综合康复治疗师，其课程包含了物理治疗、作业治疗、言语治疗、康复工程等内容。

3. 与临床医学的关系 临床医学是研究疾病的病因、诊断、治疗和预后，提高临床治疗水平，促进人体健康的科学；而物理治疗则更强调从功能障碍的角度来研究健康问题发生的原因、机制及治疗。在实际工作中，物理治疗师常常与临床医生一起工作，共同针对患者的功能问题进行专业交流，在物理治疗发展成熟的国家，临床医生与物理治疗师之间可以进行患者的相互转介，两者都可以对患者进行独立接诊，并开展相关的诊断、评估与治疗。不同的是物理治疗师采用的治疗手段主要是运动治疗、手法治疗、器械治疗及健康宣教等。

第二节 物理治疗专业的形成与发展

一、国外物理治疗学科发展历史与现状

（一）国际物理治疗专业教育概况

目前，在全球范围内有超过 125 个国家或地区加入 WCPT，其必要条件之一为设置独立

的"物理治疗"专业教育培养国际认可的物理治疗师。其中非洲 25 个，亚太地区 30 个，欧洲区 44 个，北美加勒比海地区 15 个，南美区 11 个。而在我国所属的亚太地区，其中 30 个 WCPT 会员组织包括众多的近邻如蒙古国、巴基斯坦、菲律宾、印度尼西亚、缅甸、尼泊尔等国家。在这些国家或地区从事物理治疗工作的人员，均是接受 WCPT 认可的独立设置的物理治疗专业教育的毕业人员。而困扰我国申请加入 WCPT 的最重要的因素是国内目前从事物理治疗工作的相关人员绝大部分是"康复治疗"专业毕业，而非接受"物理治疗"专业教育，这些人员是不能作为物理治疗师被国际认可的。因此，从国际物理治疗专业教育的概况来看，设置独立的"物理治疗"专业教育是国际普遍的行业态势。

（二）国外物理治疗专业教育的设置与发展

美国物理治疗教育最早可以追溯到 20 世纪 20 年代，它经历了一个从一些医疗机构的培训项目逐渐演变为高等教育的过程。第一个物理治疗教育课程于 1918 年开展。同年美国妇女物理治疗协会成立，1 年后更名为美国物理治疗协会。物理治疗教育课程的正式资格鉴定标准即是在美国医学会的协助下于 1928 年制定的。至 1940 年，美国已有 16 个经认证的授予学士学位的及 13 个经认证的授予学士以上学位的物理治疗培训课程。在 20 世纪 60～70 年代，教育课程由医院逐渐转向高等教育机构，州立执业许可法也在此阶段颁布。1977 年，美国教育部及高等教育理事会认定美国物理治疗协会为唯一独立的官方认证的对物理治疗教育课程进行管理的政府性机构。鉴于本科教育逐渐不能满足社会的需求，美国物理治疗协会于 1979 年决定将物理治疗师的教育准入水准提高至学士以上学位教育。随即，全美的物理治疗专业全部为研究生学历教育，即就读学生必须先完成其他专业的本科课程，取得学士学位以后，才可以申请就读物理治疗专业的学历教育，即物理治疗硕士教育（master of physical therapy，MPT）和物理治疗博士教育（doctor of physical therapy，DPT）。至 2008 年，美国全国有 209 个官方认证的物理治疗师学士以上学位教育课程，其中 169 个有物理治疗师博士课程，还有 40 个为硕士课程，而总体的教育趋势是全部向博士教育转变。直至 2014 年之后，美国的物理治疗教育全部为博士教育，不再设置物理治疗硕士专业，全国经过认证及正在认证中的物理治疗专业共 253 个。

日本的物理治疗教育至今已有近 50 年的历史，经历了从无到有、从单一专科到专科、本科、研究生教育多层次并存的过程，目前形成了较完善的教育体系。1963 年日本国立疗养所东京病院建立了日本最早的培养物理治疗师的三年制专科学校即附属康复学院，1979 年金泽大学在短期大学部设置了三年制物理治疗学专业，1992 年在广岛大学医学部建立起四年制、授学士学位的物理治疗专业。之后，由于经济的发展和日本社会老年化进程的加快，对各类康复人员的需求量越来越大，大大促进了物理治疗专业教育的发展，逐渐有高校设置了物理治疗研究生教育。截至 21 世纪初，全日本有 25 所大学开设物理治疗专业教育课程，其中有 12 所设立研究生院，7 所设有博士研究生课程。通常硕士研究生课程为 2 年，博士研究生课程为 3 年，研究生院的学生以掌握研究能力为主，在导师的指导下进行物理治疗相关的科学研究。

二、我国物理治疗及相关专业的发展历史与现状

（一）我国物理治疗相关专业教育最初的设置

我国的物理治疗教育是康复医学教育体系的一部分，最早可以追溯到 20 世纪 80 年代。

1989 年，我国在职业院校建立了康复技术专业；2004 年，教育部印发《普通高等学校高职高专教育指导性专业目录（试行）》，在医学技术类设置康复治疗技术（代码 030405）。2015 年，康复治疗类单列并增加到三个专业，其中之一康复治疗技术（代码 620501）涵盖物理治疗方向。

1996 年，华西医科大学临床医学院经教育部、卫生部备案批准，开设康复治疗专业，并于 1997 年开始招收本科学生。2000 年，教育部批准在部分高校开设本科康复治疗学专业。首都医科大学于 2002 年在首届学生入学后使用了 2+2 培养模式，将康复治疗专业学生分流为物理治疗专业及作业治疗专业 2 个办学方向；昆明医科大学在 2005 年招生并与香港理工大学合作设计了与国际接轨的"2+2"物理治疗培养方案，并于 2011 年获得了 WCPT 准入教育标准的认证。2016 年，教育部批准在医学技术类设置康复物理治疗（代码 101009T）和康复作业治疗（代码 101010T）2 个特设专业。上海中医药大学、昆明医科大学、福建中医药大学、南方医科大学等院校开始设置康复物理治疗及康复作业治疗专业。这些本科专业的设置展示了中国康复治疗师教育开始向国际化迈进。

物理治疗学作为研究生教育在我国起步较晚。国务院学位委员会在调整学科专业时将本学科的学位名称定为康复医学与理疗学（医学学位），2018 年统计有 60 所院校招收康复医学与理疗学研究生。而对于康复治疗学相关的研究生培养，在 2004 年华中科技大学与香港理工大学联合设置物理治疗硕士（master of physiotherapist，MPT）课程，两年制，共举办了 3 届，其毕业生成为物理治疗师的骨干。2008 年汶川地震后，香港理工大学与四川大学联合建立了灾后重建与管理学院，2012 年起招收物理治疗硕士并颁发香港理工大学证书。2018 年，国务院学位办批准设置医学技术类研究生学位点，并有 23 所学校获批康复治疗硕士点授权，然而仍未形成自主招生和独立培养的物理治疗硕士（MPT）课程。

（二）我国物理治疗人才培养的现状

有数据显示，2018 年全国康复治疗师数量约为 5 万名，这其中包括物理治疗师、作业治疗师、言语与吞咽治疗师等，因此中国康复治疗师与总人口配比约为 1 : 28 000，物理治疗师的平均配备水平则更低。相比欧美国家，中国的物理治疗师就业总人数差距很大。根据 2017 年物理治疗人员从业现状调查，我国的物理治疗师多数就业于沿海经济发达地区，存在东西部不均衡的现象，此外三级医疗机构与基层医疗机构发展态势也不均衡，西部地区以及诸如二级医院、社区医院等基层医疗机构的物理治疗从业人员储备不足的现象亟待解决。

此外，我国的物理治疗从业人员整体学历层次偏低，高层次人才缺乏。调查数据发现，5630 例被调查者中，最高学历为博士的人数仅占 0.8%，硕士占 6.8%，本科占 68.3%，其余为专科及以下。拥有高级职称的物理治疗师的比例不足 5%，拥有研究生导师资格的人数仅占调查人数的 0.8%。

截至 2021 年，我国共有 159 所普通高校，举办了康复治疗学相关专业的本科课程，而单独设置规范化物理治疗本科专业的院校仅有 9 所。由此看出，我国康复治疗或物理治疗专业的教育层次主要集中在本科教育及专科教育。尽管部分院校参考 WCPT 的教育标准，制订了与国际接轨的课程设置和教学计划并得到 WCPT 的认可，但专业人才的培养模式仍然不够成熟。原因之一是目前我国境内的执业资格认证考试中，还没有细分为物理治疗师的资格认证；二是因为在我国大多数医院，治疗师尚未明确地划分为物理治疗师。这些都影响了康复治疗专业的教育，包括专业的定位、课程设置、培养目标等。

香港早在第二次世界大战前已有外国物理治疗师为当地政府医院提供物理治疗服务　20

世纪 60 年代，香港成立物理治疗师培训学校，提供物理治疗师在职培训。1963 年，由 10 位物理治疗师成立了香港物理治疗学会（HKPA），并于 1978 年正式成为 WCPT 成员之一。同年，香港物理治疗师培训学校正式搬往香港理工学院（即现在的香港理工大学），提供高级文凭（high diploma）的学位教育。1983 年提升为专职文凭，其后于 1993 年再提升为学制 3 年的学士学位课程，学生顺利毕业后即可获得在香港从事物理治疗工作的资格。从 1996 年开始，香港理工大学开始开设物理治疗相关的研究型硕士（Mphil）及博士（Ph.D）课程，随后陆续培养了众多物理治疗的研究型人才。而在 2012 年，为完全契合 WCPT 对物理治疗准入教育的相关建议，使得所培养的物理治疗师具备更全面的综合能力，胜任社会需求，香港理工大学将学士学位的物理治疗课程由三年制改为四年制。为了适应物理治疗专科化发展的需要，香港理工大学于 2001 年和 2002 年分别开设了 1～2 年制的手法物理治疗（master of science in manipulative physiotherapy）和运动物理治疗（master of science in sports physiotherapy）的硕士课程。这些课程只能作为物理治疗师提升自身的继续教育课程项目，但并不能作为香港物理治疗师的准入教育。2011 年香港理工大学在香港设立了允许其他相关专业学士学位学生进入的临床型的物理治疗硕士（master in physiotherapy）课程，此课程是作为准入型的课程来应对香港社会对物理治疗师的迫切需求，得到 WCPT 认可，毕业生可以直接进入香港本地的相关机构进行物理治疗的工作。目前，香港大多数的注册物理治疗师均具有硕士或以上学位，香港理工大学物理治疗课程无论是理论课程还是临床课程，均是由具有硕士或博士资质物理治疗师进行授课或带教，这不仅在专业对口上具备优势，也更能从实践技能操作上授予经验，使得学生站在更高的起点将物理治疗专业进行传承和发展。

20 世纪 50 年代，由于脊髓灰质炎大流行，台湾物理治疗开始发展。1967 年，台湾大学医学院成立复健（即"康复"，下同）医学系物理治疗组，是亚洲第一个物理治疗学士班，学制 4 年，每年招收 20 名学生。1980 年，台湾各医院推动设置 2 名物理治疗师编制，社会对物理治疗师的需求大增；1985 年，台湾中山医学院设立复健医学系物理治疗组，是台湾第二所培养物理治疗学士的学院。但是这些台湾早期的物理治疗教育体系是复健医学系之下。1992 年，台湾大学医学院复健医学系物理治疗组率先独立设置"物理治疗学系"，其他学校纷纷跟进。1997 年，台湾第一所物理治疗研究所硕士班在台湾大学医学院成立。2003 年，成功大学开设台湾第一所物理治疗博士班，学制 3 年及以上，学生毕业后，多在临床承担指导教师任务。目前台湾有 7 所大学设置物理治疗硕士课程，4 所设置物理治疗博士课程。

资料显示，目前台湾近 1/3 临床物理治疗师具备硕士学位。台湾物理治疗教育相关学校不断提升教育水平，为未来延伸至六年制物理治疗临床博士课程储备师资，其目标是 2030 年全面推广 DPT 学位，能争取到物理治疗师独立执业。

第三节　物理治疗专业人才培养

一、物理治疗人才需求现状

（一）国家重大发展战略需求

1."健康中国"国家战略需求　健康是民生之本，强国之基。国家高度重视卫生与健康工作，把全民健康作为全面建成小康社会的重要内容，把人民健康放在优先发展的战略地位，将"健康中国"上升为国家战略。这意味着卫生服务理念从"大医疗"向"大健康"转变，医疗卫生服务模式从"以疾病治疗为中心"向"以健康促进为中心"转变，康复服务成为现代医疗体系和健康产业不可或缺的重要内容。

随着社会发展和人们对健康需求的不断增加，尤其近年来在"健康中国"战略带动下，康复医学得到迅速发展并日益为社会所重视，患者对医疗水平的要求也越来越高，康复医疗已向"精准康复"方向发展，这就要求我们要逐步改革目前"庞杂"的康复治疗专业教育模式，构建与国际接轨的人才培养模式，培养满足国际、国内需求的更加专业化的物理治疗、作业治疗等高水平合格人才。

2. 国家政策导向需求　近年来国家医疗行业相关政策法规一直强调康复治疗的发展应该更加专业化、专科化，以满足高水准的康复服务需求。

早在 2011 年，卫生部发布了《综合医院康复医学科基本标准（试行）》其中明确定规定地级以上综合医院必须设有"康复医学科"，并且规定必须设有独立的物理治疗室，还详细规定需要开展的物理治疗项目。2012 年，卫生部为规范康复专科医院建设，曾印发《康复医院基本标准（2012 年版）》，其中明确规定，三级康复医院必须设有独立的物理治疗科室，二级康复医院至少能够开展物理治疗服务。

近年来，尤其是汶川地震以后，国家对康复事业的发展十分重视，其中对专业人才的培养也提供了很多政策方面的保障，例如，香港理工大学联合四川大学建立了灾后重建与管理学院，2012 年起招收物理治疗、作业治疗及义肢矫形硕士（各两届）和博士。截至 2019 年，香港为内地培养超过 42 名博士以及 100 多名的物理治疗学硕士。2017 年上海中医药大学率先申请康复物理治疗本科专业，获得教育部审批，截至目前国内共有 14 所院校开展物理治疗本科培养，但在境内教育体系中没有更高层次的硕士、博士培养专业目录，广大物理治疗从业人员缺乏在该专业领域继续深造和提升的机会，这也是制约我国康复事业发展的重要原因之一。

一般情况下，教育应该引领行业的发展，但在物理治疗专业发展上，教育的现状是滞后的。现有"医学技术"一级学科下设的"康复治疗技术"方向定位于培养综合康复治疗师，在此一级学科下设置独立的物理治疗学专业方向已然是非常迫切。

（二）经济社会发展需求

据第二次全国残疾人抽样调查数据推算，全国各类残疾人的总数为 8502 万余人。资料显示，在这 8502 多万残疾人中，有康复需求者接近 5000 万；中国已经进入老龄化社会，目前，60 岁以上的老年人已有 2.54 亿，患有各种慢性病并有生活能力障碍需要康复服务的老年人约有 7000 多万人；我国还有慢性病患者 2 亿多人，需要提供康复服务的超过 1000 万人；随着国家经济的发展，因交通、工伤事故致残的伤残者，每年约增加 100 多万人，其中大部分人需要康复服务。据统计，我国每年至少有 7000 万人需要康复治疗，但住院康复却只有 157 万人次。因此，社会对康复医疗有着巨大需求。

有数据显示，2018 年全国康复治疗师数量约为 5 万名，这其中包括物理治疗师、作业治疗师、言语与吞咽治疗师等，据此中国康复治疗师与总人口配比约为 1：28 000，物理治疗师的平均配备水平则更低。而在美国物理治疗师与人群配比为 1：1693，澳洲为 1：1011，英国为 1：1344，瑞士为 1：768，挪威为 1：485，由此显示中国的物理治疗师就业总人数缺口很大，硕士以上高层次物理治疗师缺口更大。

物理治疗的理念与 WHO 的《国际功能、残疾和健康分类》（*The International Classification of Functioning, Disability and Health*）理念不谋而合。物理治疗重视人的功能状况，应用范围十分广泛，人才需求强劲，从脑卒中患者、残疾人，到运动员、术后功能障碍等多学科的患者，物理治疗都能促进他们身心的复健。随着人民生活水平提高，对身心健康认识的加深，医疗理念从单纯解除病痛向全人理念转变，物理治疗的重要性和适用性越加凸显。加上养老产业与大健康产业应运而生，物理治疗成为民生与经济结构转型中尤为重要的新兴业态，因此社会对精、专的高层次康复人才需求也快速增长。

（三）行业产业需求

《"健康中国 2030"规划纲要》指出大健康产业的规模在 2020 年达到 8 万亿，2030 年达到 16 万亿，成为国民经济的支柱产业。据历年《中国卫生健康统计年鉴》康复专科医院收入与诊疗人次，据预测，2020～2025 年我国康复医疗行业市场规模年复合增长率将达 20.9%，至 2025 年，市场规模将突破 2000 亿元。这表明国内康复医疗产业规模逐渐增长，具有极大的潜在市场需求和产值。物理治疗作为康复医学的重要组成部分，涉及多个不同的学科领域和人群，如运动康复、心肺康复、产后康复和儿童康复等行业近年来已得到更多的关注，我国物理治疗师的队伍也在不断壮大。

《中国运动康复产业白皮书》指出，2020 年 10 月中国运动康复门店总数已达 370 家，一线城市的平均单次治疗价格为 800～1200 元。同样，《中国心脏预防康复调查报告》显示，全国心脏康复中心已从 2013 年的 6 家增加到 2017 年的 500 多家。产后康复服务市场也正在进入井喷式增长阶段，体现为产科医院和月子中心的兴起与相关教学课程的火热开展。《中国儿童发展纲要（2011—2020 年)》中期统计监测报告显示，2015 年中国残疾儿童接受康复训练和服务人数达 28.1 万人，是 2010 年的 3.8 倍，儿童康复或将成为下一个刚需产业。

这些不同的康复行业都涉及各自专门的学科领域，需要物理治疗师熟练掌握各专科临床知识及相关康复技能。但在供给侧方面，此前综合的康复治疗师培养模式并不能满足精专化的康复行业发展需要，再者，我国高层次的物理治疗师专业人才数量短缺且人才质量不高，这些都严重阻碍了不同康复产业的蓬勃发展，也影响到了健康中国战略的实施。人民群众日益增长的运动和康复需求与当前物理治疗行业发展的不平衡不充分之间存在明显矛盾。总之，人才是行业发展的基石，《"十三五"国家老龄事业发展和养老体系建设规划》也指出，要加强康复医师、康复治疗师、康复辅助器具配置人才培养。因此，增设医学技术学物理治疗二级学科具有一定的必要性，有利于为康复医疗行业的发展奠定坚实的人才基础。

（四）专业学科发展需求

1. 高层次发展需求 物理治疗作为康复医学中最为重要的组成部分，同时也是世界医学领域中的三大马车之一，在疾病恢复以及预后中具有不可取代的作用和地位。即便如此，我国物理治疗专业的教育层次仍主要集中在本科及专科，调查研究表明 5630 名物理治疗从业人员中，最高学历为本科的人数占比为 68.3%，而拥有硕士及以上学历的人数仅占 7.6%，其余均为专科及以下，我国境内仍然缺乏物理治疗学硕士或博士的培养点。在国外，早在 20 世纪 60 年代美国就开展了物理治疗硕士教育，全美的物理治疗专业均为研究生学历教育。对比国内物理治疗师整体学历低下，人才培养体系不健全，行业发展及市场规模与西方国家仍存在较大差距，顶尖人才的严重缺乏等要素逐渐成为物理治疗学科高层次发展的最短板，严重阻碍了我国物理治疗学科发展走向纵深，与世界接轨的进程。

2. 精专化发展需求 同样，国内针对物理治疗的教育体系单一化的问题也随着医疗需求的发展与变化而逐渐展露，与国外多学科、多方向、多形式的教育体系表现出显著的差异。

美国物理治疗的专业和教育项目在紧跟时代健康事业和学术进展趋势的基础上将进一步发挥其专业化及精专化的优势，以支持 PT 博士项目的进一步发展。然而，国内大多数院校仍将 PT、OT 等各门类融为一体，合成一门康复治疗专业或医学技术学进行授课，且仍然停留在本科和专科的教育水平，看似是为了满足国家对康复治疗从业人员数量的需求，却忽略了人才培养的针对性和专科性。肌肉骨骼疾病在不同部位与不同时期需要不同的康复手段；内科疾病在不同系统具有不同的康复理念；神经系统疾病在不同阶段具有不同的康复目的，然而面对临床疾病康复的复杂性及多样性，融合之下的康复医学本科教育无法进一步对物理治疗做到上述有针对性及精专化的细分。因此，面对如此窘境，中国康复医学发展要实现学科与国际接轨，促进学科进一步发展，作为康复医学重要组成部分的物理治疗要实施其亚分化、多元化及精专化的硕士教育，这对我国物理治疗领域顶尖人才培养具有重大意义。

3. 创新化发展需求　随着现代社会知识化进程的加快，生产技术和工艺不断革新，职业变更和劳动变换频繁，单纯满足于本科传统教育以及一成不变的书本知识所培养出来的物理治疗师已很难适应社会医疗的变革与需求。而在本科基础教育之上做到创新意识以及创新能力的培养成为物理治疗硕士教育的主要方向以及最终目的。

教育部提出，高校要更新办学理念，改革人才培养模式。通过培养大批具有创新精神和潜质的优秀人才走向社会，通过知识创新、科技开发服务于社会，是大学生自身必须具备的职能，非此不能顺应社会发展的需要和时代的潮流。物理治疗学专业领域同样需要具有创新精神的人才。目前康复医疗领域不断引入现代高科技如采用生物反馈、全新数字摄影、生物芯片、生物传感、微电子脉冲、人工智能以及分子设计和模拟技术等应用于物理治疗之中逐渐成为当下康复研究的热点，同时也是物理治疗学科创新化发展的表现之一。

二、物理治疗人才培养现状

（一）师资水平

2001 年我国高等学校开始设立康复治疗专业，截至 2018 年共有 158 所普通高校举办了康复治疗学相关专业的本科课程，共有 264 所高等职业学校设置了与康复相关的专业。在硕士招收中，设有医学技术类专业的高校有 19 所，如北京大学、中山大学、四川大学、福建医科大学、上海中医药大学、上海体育学院等。根据一项 2020 年发表的全国物理治疗从业人员现状调查分析显示，接受调查的 5802 名物理治疗师中，具有中级职称的有 1074 人，具有高级职称的有 248 人。25.1% 的物理治疗师有承担教学任务，11.5% 的物理治疗师有从事科研工作。大多数物理治疗师在综合医院的康复科工作，其中以三甲医院的人数居多，占 44.5%。并且超过 85.33% 的物理治疗从业人员是毕业于康复治疗相关的专业。物理治疗从业人员在工作的单位都有获得每年外出进修、参加学术会议的机会。这些都能提高物理治疗从业人员的综合素质和带教能力。

（二）课程方案

医学技术（物理治疗学）专业建设将对接 WCPT 的标准与培养模式，将在校学习、临床实践与科学研究有机结合。其教学计划、课程设置和授课师资与国际接轨，达到国际水平。物理治疗的课程设置保持与 WCPT 国际标准结合在一起，设立了基础素质培养相关课程，如中国特色社会主义理论与实践研究、自然辩证法概论、马克思主义与社会科学方法论、外语等。另外，各个学校基于国内相关标准及各校的情况，还会设置内科学、外科学、医学统计学等医学相关基础课程。物理治疗专业课程的设置需要包括功能解剖、运动生理、神经物理治疗、肌肉骨骼物理治疗、心肺物理治疗、儿童物理治疗、老年物理治疗等。

（三）实习方案

物理治疗学的培养方案遵循 WCPT 的基本理念，在理论教学的同时，注重实践能力的转化。在实习过程中设置相应的考核标准、实习目标和大纲，以保证实习质量。物理治疗的学生每到一个科室实习，出科时均要接受相应的考核，应制订含具体内容的考核表。

三、物理治疗学科核心知识

《国际功能、残疾和健康分类》（ICF）首次基于健康架构建立了功能和残疾的术语、分类和编码标准，并从身体、个体和社会层面对身体结构与功能、活动和参与、功能与残疾有关的环境进行了分类，建立了一套关于生理、个人、社会观点的健康整合概念，ICF 理念认为残疾是全人类的功能状态。ICF 已经成为现代康复学科发展的基础，并应用于康复教育学科体系和对应的课程体系的构建。主要的专业课程列举如下。

（一）骨骼肌肉物理治疗

本课程主要在学习骨骼肌肉相关功能障碍的评估基础上，进一步学习相关的物理治疗技术。包括关节松动技术、神经松动技术、治疗性训练等。课程学习同时围绕相关疾病展开，使学生能够掌握相关伤病的评估、诊断及治疗相关知识和技能。课程同时培养学生独立思考、独立学习、循证研究、团队协作等多方面的能力。具体包括：

1. 熟悉肌肉骨骼相关疾病的康复治疗相关的基本与临床医学知识。

2. 了解相关的临床检查结果的意义。

3. 掌握肌肉骨骼的评定技能。在基于解剖、病理、康复治疗技术及相关理论基础上，运用问题为导向等模式进行康复评定。能独立执行并完成外伤及其后遗症（如挛缩、肌无力、烧烫伤、周围神经伤害）、骨折、关节置换术后、截肢、运动伤害等患者的临床评估。包括询问病史、观察、触诊、软组织与关节伤害鉴别检查、神经学检查、功能评估、步态分析、动作分析、体适能分析（肌骨适能）与其他特殊检查。

4. 掌握治疗技术，包括：关节松动技术；牵拉技术；肌肉训练技术（如肌肉力量训练技术、核心肌肉训练技术等）；McKenzie 治疗技术；物理因子治疗技术（如牵引治疗、电疗、冷疗、热疗、光疗、磁场治疗等）；PNF 训练技术；肌肉能量技术；Taping 治疗技术；软组织松解治疗技术。

5. 能独立安全地执行治疗计划，能操作物理治疗基本仪器与设备，以及评估其疗效。能适当评估与选择辅具（含运动治疗相关辅具）并指导正确使用方法。

6. 依据病患的身心状况及其家庭和社会资源，协助拟定有关的后续计划，包括家庭物理治疗计划的评估、拟定与指导。

（二）神经康复物理治疗

神经康复物理治疗是一项重要而富有挑战性的课程，学生们将学习如何把基本的神经病学知识应用到神经系统疾病的物理治疗管理中。在先前学过的知识理论指导下，即结合神经系统疾病的基本神经解剖学和神经生理学等，学生可以系统地学习该课程，并且可以发现在学习过程中有很多乐趣。

1. 熟悉神经康复物理治疗相关的基本与临床医学知识。

2. 了解相关的临床检查结果所代表的意义。

3. 能独立执行并完成脑血管病变、周围神经病变、脊髓损伤神经病变、头部外伤神经病变、退化性神经病变、肿瘤神经病变等患者的临床评估。包括：肌张力、反射、动作控制能力及形态、各种感觉、平衡能力、协调性、肌力、关节活动度、运动功能状态、步态分析与其他特殊检查。能整合评估结果，列出病患的问题；制订长、短程治疗目标与计划；能评估疗效。能适当记录与撰写病历，过程中应具备与相关的专业人员、病患及病患家属有效沟通的能力。

4. 能根据相关的康复治疗原理或理论，实施基本的治疗技术，包括正确体位摆放的指导；被动关节运动指导；床上活动能力训练；转移能力训练；坐与站的平衡训练；步态训练；肌力训练；协调能力训练；轮椅及其他辅具操作的训练；神经诱发技术施行。

5. 能独立安全地执行适当治疗计划，并能操作康复治疗基本仪器与设备，以及评估其治疗疗效。能正确选择并操作下列康复治疗设备：各类神经肌肉电刺激仪、转位辅助器或移动带、滑动板、举重器，轮椅或助行器或支架，跑步机或固定式脚踏车，倾斜床或治疗床，平衡训练器或平衡杠，运动训练辅助器（如沙包、弹性带、滑轮等），机械辅助下的步行训练（图 7-1）等。

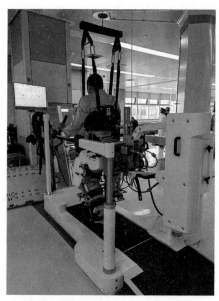

图 7-1　机械辅助下的步行训练

6. 依据病患的身心状况及其家庭和社会资源，协助拟定有关的后续计划，包括家庭物理治疗计划的评估、拟定与指导。

（三）心肺物理治疗

心肺物理治疗为面向康复治疗学（物理治疗方向）专业三年级的专业课程，要求先行修读人体解剖学、生理学、内外科学等医学基础课程和康复治疗学专业基础课程。

本课程为物理治疗专业的专业技能课程，旨在培养学生基于循证，进行心肺与重症疾病的物理治疗评估与治疗的能力。

1. 能熟悉呼吸循环系统疾患康复治疗相关的基本与临床医学知识。

2. 了解相关临床检查结果的意义。

3. 能独立执行并完成心脏内外科患者（如急性心肌梗死、冠状动脉搭桥手术、瓣膜置换手术、心脏移植等），胸腔内外科患者（如慢性阻塞性肺疾病、肺炎、肺叶切除、全肺切除、食管癌、肺脏移植等），呼吸循环系统疾患及其他需呼吸照护、心肺耐力训练的患者（如腹腔手术后患者），外围血管病患：动脉、静脉、淋巴系统疾病的患者；其他系统性疾病患者（如高血压、糖尿病、肥胖症或其他）的临床评估及心肺康复患者的临床评估，包括胸腔评估（如视诊、听诊、触诊、呼吸型态、咳嗽能力、痰液评估），一般活动功能评估（如6分钟步行测试、日常生活功能测试），运动反应（如自觉用力指数、呼吸喘息指数、心电图、心率、血压、血氧浓度的监测）等。能整合评估结果，列出病患的问题；制订长、短程治疗目标与计划；并能评估疗效。能适当记录与撰写物理治疗病历。过程中应具备与相关的专业人员、病患及病患家属有效沟通的能力。

4. 能根据相关理论或原理，实施下列康复治疗的基本技术，包含主动循环呼吸技术，体位引流，叩击及震动技巧，咳嗽能力诱发及训练，吸痰技术，胸廓活动训练，呼吸训练，恢复性运动，拟定心脏康复计划，设计心肺运动训练计划，提供卫教或指导，心理支持，辅具选择与指导，提供出院后相关康复治疗计划。

5. 能独立安全地执行适当治疗计划，并能操作康复治疗基本仪器与设备，以及评估其疗效。能正确选择并操作下列康复治疗设备：功率计，跑步机，血氧计，氧气设备，吸痰设备，血压计，心电图仪等。

6. 依据病患的身心状况及其家庭和社会资源，协助拟定有关的后续计划，包括家庭物理治疗计划的评估、拟定与指导。

四、物理治疗的岗位胜任能力

胜任力的概念最早源于古罗马时代，20世纪初，泰勒提出了"管理胜任特征运动"，从而开启了岗位胜任力的研究。随着研究的进展，心理学家 McClelland 于1973年提出，岗位胜任力是指绩效者所具备的知识、技能、能力和素质，即在特定工作岗位、环境和文化氛围中能够胜任岗位需求并表现优异所具备的能力和素质。

（一）国外物理治疗师的岗位胜任力

1. 加拿大物理治疗师的岗位胜任力 2017年发布的加拿大物理治疗师岗位胜任力提出了基本能力与入门实践里程碑两个概念，其将物理治疗师的岗位胜任力划分为7个领域，分别是：专业知识、沟通、合作、管理、倡导、学术与专业精神。物理治疗师在7个领域中扮演着不同的角色为患者提供服务。作为活动和功能方面的专家，物理治疗师运用临床推理来提供优质的服务，改善患者的健康状况；作为沟通者，物理治疗师运用有效的策略来交换信息并促进治疗；作为合作者，物理治疗师要与他人有效地合作，以提供专业间-内的照护（inter-and intra-professional care）；作为管理者，物理治疗师需要管理自己、时间、资源和优先事项，以确保提供安全有效和可持续的服务；作为倡导者，物理治疗师应设想并倡导建立能够改善社会福利的卫生系统；作为学术从业者，物理治疗师通过不断学习、对证据水平的评估以及对学术的贡献，在实践上精益求精；作为具有自主性的专业人士，物理治疗师致力于患者和社会的最佳利益，保持高标准的行为规范。

2. 美国物理治疗师岗位胜任力 美国物理治疗联邦国家委员会于2006年修订的能力标准提出：由于治疗环境的多变，除了临床表现以外，物理治疗师的行为和实践环境的设置都影响着物理治疗服务的整体水平。在专业实践领域，要求物理治疗师具备专业责任、行为和发展的能力，同时要遵守法律法规，倡导终身学习，不断提高自身技能。在患者管理领域，要求物理治疗师实施专业的检查、评估、诊断和干预，为患者及家属进行宣教并制订出院计划。2014年美国物理治疗协会提出的实践标准在之前的基础上，增加了伦理和法律、实践环境、教育、学术研究与社会责任方面的岗位胜任力要求，进一步细分与完善了物理治疗师所要具备的能力。

3. 澳大利亚与新西兰物理治疗师岗位胜任力 澳大利亚和新西兰物理治疗委员会于2015年共同制定的物理治疗实践最低标准描述了注册物理治疗师执业所需的基本能力水平，包括知识、技能、态度、价值观和判断力。每个物理治疗师的能力水平和所选的实践领域可能会随着时间而发生变化，物理治疗师可专注于某一特定的服务群体/领域或从事不直接接触患者的工作。注册物理治疗师若从事管理、行政、教育、研究、政策制订、咨询、监管或其他与物理治疗有关的工作，亦须具备上述能力。而物理治疗实践最低标准也并非衡量能力的唯一手段，可利用额外的绩效指标和等级量表有效衡量物理治疗师在不同目的、环境和实践领域的能力。

（二）我国物理治疗师岗位胜任力

1. 我国物理治疗师的职业现状 随着社会的进步、人们生活方式的改变以及人口老龄化的迅速发展，民众对健康生活的需求日益提高，社会对康复医疗服务的需求进一步扩大。然而截至2017年，国内仅有极少数院校以物理治疗学专业进行单独招生，专业人才输出严重不足。按照国际标准，每10万人口需要15名以上的物理治疗师，而目前我国康复治疗师仅有2万人，在数量上存在极大的缺口，导致目前大部分的康复治疗从业者是由其他医学相关专业转行而来，存在专业基础薄弱、专业技能不规范等问题。我国物理治疗行业的发展面临着巨大的机遇和挑战。为了完善物理治疗师的专业知识、规范临床技能、提高专业素养并促进我国物理治疗服务的发展，构建针对物理治疗师的岗位胜任力要求显得尤为重要。

2. 我国物理治疗师岗位胜任力发展现状 国内目前仅有针对康复治疗师岗位胜任力的简单描述，但未对其构建过程进行研究与阐述，不足以充分阐明康复治疗师岗位胜任特征。虽然中国康复医学会康复医学教育专业委员会发布的《康复治疗专业技术人才准入标准》从人文素质、理论知识、专业技能、相关能力方面对康复治疗专业技术人才提出了相关要求，但其仅从专业技能部分对物理治疗师提出了特定要求，并未全面和标准化地阐述物理治疗师岗位胜任力。物理治疗师的准入和资格认证可被视为基准胜任力，然而目前国内大多地区尚未建立完备的物理治疗师专业资格认证体系，在考核评定时仍采用全国职称考试的形式，并不能全面、有针对性地评估与考核物理治疗师的岗位胜任力。

3. 我国物理治疗师岗位胜任力包含的内容

（1）物理治疗的专业知识：要求物理治疗师计划并实施一个有效的、符合文化背景的、以患者为中心的物理治疗评估；让患者和其他相关人员积极参与安全有效的物理治疗计划和实施，运用循证实践为临床决策提供指导；持续关注物理治疗进程，提高患者在日常生活中的参与度。

（2）沟通：物理治疗师要使用清晰、准确、有效的沟通与患者及其他相关人员建立联系；记录并有效传达物理治疗评估结果，以积极的方式有效地处理实际和潜在的冲突。沟通的基本能力包括有效地使用口头和肢体语言交流；有效地运用书面交流，准备全面准确的健康记录；根据情况调整沟通方式，使用恰当的专业术语，沟通时保持同理心和尊重，有效地使用沟通工具和技术，以提高患者的自我管理能力。

（3）合作：物理治疗师团队合作能力体现为建立互相包容、协作并以患者为中心的合作模式，建立并保持有效的工作伙伴关系以实现共同目标。合作的基本能力包括将患者纳入团队；尊重他人的团队角色并协商重叠的角色和职责，分享有关物理治疗的知识；尊重团队合作原则，参与团队评估和改进措施；识别冲突并做出建设性的回应。

（4）管理：物理治疗师应对其工作量和资源进行排序与管理，以确保安全、有效和可持续的服务。同时，在相关专业以及道德和法律框架内有效地领导和管理其他人员。管理的基本能力包括遵守单位规章和制度，处理用人单位期望与专业标准之间的差异；高效利用资源，有效地管理自己的时间；确保实践环境的安全性；改进服务质量和评估疗效，向其他相关人员寻求适当的指导和支持；监管参与物理治疗服务的人员所提供的服务；保持全面、准确、及时的患者医疗实践记录，并通过适当的权限来维护记录和数据的机密性。

（5）领导力：领导力包括满足患者的健康需求，提倡以患者为中心的文化；促进医疗保健创新，保持对新兴技术的认知；在行业中发挥领导作用，参加支持物理治疗专业发展的活动；鼓励和指导他人在实践中有效地合作。

（6）学术：学术的基本能力包括使用循证实践的方法，将现有的最佳循证证据、患者背景、个人知识和经验纳入临床决策，并评估决策的有效性；从事学术研究，在符合伦理的基础上提出与实践有关的可研究问题；整合自我反思和外部反馈以提高个人实践能力，进行批判性反思和相关学习；获取与实践领域相关的新兴信息，确定信息对个人实践的适用性；对他人进行宣教，致力于其他医务人员的宣教和学生的临床教育、对公众进行教育并提供咨询服务。

（7）专业精神：专业精神的基本能力包括遵守法律法规，维护机密和隐私；遵守道德规范；了解影响健康的社会决定因素和影响物理治疗实践的新兴趋势；保持专业操守，在能力水平范围内实践，并对决策和行为负责；处理对工作表现有负面影响的身体、情绪和心理的因素；参与社区健康服务，辅助相关公共卫生政策的制定。

第四节　职业岗位与职业发展

一、工作内容及就业领域

（一）工作内容

物理治疗师是运动处方的专家，他们通过对患者的检查和评估，制订相应的计划，通过规定的运动、手法治疗和患者教育来提高患者的移动能力、减少或管理疼痛，以恢复患者的功能，防止残疾的发生，进而提升患者生活独立性，提高生活质量。物理治疗师是对全生命周期功能及健康状况进行关注和治疗的人员，这当中除了遭受疾病或创伤的人员之外，也包含那些希望让自己变得更加健康和预防疾病的人。因此物理治疗师的服务范围不仅包含临床的服务，如神经系统疾病，肌肉骨骼系统疾病，心肺疾病及重症，儿童发育障碍，老年疾病，女性健康等范围的治疗，也包含健康提升和疾病预防。

（二）就业领域

学科毕业生基于本科专业学习，能够充分掌握现代物理治疗学科知识和技能，具有良好的科学研究精神和研究能力，具备良好的职业综合素质和态度，因此能够满足社会各相关领域的职业需求，在各职业领域发挥学科角色和作用。

1. 科学研究所 科学研究是学科发展的重要内容和途径。毕业生能够在各科研相关机构延续学科基础研究工作。包括但不限于有科研平台和条件的各医疗相关单位、研究院、本科院校、高职高专等机构。毕业生能够组织、申请并实施国家级、省级和校级等各类级别的研究项目，形成严谨的研究报告和论文并在公开正式渠道中发表和交流。同时将研究成果与临床实践紧密结合，对研究成果进行转化和临床运用，取得最大化的研究效益。

2. 医疗机构 毕业生能够在各医疗相关单位提供物理治疗临床实践的服务（图7-2）。包括但不限于各级别综合医院的康复科、神经内科、神经外科、儿科、重症监护室、骨科、运动医学科等临床相关科室、各二级康复专科医院、妇幼保健院、康复中心、社区卫生服务中心、诊所、医疗相关的企业、社会福利院、儿童福利院等机构。毕业生能够提供精准有效的物理治疗服务，与临床科室有效沟通以组织、计划和拓展临床科室物理治疗服务，并与临床科室合作进行临床课题和基础研究等工作。

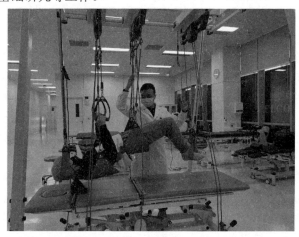

图 7-2 物理治疗师在给患者进行物理治疗

3. 教学机构 教学是规范学科发展方向、深挖学科发展内涵的重要抓手。目前国内物理治疗和相关领域的专业蓬勃发展，然而教师专业背景差异巨大。临床和基础医学专业教师背景占比较多，而具有物理治疗和康复治疗专业教育背景的教师仍然缺乏。基于专业发展需要和现状，毕业生能够在各教学岗位充分发挥学科专长，反哺教学。各层次的办学单位包括本科院校、高职高专、专科院校、高校附属医院、教学医院等均可接收毕业生进入教学岗位。

4. 健康管理机构 研究显示，物理治疗服务的早期和全面介入能有效降低神经、骨科、重症等疾病的住院日、预防并发症和疾病复发，从而减轻医疗负担和支出。同时在社区和家庭内协助慢性疾病和亚健康人群的健康管理，减少相关疾病的入院率。因此建立物理治疗的干预体系并与其他相关部门合作深入开展医疗和健康的改革工作是必要而有利的。因此，毕业生可进入健康相关的政府部门，包括但不限于卫生健康、民政、残联、社区等部门协助健康管理和政策的制定与实施，提高全民健康福祉。

5. 社会服务机构 国际上物理治疗作为独立的专业，能够与社会各方面建立紧密联系、提供相关服务。基于我国社会对健康大量而急迫的需求，本学科毕业生可通过各种形式的工作为社会提供健康相关的服务。调查显示，现在市场上活跃的社会服务形式包含如下：①成立运动康复中心、物理治疗诊所、物理治疗工作室等机构为社会大众提供服务，承接政府部门的政府购买类健康服务。②通过运营物理治疗专业相关的公众号、媒体、杂志、微店等传媒对社会大众科普专业领域的服务，为相关从业人员提供专业技能培训、资质认定和毕业后继续教育课程等服务。③融入社会性质老年服务机构、康养机构、特殊教育学校、融合幼儿园、疗养院等机构提供专业服务。

二、职 业 发 展

随着时代发展，研究结果、服务需求、技术和实践领域的更新，所使用的干预技术和方法的范围与适应证可能也会改变。多国支持、鼓励甚至强制开展并严格管理物理治疗师工作后的继续教育和培训项目，如继续职业发展（continuing professional development，CPD）、继续职业教育（continuing professional education，CPE）、继续医学教育（continuing medical education，CME）、终身学习等，以此帮助物理治疗师在实践中提供合适的指导和实践支持。

第五节　展　　望

从物理治疗最早的发展开始，其未来都在不断探索中实践。基于国内外目前发展的状况及社会需求的增加，未来物理治疗将会在临床服务、教学、科学研究等众多方面发生变化，不断发展。

一、社会需求与临床服务的多元化发展

未来，社会对物理治疗的需求将会快速增长。一方面源于社会对物理治疗的认识不断增加，另外，社会的快速发展，人们对健康需求的不断增加，全球老龄化的进展，均会导致对物理治疗的需求增加。

物理治疗的临床服务立足于社会需求及科学技术发展。未来，在需求方面，会逐渐从传统的肌骨、神经、心肺等为主的领域，逐渐覆盖到胃肠、心理等更多领域。服务模式也会从以机构康复为主的模式，推广到居家康复、远程康复、智慧康复等模式。物理治疗服务的范围更广、模式更为多元。

二、执业的规范化发展

物理治疗执业的规范化程度会不断增加。目前国内关于物理治疗师执业的规范还有很多需要改进的地方。例如，国内物理治疗师的注册制度，管理规范还有提升空间。

国际上已经广泛推进物理治疗师独立执业的模式，即治疗师可以独立开设门诊，并对患者进行首诊，提供相关评估、诊断及治疗，而不需要医师的转诊。且有研究表面物理治疗师独立执业可以更好地服务于患者，提高患者满意度，降低医疗费用。未来，国内也将会在物理治疗师独立执业方向进行探索和发展；物理治疗师也需要在独立执业能力培养等方面做出必要的调整。

三、专业教学的快速发展

物理治疗的专业教学在未来也会发生很多变化。首先，物理治疗的入门培养可能会从目前的本科教学为主变为硕士，甚至博士培养为主。另外，物理治疗培养的内容也会发生巨大改变。目前国内的物理治疗师还不要求具备较多独立诊疗的能力，但是为了满足未来治疗师

首诊的需要，治疗师独立执业能力的培养将会成为重要目标，治疗师的课程中也会包含这方面的知识和技能的培训。

四、科学研究立体化发展

物理治疗的研究会随着物理治疗理论和技术体系的不断丰富而相应发展。物理治疗的相关基础理论的研究可能会是未来急需发展的领域。例如基于功能障碍而衍生的基础理论体系，需要探索无论有无特发性神经疾病或损伤，神经功能的降低的机制及可能的干预措施。而临床治疗的技术选择也会继续推进，为临床决策提供最为直接的循证支持。

五、相关产业的发展

物理治疗的发展，还将与相关产业的快速发展息息相关。未来，大量的投入会汇聚到物理治疗相关产业中，新型的行业也会得以快速发展，如远程康复、智慧康复等。

（何成奇　杨　霖　尹子文）

第八章 康复作业治疗

第一节 作业治疗概述

一、作业治疗的定义

作业治疗学（occupational therapy，OT）是一门以服务对象为中心，对作业活动及其与健康的关系开展科学、系统的研究，并应用作业活动改善个体的身体、心理、社会功能，促进活动和参与能力，提高健康与幸福感的医疗卫生专业。作业治疗的主要目标是使因疾病或者损伤导致功能障碍的人们能够最大限度地参与到日常生活中。作业治疗师通过与个人和社区合作，促使患者能参与自己想要做、需要做或被期望做的作业活动，或通过改变作业活动或改良环境来更好地促进患者的社会参与。

二、作业治疗的内涵和外延

在作业科学领域，作业或作业活动（occupational activity）是指"人们想要做、需要做或被期望做的、有目的、为生命带来意义和价值的活动，主要包括自理活动、家务活动、休息与睡眠、学习、工作、娱乐休闲、社会参与等范畴"。健康不仅仅是疾病或羸弱的消除，更是体格、精神与社会的完全健康状态，即个体需要具有良好的体格、精神、功能和作业状态才能与社会环境产生积极的互动。根据《国际功能、残疾和健康分类》（ICF）的内涵，身体功能障碍、认知心理功能障碍、活动和参与障碍以及消极的个人和环境因素是导致作业障碍进而影响健康的重要因素。

虽然现代作业治疗的发展仅有 100 余年历史，但应用作业活动来治疗疾病的历史其实非常悠久。早在公元前 2600 年左右，我国已有应用舞蹈治疗关节功能障碍的记载。古希腊时期，医学家希波克拉底曾用骑乘、劳动等方法治疗疾病。18 世纪起，在欧洲兴起的道德治疗运动（moral treatment movement）和手工艺运动（arts and crafts movement）使得精神病院中的医护人员开始利用手工艺和娱乐活动治疗有精神障碍的患者。第一次世界大战时期，由于大量伤员需要进行康复治疗，作业治疗充分地发挥作用并得到了极大的发展。第二次世界大战以后，作业治疗的重点逐步发展到对骨关节疾病、心脑血管疾病、脊髓灰质炎后遗症等慢性病引起的身体功能障碍的康复。1952 年，世界作业治疗师联盟（World Federation of Occupational Therapists，WFOT）正式成立，国际作业治疗界对该专业的性质、任务、作用、职责、服务范围和对象等有了较为明确的界定和标准。自 20 世纪 70 年代起，面对人口老龄化加剧、残疾儿童不断增多、慢性疾病的持续增长等问题，作业治疗进一步拓宽了其专业领域，开始从医院走向社区，在疾病预防、健康促进、环境改造、辅助技术应用等领域开展实践。近年来，美国及澳大利亚等国学者提出了作业科学（occupational science，OS）的概念，主张对人类作业的本质及其与健康的关系开展系统的科学研究，为作业治疗的临床实践提供更加坚实的科学理论基础。

作业治疗是医学技术学的重要学科领域，是康复治疗的重要组成部分。作业治疗除了关注认知、心理和身体功能外，也关注活动和参与等作业活动，关注人的整体生活，并充分考虑人与环境的互动，与ICF和"生物-心理-社会"医学模式的健康理念高度契合，其在帮助残疾人、慢性疾病患者、儿童发育障碍者、精神疾病患者以及老年人等作业障碍者恢复生活自理、重返家庭和社会、促进建立健康的生活方式、提高生活质量等方面发挥着重要的作用，是医疗服务的重要组成部分，也是践行全方位全周期健康服务政策，实现健康中国的重要医疗服务之一。

第二节　作业治疗专业的形成与发展

一、国际作业治疗专业的发展历史与现状

作业治疗最早于1914年由美国学者乔治·巴顿（George Barton）提出，其最初含义是"一门用作业活动来治愈的科学"。在过去的一百余年里，作业治疗的内涵随着时代的变化而不断更新和完善。2012年，世界作业治疗师联盟对作业治疗的最新定义为"作业治疗是一门以治疗对象为中心，通过作业活动促进健康与幸福的医疗卫生专业"。

国际上，作业治疗学作为一门独立的学科和专业已发展了100余年，在人才培养、临床服务、学术研究、专业组织等学科建设和发展上已较为成熟。早在2000余年前，古希腊医生就使用锻炼、沐浴和音乐等活动来治疗精神或情绪障碍患者的压力情绪并安抚他们的心灵。而到了18世纪，患有精神疾病的人群被认为会对社会产生威胁，因此这一部分人群大多数只能被关在监狱里，远离社会。两位欧洲人菲利普·皮内尔（Philippe Pinel）和约翰·克里斯蒂安·雷尔（Johann Christian Rell）改善了传统的医疗方式，采取了一些轻松的活动和精细的手工活动来治疗精神障碍人群的问题。他们发现这样的活动极大程度上帮助这一类群体更好地参与到活动当中，慢慢发现自己的价值，从而更好地参与到社会活动中去，这对于精神疾病人群起到了积极的作用。到了19世纪，越来越多的人了解到活动和参与的好处，除了常规的手工艺术活动外，还鼓励更多的治疗对象参与到日常生活活动中，如偏瘫或截瘫的患者，也可以自己进行穿衣吃饭的活动。被称为"作业治疗之父"的小威廉·拉什·丹顿是活动和参与的强烈倡导者，并于1917年成立了国家作业治疗促进协会。在第一次世界大战后涌现了大批伤员，随之出现了大量心理、身体康复的需求，该阶段手工艺及治疗性作业活动开始大范围运用于战后伤员，同时也促进了作业治疗事业的发展与教育项目的规范。第二次世界大战后，假肢矫形及相关的日常生活活动训练、辅助技术等加速发展，进一步拓展了作业治疗实践领域。

随着专业的发展，作业治疗专业团体组织也开始形成。1917年美国成立了国家作业治疗促进协会，1936年英国成立了作业治疗师协会，1952年世界作业治疗师联盟成立。世界作业治疗师联盟（WFOT）是作业治疗领域唯一的全球性组织，迄今已有包括中国在内的107个会员国/地区，代表国际范围内60余万作业治疗师，积极地在世界范围内推动作业治疗的发展。WFOT制定了国际性的教育标准和规范，开办作业治疗学专业的高校可向其申请专业课程的认证，以体现该教育课程是否达到世界作业治疗师联盟教育的最低准入标准。自20世纪50年代起，随着作业治疗本科教育的普及和医疗卫生领域从业者学历的整体提升，许多国家和地区的作业治疗人才培养层次逐渐从本科过渡到硕士及博士层次。在发展较好的院校开设作业治疗的研究生教育项目类型通常有同国内专业型研究生学位相近的作业治疗理学硕士（master of science in occupational therapy，MSOT）、作业治疗硕士（master of occupational therapy，MOT）、作业治疗博士（doctor of occupational therapy，OTD），以及同研究生/学术

型研究生学位相近的哲学硕士（mater of philosophy）、作业科学哲学博士（PhD in occupational science）。截至 2021 年 4 月，有 12 个国家的 327 个作业治疗硕士教育项目获得世界作业治疗师联盟认证。至 2020 年，美国有 210 个作业治疗硕士项目和 186 个作业治疗博士项目，其作业治疗师执业的准入学历要求为硕士层次。

二、我国作业治疗专业的发展历史与现状

我国台湾和香港地区的作业治疗发展较早，整体医疗及教育体系均较成熟。在台湾，作业治疗被称为"职能治疗"，台湾的作业治疗教育最早始于 1970 年台湾大学复健医学系设立的第一个作业治疗本科教育项目，目前台湾已经有完善的作业治疗学士、硕士、博士教育项目，培养了大批的作业治疗专业人员。台湾于 1982 年成立职能治疗协会，作为行业组织推动专业的快速发展。在香港，作业治疗被称为"职业治疗"，其专业服务以及人才培养体系都非常完善。香港职业治疗学会于 1978 年成立。香港理工大学于 1978 年最早开始作业治疗师的人才培养，目前也提供涵盖本科、硕士和博士的人才培养项目。尤其是在汶川地震以后，香港理工大学与四川大学联合，在四川大学-香港理工大学灾后重建与管理学院开设两年制作业治疗硕士教育项目，该项目培养了一大批高素质的作业治疗专业人才，极大地丰富了作业治疗的师资，推动了作业治疗的快速发展。

随着作业治疗的不断普及和推广，作业治疗不断发展壮大。20 世纪 80 年代现代康复医学在我国得到迅速发展。1996 年，报经教育部、卫生部备案批准，华西医科大学（现四川大学华西医学中心）在全国首先开启康复治疗本科人才培养，在康复治疗学专业中设置"作业治疗学"作为骨干课程，早期培养的康复治疗毕业生一部分在临床工作中分化为作业治疗从业者。我国现代作业治疗的发展起步较晚，近年来随着国家对康复的大力支持，作业治疗逐渐在专业教育、临床服务和学术研究等方面快速发展。2018 年 5 月 18 日，在南非开普敦举行的世界作业治疗师联盟理事会会议上，经表决全票通过了中国康复医学会作业治疗专业委员会成为其正式会员，这是中国作业治疗专业发展史上一个重要的里程碑，标志着中国作业治疗进入国际大家庭。然而，我国作业治疗专业人才的培养还相对滞后，人才培养的层次主要集中在本科，相对国际作业治疗发展而言，我国作业治疗从业人员数量较少，从业者的学历和职称普遍偏低，专业教育相对不足，早期以康复治疗学专业作为作业治疗人才培养途径逐渐无法满足专业发展的需求，急需独立的作业治疗专业进行专门化的人才培养。

2002 年，首都医科大学在首届康复治疗学专业学生入学后采用了"2+2"培养模式，将康复治疗专业学生分流为物理治疗及作业治疗 2 个办学方向。之后，昆明医科大学、四川大学等院校相继开始培养康复治疗学（作业治疗方向）本科生。2017 年，教育部批准上海中医药大学等高校开设康复作业治疗学本科教育。2018 年康复作业治疗专业以特设专业代码（101010T）纳入医学技术类专业。目前，我国境内已有 7 所院校的作业治疗专业通过了世界作业治疗师联盟教育认证，累计培养了约 2000 余名作业治疗专业本科学生，我国作业治疗教育开始与国际接轨。

作业治疗学本科人才培养的同时，高层次人才培养也进行了一系列积极的探索。2012 年，经教育部批准四川大学-香港理工大学联合培养作业治疗硕士，成为我国境内首个作业治疗硕士研究生教育项目。2016 年北京大学与美国南加利福尼亚大学签署协议，开展为期 8 年的研究生教育合作项目，南加利福尼亚大学将为北京大学培养作业治疗专业博士研究生提供师资，并联合培养作业治疗专业博士研究生。这些联合培养项目为作业治疗专业本科学生提供进一

步深造的机会，但招生数量较少。随着越来越多的作业治疗本科人才的培养，研究生教育的需求迫在眉睫，为了适应人才培养的需求，教育部最新一轮学科目录修订（2022版）增设了医学技术的专业学位。未来，在医学技术学领域下设作业治疗学二级学科，以让更多作业治疗学专业的学生获得学历提升机会，既能满足当前社会对作业治疗人才的新需求，也有利于推动作业治疗专业发展和从业者的职业认同感，更有利于学科国际化发展。

第三节　作业治疗专业人才培养

一、人才需求现状

我国有庞大且持续增加的作业障碍群体，主要包括各种原因所致的残疾人、慢性病患者、儿童发育障碍者、精神病患者以及老年人等，其康复需求巨大。全国现有慢性病患者近3亿，未来20年内慢性病发病人数会增长2～3倍，慢性病导致的疾病负担占疾病总负担的70%，80%慢性病患者需要作业治疗服务。"十四五"时期，我国60岁及以上老年人口总量将突破3亿，占总人口比重超过20%，进入中度老龄化阶段。到2035年前后，我国老年人口总量将增加到4.2亿左右，占比超过30%，进入重度老龄化阶段。其中患有慢性病的老年人1.5亿，占老年人总数的65%，失能、半失能老年人4400万人。此外，我国还有大量儿童发育障碍患者、心理及精神障碍患者。近年来，尽管国家对康复及相关服务提高到前所未有的重视程度，但康复医疗资源仍然不足且分布不均衡，大量康复尤其是作业治疗刚性需求无法得到及时而充分的满足。

根据世界作业治疗师联盟统计数据，发达国家每万人口拥有作业治疗师的人数超过4名，一些发展中国家也可达到每万人口配有1名作业治疗师。美国作业治疗师从业人员就业率预计在2026年前增长24%；英国现有作业治疗职位空缺比例达7%，且随着人口老龄化的加剧对于作业治疗师的需求将进一步加大。我国现有约14亿人口，大约需要14万名作业治疗师，但从2017年的调查数据看，国内作业治疗师数量不足4000人，作业治疗人才存在巨大空缺。

二、人才培养现状

（一）我国作业治疗人才培养现状

我国作业治疗从业人员主要以本科学历为主，早期从业者主要来源于康复治疗学专业毕业生，经过一定时长的毕业后进修学习或者短期培训后转岗从事作业治疗。2017年，教育部在本科目录中特设了"康复作业治疗"，此后，作业治疗专业人才培养开始逐渐发展。目前，全国已有十余所院校开办作业治疗专业本科教育，其中7所院校的作业治疗教育项目已达到世界作业治疗师联盟的教育标准。每年毕业的作业治疗本科生预计在1000人左右。

在我国，早期主要依托康复医学与理疗学专业进行研究生培养，康复医学与理疗学是临床医学下设的二级学科，授予医学硕士学位。据不完全统计，截至2018年已有60所院校招收康复医学与理疗学硕士研究生，45所院校招收康复医学与理疗学博士研究生。康复医学与理疗学主要针对临床医学专业的学生，部分作业治疗专业学生可以通过推免或者全国统考入读其学术学位。然而，由于招生指标有限，加之两个专业理论知识以及人才培养目标存在较大差异，该方式培养的研究生人数非常有限。此外，北京大学、四川大学等高校探索了与美国南加利福尼亚大学、香港理工大学联合培养作业治疗硕士和博士高层次人才，为我国作业治疗高层次人才的培养奠定了基础。由于我国境内缺乏作业治疗硕士/博士教育，作业治疗的专业人员需到境外继续深造，高层次人才培养的弱链也在一定程度上制约了我国作业治疗学科的发展。

在香港地区，作业治疗发展起步较早，教育项目发展成熟。例如：香港理工大学作业治疗硕士项目包括授课型作业治疗学理学硕士、发展障碍康复理学硕士、作业科学理学硕士及研究型哲学硕士；博士项目包括专业型健康科学博士（作业治疗学方向）及研究型哲学博士培养，强调作业科学、作业治疗学及健康科学在疾病中的实际应用。以授课型作业治疗学硕士培养为例，其培养年限为全日制 2 年，可招收本科非作业治疗学专业的学生攻读作业治疗硕士学位。若本科为作业治疗专业且该专业通过世界作业治疗师联盟（WFOT）教育标准认证，则可以选择申请发展障碍康复理学硕士或作业科学理学硕士或研究型哲学硕士，此项目为 1 年期全日制培养。

根据 2017 年的调查数据，我国现有的作业治疗师以本科学历为主，占 67.47%；博士、硕士研究生学历者仅占 7.78%。同时，多数治疗师（54.28%）毕业于未进行专业分化的康复治疗学专业，也有部分毕业于非康复相关的临床医学（8.69%）、运动医学（4.99%）、中医类（10%）等专业，具有作业治疗方向专业教育背景的从业者仅占 12.71%。由于我国目前缺少专业对口的研究生项目，有深造需求的学生只能选择出国或跨专业方向读研，一定程度上造成该领域的人才流失。作业治疗学专业学位的设置，将有效地解决我国作业治疗从业者整体学历层次较低的问题，促进我国作业治疗领域的专业化、国际化和高水平发展。

为完善研究生教育体系，培养满足国际化需求的作业治疗人才，越来越多的高校与境外高校开展本科生交流或研究生联合培养项目。在国际交流与联合培养合作中，作业治疗教育体系得以取长补短，日益完善课程结构设置、培养体系建设与授课内容。

（二）国际作业治疗人才培养现状

世界作业治疗师联盟网站的数据显示，世界各地目前已有至少 300 多所院校的作业治疗硕士项目通过了世界作业治疗师联盟教育认证。以美国为例，截至 2020 年，全美已有 210 个作业治疗硕士项目、186 个作业治疗博士项目，2019 年应届作业治疗硕士毕业生达到近 2 万人。

美国南加利福尼亚大学作业科学及作业治疗学专业硕士学位的培养项目包括：准入型（entry-level）研究生，为本科非本专业学生提供，以授课为主；进修型（post-professional）研究生项目，给作业治疗专业本科毕业生及已经参加工作的治疗师提供。而博士研究生项目按培养目标的侧重方向分为专业型作业治疗博士（professional doctoral OTD）和作业科学哲学博士（PhD in occupational science）。以准入型研究生项目为例，第一年学习专业实践的基础内容以及探讨作业及健康之间的关系。其核心课程包括神经行为科学、循证实践与研究、有效沟通技巧等。两段临床实习内容涵盖作业治疗实践的所有领域，如精神健康、儿童、躯体疾病等领域。第二年将进行最后的实习以及进行基于社区的作业治疗项目研究，同时也可选择部门内或校内的选修课程充实和丰富个人能力，包括急性期的作业治疗、初级医疗卫生机构中的作业治疗等课程以期培养具备作业治疗基本理论、方法和技术，能够从事作业治疗相关领域工作的临床、教学和科研型人才，使其成长为具有较强的创新精神和实践能力的作业治疗专门人才。

（三）作业治疗人才培养准入标准

WFOT 制定了《作业治疗师教育最低标准》，在全球作业治疗师职业发展和卫生专业人员能力建设方面有着举足轻重的影响。自 1958 年以来，《作业治疗师教育最低标准》奠定了作业治疗专业入门课程的全球发展基石。人们认识到，作业治疗从业者的具体教育与工作也必须融入宏观层面的社会预期，以响应全球、社会、科学、经济和政治动态，要求作业治疗师在患者干预中有包容性，关注患者社会背景的多样性，鼓励作业治疗师从不同的角度参与社区建设和社会变革，而不仅仅是作为治疗师实施评估与干预。

在 WFOT 的监督下制定和实施的作业治疗师教育最低标准内容和项目批准过程，为全球高质量的作业治疗入门课程及作业治疗专业的发展提供了一致的发展方向。课程设计过程鼓励使用本地语境来解释，同时从更广泛的视角关注国际实践。《作业治疗师教育最低标准》具有历史特殊性，它对作业治疗专业初级卫生专业教育体系赋予了国际标准。最低标准是"增值"教育，在不断改变的环境中保证质量的标志。它反映了高等教育的新自由主义模式的概念。它们构成了质量保证方法的结构，包括全球适用的国际审查、监督和监测专业人员，以确保符合该专业的核心教育价值观和原则。《作业治疗师教育最低标准》及其长时间的国际应用对该行业的形成产生了巨大的影响。

在作业治疗领域的新研究强调，从业者需要更多地关注基础知识以构建专业内容和学习过程。以作业活动为中心的课程设计旨在关注社会、社区和个人需求，同时需促进批判性思维、解决问题、循证实践、研究和终身学习。《作业治疗师教育最低标准》（2016 版）不仅涉及教育内容和环境，也涉及教育过程。WFOT（2009 年）强调的环境在 2016 年修订版中仍然与 2002 年一样突出。这一环境包括学习和工作环境的情感气氛以及对高等教育、健康相关和社会政策的理解，以及地缘政治对服务类型的影响。为迎接 21 世纪的挑战，作业治疗师的教育工作需要修改获取知识、技能和态度的新策略，以达到必要的入门水平的能力。这些改变巩固了专业的核心能力，使其在跨学科团队和多部门合作中区分开来，从而促进了对专业领域和职业重点的理解。

2002 年版本的《作业治疗师教育最低标准》内容是该标准的重要支柱，使课程设计者能够解释课程内容，以满足他们所服务的社会的需要。2016 年修订版更多地关注全球社会的丰富性和规模化，并强调这种丰富性使从业者能够以多种方式使用循证证据。

作业治疗的入门教育必须具有预见性，而不仅仅是应对日益增长的全球卫生挑战。作业治疗师在直接服务的微观层面须使用以患者为中心的方法，需要作业治疗师参与创建以人群为基础的规划，以实现健康和教育目标。这些要求为全球卫生、教育和社会服务的创新系统方法带来的挑战，要求更多具有先进知识的作业治疗师积极参与高层次规划。严格的国际入门级教育经验有利于吸引有学术追求的作业治疗师，为他们后续的实践和研究机会提供基础。在 21 世纪，除了一线作业治疗师之外，许多领域的作业治疗道路需要研究生和具有毕业后教育经历的从业人员，就职于健康和社会部门的研究、行政和管理职位。在此过程中，我们与监管和专业组织、卫生服务机构、教育机构等一同进步与发展。

世界的发展、知识的进步、世界作业治疗师联盟的投入，以及世界作业治疗师联盟对于教育的最低标准调查的受访者，在一定程度上促进了最低标准的变化。许多受访者建议对教育和行业需求做出更明确的说明。一些受访者对目前的系统提出了质量保证方面的担忧。除了需要具体的课程内容外，还需要建立机制，以确保实施这些方案的工作人员能够提供资源和专业知识。教育者需要有前瞻性的思考，并能够帮助毕业生做好适应不断变化的工作环境的准备，需要具有学生和整个社会的信任。

2016 年的《作业治疗师教育最低标准》修订涉及更广泛的教育视角，不仅关注技术、临床和专业技能，而且对提高领导能力、适应能力、沟通技巧、人际交往技巧、情感敏感性和应变能力等软实力和其他能力都具有要求，这些被认为是 21 世纪专业作业治疗师职业发展的必要技能。

三、学科核心知识

作业活动是作业治疗的核心和基础。因作业活动与人的生理、心理和社会功能密切相关，同时还受到自然和社会文化环境的深刻影响，故作业治疗学与生理学、心理学、教育学、社会学、人类学、建筑学、工学、经济学、公共卫生与预防医学等学科均有密切的关系。在学科发展过程中，作业治疗学融合了相关学科领域的理论和方法，对人类作业的本质及其与健康的关系开展系统研究，并将作业活动运用于各类疾病和功能障碍的预防、治疗和康复中，形成了一门独立而完整的学科。作业治疗学的核心知识包括但不限于以下内容：

（一）作业治疗相关理论基础

理论基础包括作业治疗的定义、概念、发展过程、工作范畴、应用范围和功能及治学基础。相关作业治疗模式是作业治疗理论基础的不可或缺的部分，需要掌握作业治疗主要的模式，如作业表现模式（occupational performance model），人类作业模式（model of human occupational），人、环境与作业模式（person-environment-occupation model，PEO），见图 8-1。掌握作业治疗过程的基本步骤：①转介的形式及注意事项；②面谈及评估：面谈问卷，临床观察和行为观察，标准化的评估，客户的主观评估；③问题和优点的识别及排序；④目标与目标设定；⑤治疗和干预计划的确定；⑥治疗和干预实施的 6 大途径；⑦治疗结果的评价；⑧作业治疗工作文件记录。

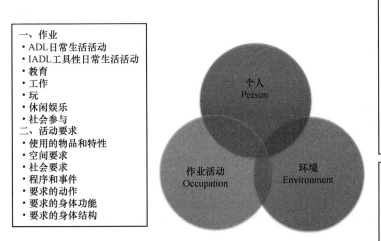

图 8-1 作业治疗经典模型之一：人、环境与作业模式

（二）躯体功能障碍作业治疗的评估与干预

躯体功能障碍包括神经系统疾病、骨骼肌肉系统疾病、心血管系统疾病、呼吸系统疾病、烧伤、肿瘤等相关病损导致的功能障碍，作业治疗需要从业人员掌握相关系统的常见、多发

疾病基本病理生理基础，标准的作业治疗评定方法，活动分析方法，作业治疗活动的设计和作业治疗的实施以及后期回归家庭、回归社会的作业治疗干预手段。如针对手外伤的患者进行感觉评估时，能够选择适当的工具或设备（单纤丝评估、两点辨别等）选择合适评估体位，使用恰当的患者沟通策略及观察技巧。

（三）儿童作业治疗的评估与干预

儿童作业治疗包括儿童发育障碍、重症、各系统疾病导致儿童与青少年不同时期发育特点和不同功能障碍。需要从业人员掌握儿童发育障碍常见的问题，包括解决发育障碍患儿问题的康复理论知识、实践技能以及具体作业治疗评定与干预。通过分析发育障碍个体所存在的问题，设定具体作业治疗目标。如针对儿童手功能障碍需要掌握精细运动的发育里程碑，分析功能障碍对儿童作业表现的影响，特别是在玩耍、日常生活活动和学校表现方面。选择合适的手功能训练、游戏、文娱活动、集体活动等，促进感觉运动技巧的发展，掌握日常生活技能，提高生活自理能力。

（四）老年作业治疗的评估与干预

老年作业治疗相关病种包括了老年神经系统疾病、老年心脑血管疾病、老年骨质疏松、老年退行性骨关节病、老年坐姿、老年摔倒等功能问题。要求从业人员掌握老年疾病的作业评定技术，作业治疗策略，住院作业治疗，社区作业治疗，家庭作业治疗及作业治疗安全问题。如针对老年人的跌倒风险需要作业治疗师对其躯体功能、日常参与的作业活动进行活动分析、评估居家空间的风险因素等。

（五）社会心理作业治疗的评估与干预

社会心理作业治疗以精神或心理障碍者以及其他存在社会心理问题的人群为对象，进行作业治疗相关评估及干预，以期预防和减少社会心理功能障碍发生。需要从业者掌握精神或心理障碍者康复的作业治疗理论、评估方法和干预技术。社会心理作业治疗评估需要掌握临床观察、个人访谈、自我报告清单、评估简介及分类、标准化评估、行为评估、生理监测、工作样本概述、工作样本应用、投射测验的实际运用。作业治疗干预措施包括支持性教育、支持性就业、团体治疗、技能和习惯训练、动物辅助治疗等。

（六）其他相关核心知识

作业治疗需要掌握的相关核心知识除以上提及的相关疾病及功能障碍，还包括了社区作业治疗、职业康复、辅助技术、人体工效学和环境评估与改造等领域。如作业治疗从业人员通过掌握职业康复的相关评估和干预以提升患者工作能力并降低受伤风险，使残疾人或伤病者就业或再就业，从而促进他们参与或重新参与社会活动。职业康复主要包括的内容有职业能力评估、工作重整和体能强化、工作强化训练、职业技能培训、工作安置、职业安全与健康等。

四、岗位胜任能力

我国目前尚未设立作业治疗师的准入制度，也未设置作业治疗师的执业资格考试。参考美国、加拿大、澳大利亚、新西兰和英国5个世界作业治疗师联盟成员国制定的作业治疗师最低执业标准，归纳出作业治疗从业者至少需具备以下职业岗位胜任能力。

（一）获取、记录、处理、评估信息能力

信息是作业治疗师做出管理和决策的主要参考依据，作为作业治疗师，我们从访谈、评估、病历中获取相关信息，以书面或电子的方式输入，存储以及维护信息，通过将信息分解为单独的部分来识别信息的基本原则，原因和事实，监控审查来自材料、事件或环境的信息，从而发现患者需要解决的问题，或者使用计算机系统进行编程，输入数据处理信息。能进行有关日常作业能力及其影响因素的评估，包括但不限于身体结构和功能、个人习惯、文化和角色、物理和社会环境、作业表现技能等。

（二）沟通交流能力

具备一定的沟通技巧和良好的沟通能力，与治疗对象、团队成员及其他相关者进行有效合作，制订以治疗对象为中心的计划；通过电话、书面、电子邮件或面对面的方式获取信息，根据评估的结果，识别患者的发展需求，制订正式的评估或治疗计划，或以其他方式帮助患者提高他们的知识或技能。有时还需要处理投诉，解决争端，或以其他方式进行谈判，以及指导和激励下属，为其提供指导，包括制定标准和进行监督。

（三）临床实践能力

熟练掌握临床常用诊疗能力，胜任作业治疗师应具备的全部专业知识，包括接诊流程，良好治疗关系的建立，各个系统的评估，个案问题的分析，短期长期目标的合理制订，治疗方案的制订，回归社会的指导等。同时能将临床经验转化为案例教学，并从中反思进步。了解并关注学科发展前沿与学科交叉，并将其紧密结合临床。

（四）职业道德与专业素养

以安全合法的方式提供符合作业治疗理念的、以治疗对象为中心的作业治疗服务。遵守医务人员的职业道德和伦理要求。

（五）人文关怀能力

具有远大的职业理想和抱负，有自己独立的思考，在临床工作中能做到人文关怀，在帮助患者解决生理上的不适和痛苦时，更要全面关注患者的心理状况，真正做到"以患者为中心"的主旨，让患者体验到优质的医疗服务，在提升患者满意度的同时，更增加患者对治疗师的信任，从而建立良好的治疗关系。

（六）循证实践与科研素养能力

根据治疗目标和评估结果，使用当前理论、研究证据和临床推理制订最佳作业治疗干预计划并实施科学研究是运用严密的科学方法，有目的、有计划、系统地了解客观世界，摸索客观真理的过程。科研素养作为作业治疗师潜在的能力，当开始从事各种科学研究活动之时，这种潜在的能力就将逐步外显于现实并转换为各种行为。科研素养培养主要可以分为3个方面，包括：科研能力素养（发现科学问题、收集数据和处理、进行课题设计与实施、研究创新以及论文撰写能力），科研理论素养（科学研究的基本知识、基本理论、研究方法以及相关交叉学科的理论知识等）以及科研道德素养（实事求是的科学研究、谨慎缜密的科学态度、良好的科研伦理品德以及具有一定的批判创新意识等）。

（七）持续学习能力

在实践过程中反思自身，定期评估个人学习能力，了解学科领域最新发展，通过继续教

育确保职业能力的持续发展。

第四节　职业岗位与职业发展

一、就业领域

作业治疗学学科的设立为培养具备作业治疗基本理论、方法和技术，能够从事作业治疗相关领域工作的临床、教学和科研型人才提供了坚实的基础，使得培养的人才具有较强的创新精神和实践能力。该学科面向的职业领域和就业岗位广泛，涵盖了几乎所有涉及康复的相关领域和岗位，包括但不限于以下几类：①在综合性医院、康复中心或康复医院、精神卫生中心、儿童康复中心、基层医疗卫生机构从事作业治疗的临床、教学、科研和管理工作的作业治疗师；②在养老机构、疗养院、健康管理中心、日托中心、特殊教育学校、体育医院或运动队医务室开展作业治疗工作的专业人员；③在残疾人社会福利机构、公共卫生机构等单位开展作业治疗工作的卫生管理人员；④在高校、科研机构从事作业治疗的教学和科研工作的专职教师或研究人员。

二、工作内容

作业治疗师在各个领域的工作流程有相似性，根据病种不同作业治疗的目标及具体工作内容有所不同。一般工作流程为：①作业治疗师在接到患者转介后，对患者的病史，包括实验室检查结果、影像学资料等支撑材料，进行询问、分析和记录；②基于病种和理论模型制订评定内容和方案，如基于 PEO 模型选择个人因素、环境因素、作业活动因素三个板块的评估内容；③通过对躯体结构和功能、日常生活活动能力、作业活动表现、社会参与能力、物理环境和社会环境因素、患者及家属需求等，使用标准化或非标准化评估量表、仪器器械等进行评估和记录；④对评估结果进行整合和分析，根据病情、病程、预后、评定结果和需求，制订短期、中期、长期治疗目标，以及对应的治疗方案；⑤实施治疗方案，并进行阶段性（如每周或隔周）的评定和治疗方案的调整；⑥从转介接诊至患者出院，作业治疗师均需参与定期团队讨论，康复团队一般包括康复医生、物理治疗师、作业治疗师、假肢矫形师等。此外，根据工作地点和合作模式，作业治疗师也可能会参与多学科团队合作和讨论。

作业治疗师根据工作领域和治疗病种的不同，具体的工作内容有所差异，包括但不限于以下内容。

（一）躯体功能障碍作业治疗

躯体功能障碍作业治疗（occupational therapy for physical dysfunction）以有躯体功能障碍的伤病者为对象，针对该病种的主要工作内容为研究和实施促进其功能障碍恢复的作业治疗理论、方法和技术。工作对象主要包括患有肌肉骨骼系统疾病、神经系统疾病、心血管系统疾病、呼吸系统疾病、烧伤、肿瘤等疾病的患者。

（二）儿童作业治疗

儿童作业治疗（pediatric occupational therapy）以儿童和青少年为对象，针对该病种的主要工作内容为研究适用于儿童与青少年不同时期发育特点和不同功能障碍的作业治疗理论、方法和技术，实施儿童早期干预作业治疗、新生儿重症监护室（NICU）中的作业治疗、特殊教育系统中的作业治疗、感觉统合治疗、认知行为治疗、喂养治疗等作业治疗技术。

（三）老年作业治疗

老年作业治疗（geriatric occupational therapy）以老年人为对象，针对该病种的主要工作内容为预防和减少老年人功能障碍发生，以及最大程度促进其功能障碍恢复的作业治疗理论、方法和技术。具体的内容包括健康老龄化、跌倒预防、家居环境评估与改造、感觉缺失治疗、老年驾驶能力评估与干预、长期照护与临终关怀等。

（四）社会心理作业治疗

社会心理作业治疗（psycho-social occupational therapy）以精神或心理障碍者以及其他存在社会心理问题的人群为对象，工作内容主要为预防和减少社会心理功能障碍发生，以及促进精神或心理障碍者康复的作业治疗理论、方法和技术。具体干预内容包括支持性教育、支持性就业、团体治疗、技能和习惯训练、动物辅助治疗等。

（五）社区作业治疗

社区作业治疗（community-based occupational therapy）为家庭或社区患者提供作业治疗服务。社区作业治疗包括的主要内容有家居和社区环境评估与改造，自我照顾活动和家居活动训练，社区生活技能训练，辅具评估、适配、使用指导，就业指导及转介服务等。

（六）职业康复

职业康复（vocational rehabilitation）工作内容为使用作业治疗的手段，提升伤残人士的工作能力并降低受伤风险，使残疾人或伤病者就业或再就业，从而促进他们参与或重新参与社会。职业康复主要包括的内容有职业能力评估、工作重整和体能强化、工作强化训练、职业技能培训、工作安置、职业安全与健康等。

（七）辅助技术与环境改造

辅助技术（assistive technology）是使用可以帮助残疾人、老年人等功能受限人群进行功能代偿以促进其独立生活并充分发挥他们潜力的作业治疗技术、服务和系统。辅助技术的研究方向分为辅助器具和辅助技术服务两大类。前者是指改善功能障碍而采用适配的或专门设计的产品、器具、设备或技术，后者则是指协助个体在选择、取得及使用辅助器具过程中的服务。环境改造（environmental modification）通过对环境的适当调整，消除环境对功能障碍者造成的各种限制，为障碍者创造机会适应环境，以最大程度提升障碍者的作业表现能力。环境改造的内容包括环境评估、无障碍设计、通用设计、智能环境技术等。

三、职业规划

作业治疗师的教育目标旨在培养适应我国医疗卫生事业发展需要的，具有扎实的康复医学基础理论和作业治疗核心知识，具有较强的作业治疗康复技术，具备较高的医患沟通能力和良好的职业道德，能够在各级公立医疗机构、民营医疗机构、康复机构、养老院、社区卫生服务机构开展作业治疗评估和治疗工作的作业治疗师，也可以培养能够在康复医学工程研究机构、公司从事研发工作的应用型高级专门人才，以及在相关院校从事作业治疗专业教育教学的专业教学人才。此外，还可以在康复工作室、企事业单位等机构从事与康复有交叉知识内容的行业。

在各类机构从事作业治疗临床、科研、教学的相关专业人员，符合条件的可以按要求考取国家相关职称证书和教师资格证。作业治疗师在各类机构中可以通过完成所在单位相关职称考核进行逐级职称晋升，如各级医院普遍通过医教研多个维度对作业治疗师进行相关考核。这要求从业人员不仅要做好岗位职责工作，还要对作业治疗学科专业发展和人才储备培养贡献自己的力量。

从个人角度来讲，作业治疗职业规划对从业者的个人与事业的发展至关重要。英国作业治疗协会下属的皇家职业治疗师学院，于2022年出版了《作业治疗师职业发展框架》（第二版），旨在为作业治疗从业人员职业、学习、劳动力的发展提供指导原则。该框架围绕四个实践支柱阐述，包括专业实践，学习促进，领导力，循证、研究和发展，见图8-2。其中"专业实践"强调，执业过程中专业实践是核心，作业治疗师需要实施安全、有效、以患者为中心、符合伦理的实践，同时基于专业知识和循证依据批判性地制订决策；"学习促进"强调，作业治疗师导师或治疗师之间需要启发、教育、指导、监督或评估其他学员，促进以实践操作和工作为导向的学习，在学习与工作中评估、创建和评价学习环境、方法、工具和材料；"领导力"强调，作业治疗师需要识别、监督和强化自己和他人的知识、技巧以及思维方式，领导、指导和（或）促进团队合作，影响、设计、计划和实施专业和（或）机构的改变；"循证、研究和发展"强调，作业治疗师需要评估、评价和整理与实践操作有关的循证证据，开启、设计、参与和推广研究，参与及影响社会经济政策和政治议题，以促进作业治疗领域的学术发展，提升社会影响力。

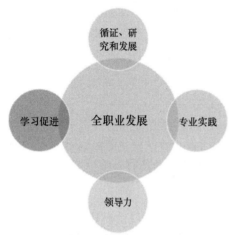

图 8-2　完整的职业发展的四个实践支柱

在该作业治疗职业发展框架中，职业经历和角色可能会随着时间改变，随之改变的是每一个实践支柱的职业等级（career level），职业等级评分为1～9，代表职业发展各个方向的能力。例如，如果执业环境为学术、教学机构，那么"专业实践"下的职业等级会下降，而"学术促进"和"循证、研究和发展"下的职业等级会上升。在运用职业发展框架制订个人发展方案时，在当下工作环境中的自我评价和反思尤为重要，需要对自我定位以及未来发展领域有恰当的预期，根据自我定位和发展方向调整各个实践支柱的比重。

第五节　展　　望

一、专业发展趋势

虽然我国的作业治疗学科建设起步较晚，但近几年在国家的大力支持下发展迅速，并逐渐向专业化、国际化方向推进。随着经济、科技等方面的快速发展及人口结构的变化，我国对康复服务的需求越发迫切。《中华人民共和国国民经济和社会发展第十四个五年规划和2035年远景目标纲要》提出，要健全老年人、残疾人关爱服务体系和设施，完善帮扶残疾人、孤儿等社会福利制度，提升健康教育、慢性病管理和残疾康复服务质量。作业治疗作为一门能够改善人的躯体、心理和社会功能，促进活动和参与，提高生活质量的学科，是实现健康公平、人人享有基本医疗卫生服务的重要一环。同时，作业治疗学的研究领域包括人的生活方式和健康的关系，以及健康促进的干预方法，在提高人民健康素养水平方面扮演着重要的角色。

目前，我国境内作业治疗师的独立执业认证、继续教育系统和规程尚待进一步完善。从世界作业治疗师联盟成员国作业治疗师准入资格及继续教育等信息，可以窥见作业治疗在国内的学科发展趋势。

（一）执业认证

在世界作业治疗师联盟成员国中，资格认证和执业许可证是作业治疗师执业的基本要求。成为一名注册作业治疗师（occupational therapist registered，OTR），申请者须满足本国注册机构要求，大部分国家的要求是具有学士或以上学位，并通过执业资格考试，才有资格参加认证注册。

目前我国境内尚缺乏独立的作业治疗师认证体系。目前作业治疗师与物理治疗师执业时均需通过同一个题库下的康复治疗师卫生专业技术资格考试，作为取得康复治疗士、初级康复治疗师、中级康复治疗师等职称的基础。随着作业治疗师、物理治疗师、语言治疗师等亚专业方向的发展、独立学术学会的建立，作业治疗师和物理治疗师的独立认证是保证专业性的重要前提，是学科高质量发展的基石。

除注册作业治疗师认证外，国际上也有对亚专业方向的治疗师认证，如手治疗师认证。在国际手治疗协会29个成员国中，有13个国家有手治疗师认证，目前尚无统一的认证标准。手治疗师认证的基础为具有注册作业治疗师或物理治疗师资格，在此基础上，部分国家要求治疗师完成手治疗师认证课程和考核以认证手治疗师资格，有的国家通过评审治疗师在手康复领域工作时长或对手治疗的贡献（文章发表、书籍撰写、学术会议等）来给予手治疗师认证资格。在独立认证基础上，亚专业精细化发展也是我国作业治疗学科发展的方向。

（二）继续教育

世界作业治疗师联盟成员国均鼓励或强制规定注册作业治疗师执业过程中完成继续教育项目，一般包括学历提升，如获取硕士、博士学位；参与同行研讨会、网络课程、学术会议、在职培训项目、阅读或撰写文章和书籍等；监督下的临床实践活动，如专业技能评估、同行评审等。

近10年来国内康复医学迅速发展，大部分医院的康复科室已细分出作业治疗、物理治疗等独立的部门，随着作业治疗师和物理治疗师独立教育体系的建立与完善，各大医院的作业治疗部大多配备有专业的作业治疗师开展相应的服务。随着作业治疗覆盖病种和服务种类的拓展，继续教育仍是国内作业治疗师发展的必经之路。

学科发展要基于教育科研事业需求，我国高校专任教师通常须具备研究生及以上学历。由于我国开展作业治疗方向研究生教育的高校十分有限，缺少符合高校任教资质的教学人才，无法满足我国现有的作业治疗专业各层级人才培养需求。同时，由于作业治疗从业者学历水平普遍偏低，缺乏必要的科研能力培养，导致作业治疗领域的科研创新发展动力不足。而通过高水平、高层次作业治疗人才的培养有利于培养我国作业治疗专业发展所需的师资、科研力量，对推动我国康复事业的良性发展十分必要。国内前期探索的联合培养作业治疗硕士研究生项目也为今后独立培养作业治疗学研究生奠定了扎实的基础，与此同时，教育部增设医学技术专业学位，未来学科将快速进入纵深发展。

二、学术发展趋势

多学科合作、多病种覆盖、全周期管理也是作业治疗的发展方向之一。随着社会老龄化的加剧，作业治疗在老年防跌倒体系建设和管理、老年人认知功能障碍的综合干预中也起到了重要作用。

随着作业治疗专业的发展，作业治疗学已高度交叉、渗透、融合了生物学、发展学、物理医学、神经病学、精神病学、心理学、社会学、大数据与人工智能等多学科的理论和方法，不断形成新理论、新技术和新方法来更好地实施和研究人类作业及其与健康的关系，并应用作业活动和科技的方法改善人的躯体、心理、社会功能，促进参与社会活动，提高生活质量。目前国内作业治疗相关的科技创新项目如康复机器人、智能辅助技术、虚拟现实技术、人工智能等均属于"科技创新 2030-重大项目"涉及的高新领域，作业治疗高层次科研人才的培养，提高创新理念和先进技术，对满足高新科技创新、提高作业治疗服务水平至关重要。

（何成奇　杨永红　张玉婷）

第九章　听力与言语康复学

第一节　听力与言语康复学概述

随着康复医学的迅速发展和康复需求的日益增长，听力与言语康复已成为康复治疗的重要亚专业方向之一。听力与言语康复学是一门研究人的听觉生理病理、听觉功能障碍，以及言语语言病理学的交叉应用学科，致力于帮助有听力和平衡功能障碍的人群，向言语、语言、社交、认知沟通和吞咽障碍患者提供全生命周期的专业治疗和康复服务。听觉、言语语言表达和理解等能力都影响着人类的生活质量，当这些能力由于先天因素（如遗传基因）、后天因素（如意外或老龄化造成的听力损失、脑损伤等）或其他因素（如特定性语言障碍、孤独症、口吃等）出现问题时称为交流障碍（communication disorder）。交流障碍可以发生在从婴儿到老年的任何年龄段，党的二十大报告将"健康中国"作为我国2035年发展总体目标的一个重要方面，强调完善人民健康促进政策，推进健康中国建设，听力与言语康复学专业人才致力于研究和帮助人类克服交流障碍，在人类全生命周期的康复中占据了至关重要的位置，对全面推进健康中国建设、实施积极应对人口老龄化国家战略，加强康复医疗服务体系建设起着重要作用。听力与言语康复学实际上涵盖了两大专业方向，听力学（audiology）和言语语言病理学（speech language pathology），随着专业的发展和人才需求的增加，听力师/听力学家（audiologist）和言语语言治疗师（speech language therapist）/言语语言病理学家（speech language pathologist）的人才培养体系日益完善。

一、听　力　学

听力学是研究听觉、平衡功能和听觉、平衡功能障碍的学科。该学科的目的是致力于帮助有听力和平衡功能障碍的人群，涵盖听力学教育、听力康复、咨询、听力学领域的研究、听力筛查和预防等领域。听力学是一门交叉性的学科，包含医学、生物医学工程学、电子技术等，医学涉及耳鼻咽喉科学、儿科学、康复医学、心理学等。

听力学涵盖内容广泛，包括临床听力学、基础听力学、教育听力学。临床听力学包括诊断患者有无听力障碍、对患者听力障碍性质的判断、听力障碍程度的分级和评估，如儿童听力学、工业噪声听力学、司法鉴定听力学。儿童听力损失的检测方法不同于成人，但是婴幼儿处于语言学习的关键时期，及时发现婴幼儿的听力问题对患儿的语言发展至关重要。基于不同于成人的听力问题，衍生了儿童听力学，专门研究儿童听力问题，包括婴幼儿、儿童听力问题的检测，儿童听力问题对语言发展的影响等。工业噪声听力学包括职业噪声防护、噪声检测、噪声性听力下降的检测等。司法鉴定听力学包括对职业噪声性听力损失、外伤导致听力问题的判断，听力损失程度的分析以及听力损失是否和噪声、外伤有关。

在《残疾人残疾分类和分级》国家标准（GB/T26341—2010）中听力残疾指各种原因导致双耳不同程度的永久性听力障碍，听不到或听不清周围环境声及言语声，以致影响其日常生活和社会参与。如表9-1所示，听力残疾分级按平均听力损失，听觉系统的结构、功能，活动和参与，环境和支持等因素分为四级。

表 9-1　听力残疾分级情况

分级	定义
听力残疾一级	听觉系统的结构和功能极重度损伤，较好耳平均听力损失大于 90dB HL，不能依靠听觉进行言语交流，在理解、交流等活动上极重度受限，在参与社会生活方面存在极严重障碍
听力残疾二级	听觉系统的结构和功能重度损伤，较好耳平均听力损失 81～90dB HL，在理解和交流等活动上重度受限，在参与社会生活方面存在严重障碍
听力残疾三级	听觉系统的结构和功能中重度损伤，较好耳平均听力损失 61～80dB HL，在理解和交流等活动上中度受限，在参与社会生活方面存在中度障碍
听力残疾四级	听觉系统的结构和功能中度损伤，较好耳平均听力损失 41～60dB HL，在理解和交流等活动上轻度受限，在参与社会生活方面存在轻度障碍

注：HL 指听力级。

听力学除了听力问题的检测，还涉及听力问题的干预、教育听力学、基础听力学和平衡功能障碍等。听力干预是听力学非常重要的一个应用领域。随着科技的发展，听力助听技术也日新月异，包括最常见的非手术的助听器，以及需要手术的人工耳蜗、中耳植入、脑干植入等，还有帮助听障人士的各种辅听技术，如 FM 辅听系统和无线蓝牙系统。教育听力学也是听力学重要的发展领域，其内容主要包括：①提高民众的听力健康意识，预防听力损失的发生，减少听力障碍患儿的出生，让听力障碍患儿做到聋而不哑；②做好预防噪声的宣传，减少噪声导致的听力损失；③延缓老年性听力损失的发生，让老年性听力损失患者提高生活质量，避免或延缓其认知功能下降。相比之下，基础听力学是听力学发展的重要基石，主要研究听力损失发生的机制和治疗方法。除了听力障碍，与眩晕相关的平衡功能障碍也是听力学重要的一个分支，可分为中枢性平衡功能障碍和周围性的平衡功能障碍。作为非常重要的公共健康问题，其主要表现为眩晕，且患病率高。

先天性听力损失会导致言语语言发育滞后，因此过去有"十聋九哑"的说法。但如果能及时对听力障碍患儿进行言语语言康复，便可实现聋而不哑。在听障儿童的言语语言康复过程中，言语语言治疗师发挥着重要作用。

二、言语语言病理学

言语语言病理学是听力与言语康复学的另一分支，主要研究儿童和成人的沟通和吞咽障碍。世界不同国家和地区对言语语言治疗师的称谓不尽相同，美国和加拿大称之为言语语言病理学家，英国使用言语语言治疗师，在日本称为言语听觉士。在中国境内，根据《国家职业分类大典（2022 年版）》，言语治疗师和作业治疗师、物理治疗师一起统称"康复治疗师"。康复治疗师指运用物理治疗、作业治疗和言语治疗等手段或方法，对患者进行康复治疗和训练的技术人员。但是，《国家职业分类大典》将在康复、医疗或教育机构中从事听障群体听觉和口语康复、评估及训练，并为其家庭提供康复指导服务的人员归为"听觉口语师"，属于一个独立的职业类别。由于言语语言病理学在我国境内的发展仍处于起步阶段，目前尚未有统一的言语语言治疗师执业资格和职业认证体系，在称谓上也未达成一致，在本章中暂且统一简称为"言语语言治疗师"。

言语语言病理学是一门年轻的学科，跨医学、遗传学、生理学、解剖学、听力学、神经科学、认知科学、心理学、语言学等众多学科领域。在 20 世纪 20 年代发端之初创立的是"言语病理学"，强调言语障碍（speech disorder），即与声音产生相关的障碍，而没有意识到言语产生的前提是大脑里要具备相应的符号表征。言语的产生主要包括呼吸、发声、共鸣、发音，是以口语方式传递意义、讯息的语言表达方式之一。但是，语言的表达模式除了口语，还有书面语和手语。语言系统存在于大脑之中，能否发出声音和语言系统的完好与否没有关系；语言是大脑的高级功能，语言障碍（language disorder）是符号层面的障碍，其原因来自神经系统的受损或异常。语言的概念进入这一领域较晚，随着语言学的发展，理论语言学对言语和语言的区分，且将其有意识地运用到病理语言的研究中，区分于言语障碍的语言障碍才受到更多重视。语言障碍包括了更广泛的因语言传递和接受过程中断而导致的紊乱，以及早于语言进化的植物功能紊乱，它包括了言语语言治疗师在各种临床环境下会遇到的所有障碍。语言障碍的研究需要依靠语言学理论，借助语言学及其各分支学科的概念和分析方法或工具才能实现描述和分析语言障碍的特征，从语音学、音系学、形态学、句法学到语义学和语用学。

言语语言病理学与多个专业相互交织，有着密切的联系，如临床医学、临床语言学、特殊教育学、社会科学、作业治疗学、物理治疗学、神经科学、心理学以及遗传学等各个领域。言语语言治疗的服务或实践涉及沟通、吞咽及所有相关领域，包括言语产出（speech production）及流畅性（fluency）、语言（language）、认知（cognition）、嗓音（voice）、共鸣（resonance）、听力（hearing）、喂养（feeding）及吞咽（swallowing）等方面。根据美国言语语言听力协会（American Speech-Language-Hearing Association，ASHA）指南，言语语言治疗师提供康复服务所涉及的相关领域涵盖内容如下：

1. 流畅性 包括口吃（stuttering）和言语杂乱（cluttering）。

2. 言语产出 包括口腔运动计划与执行、构音与音韵。

3. 语言——口语和书面语（即听说读写、加工及语用） 包括音系学、形态学、句法学、语义学、语用学（如语言的使用与社交沟通）、前语言沟通（如共同关注、沟通意图、沟通信息）、副语言沟通（如姿势、手势、身体语言），以及读写能力（如阅读、写作、拼写）。

4. 认知 包括注意力、记忆力、问题解决能力和执行功能。

5. 嗓音 包括音质、音高、音量和无喉音。

6. 共鸣 包括鼻音过重、鼻音过轻、口咽腔共鸣障碍和前置共鸣。

7. 喂养及吞咽 包括口腔期、咽喉期、食管期和异常进食（如挑食、拒食、不良生理反应）。

8. 听力康复 包括听力损失或耳聋导致的言语、语言、沟通和听能受损，以及听觉处理。

9. 吞咽和交流障碍的潜在病因 如发育性障碍、气道和消化道障碍、口腔异常、咽部异常、神经系统疾病等。

言语语言治疗师在健康领域发挥着关键作用，是评估、预防、诊断和治疗各年龄层人群的言语、语言、社交、认知沟通和吞咽障碍的专业人士。言语语言治疗师通过与患者、家属及其他专业人士的紧密合作，向患者提供所需的专业康复，具体涉及的交流障碍类型如下：

1. 言语障碍 当一个人难以正确或流利地产出语音（如口吃是一种不流畅的形式）或他的声音或共鸣等有问题时，就会发生言语障碍。

2. 语言障碍 当一个人难以理解他人（接受性语言）或难以分享思想、想法和感受（表达性语言）时就会发生语言障碍。语言障碍可以是口头的或书面的，可能涉及语言的形式（即音系、形态、句法）、内容（即语义）和（或）使用（即语用）。

3. 社交沟通障碍 当一个人在社交使用语言或非语言交流方面遇到困难时就会发生社交沟通障碍。这些障碍可能包括以下问题：①以社交为目的而进行的沟通，如问候、评论、提问等；②以不同方式说话以适应听众和环境；③遵循对话和讲故事的规则。自闭症谱系障碍人士普遍存在社交沟通问题，此外，社交沟通障碍也存在于患有其他疾病的人士，如创伤性脑损伤。

4. 认知沟通障碍　包括组织思想、注意力、记忆、计划和（或）解决问题等方面的障碍。这些疾病通常是由于中风、创伤性脑损伤或痴呆而发生的，但也可能是先天性的。

5. 吞咽障碍　指喂养和吞咽困难，可能在疾病、手术、中风或受伤后出现。

目前，我们国家只对言语残疾进行了分类，在《残疾人残疾分类和分级》国家标准（GB/T 26341—2010）中言语残疾指各种原因导致的不同程度的言语障碍，经治疗一年以上不愈或病程超过两年，而不能或难以进行正常的言语交流活动，以致影响其日常生活和社会参与。言语残疾包括失语、运动性构音障碍、器质性构音障碍、发声障碍、儿童言语发育迟滞、听力障碍所致的言语障碍、口吃等。言语残疾分级按各种言语残疾不同类型的口语表现和程度、脑和发音器官的结构、功能，活动和参与，环境和支持等因素分为四级，如表9-2所示。

表9-2　言语残疾分级情况

言语残疾分级	定义
一级	脑和（或）发音器官的结构、功能极重度损伤，无任何言语功能或语音清晰度小于或等于10%，言语表达能力等级测试未达到一级测试水平，在参与社会生活方面存在极严重障碍
二级	脑和（或）发音器官的结构、功能重度损伤，具有一定的发声及言语能力。语音清晰度11%～25%，言语表达能力等级测试未达到二级测试水平，在参与社会生活方面存在严重障碍
三级	脑和（或）发音器官的结构、功能中度损伤，可进行部分言语交流。语音清晰度26%～45%，言语表达能力等级测试未达到三级测试水平，在参与社会生活方面存在中度障碍
四级	脑和（或）发音器官的结构、功能轻度损伤，能进行简单会话，但用较长句表达困难。语音清晰度46%～65%，言语表达能力等级测试未达到四级测试水平，在参与社会生活方面存在轻度障碍

第二节　听力与言语康复学的形成与发展

一、听力与言语康复学在国外的发展

听力学最早起源于第二次世界大战以后，目的是帮助在战争中因噪声导致听力下降的军人。随着听力学的发展，听力学领域从帮助战争中听力下降的军人逐渐发展到解决临床中其他有听力问题的领域。美国听力学家卡哈特（Carhart）教授被称为听力学之父，他提出声音尤其是言语声包含了四个维度：声音的阈值、安静环境下的分辨能力、噪声下的分辨能力和对大声的耐受力。卡哈特教授提到的这四个方面目前仍然是我们评价患者听力障碍时最常用的四个方面，尤其是声音的阈值和安静环境下的分辨能力到现在仍然是临床中常规开展的检查项目。

听力学检查手段也在逐渐增多。刚开始医生只能凭借音叉和耳语声粗略地检查听力情况，后来声导抗、纯音测听仪、耳声发射、听觉脑干诱发电位、多频稳态等技术相继问世，目前已经能够准确测出每一个言语频率具体的听力阈值。20世纪中期，只能检测10岁以上患儿的听力水平，现在已经能检查刚出生的婴儿听力是否正常。以前，耳蜗和蜗后病变不能区别开，笼统地称为感音神经性听力损失，随着技术的发展和对蜗后病变的深入认识，通过耳声发射、言语分辨率、声镫骨肌反射、声衰减、耳蜗微音器电位、听觉脑干诱发电位等方法，已经能够在一定程度上区别耳蜗和蜗后病变，称为感音/神经性听力损失。对听觉系统病变的认识也逐渐从外周、脑干发展到听觉中枢。失匹配负波、P300 等中枢电生理检查的开展，对听觉中枢逐渐有了进一步认识和了解。

20 世纪 80～90 年代，随着助听器、人工耳蜗技术的出现，听力学领域从对听力问题的诊断扩展到对听力问题的干预。尤其是人工耳蜗技术的出现，让重度和极重度听力损失患儿能够重新回到有声世界。1972 年，第一个商品化的与 House 3M 型单导人工耳蜗相配套的言语处理器问世。从 1972 年到 20 世纪 80 年代中期共有 1000 多人植入了单导人工耳蜗。1984 年，多通道人工耳蜗问世，多通道人工耳蜗拥有更好的频谱感知和言语识别能力。听力学干预技术飞速发展的今天，除了助听器和人工耳蜗，人工听觉脑干植入（auditory brainstem implantation，ABI）近几十年也逐渐开始发展。人工听觉脑干植入是一种中枢听觉重建技术，通过直接在脑干蜗核处安置电极阵列刺激听觉神经组织产生听觉，因此不受耳蜗或蜗神经病变的限制。多通道 ABI 诞生至今近 30 年，其适应证已从最初的神经纤维瘤病 2 型（NF2）患者扩大到重度内耳和（或）蜗神经畸形的先天性耳聋患者等，手术年龄也从成人降到幼儿。

相比听力学，言语语言病理学的发展较早。在第一次世界大战中出现大量颅脑损伤的年轻人急需抢救和治疗，一些从事神经病学的医生开始对患者的语言障碍进行治疗。第二次世界大战后，出现了大量外伤性的失语症患者，神经科医生、心理学家和言语语言病理学家联合起来对言语障碍进行治疗，这些工作使言语障碍的研究得到快速发展。20 世纪六七十年代后，随着一些国家康复中心的大量建立，康复医学的发展更为迅速，言语治疗也日益受到医疗康复机构的重视，一些发达国家相继建立了言语治疗中心，培养言语治疗临床和研究专业人员。

1925 年，当时美国言语教师协会中的一些专业人士提倡以科学及系统的方式进行语音矫治，成立了美国言语矫治协会（the American Academy of Speech Correction），并于 1927 年更名为美国言语障碍研究协会（American Society for the Study of Disorders of Speech），"研究"（study）一词在协会名称中的出现突出了协会的科学目标。随着听力学的发展，1947 年该协会更名为美国言语听力协会（American Speech and Hearing Association）。随着语言学（linguistics），特别是临床语言学（clinical linguistics）的进一步发展，大家逐渐认识到与言语产生或听觉能力相比，语言功能在理解正常和无序沟通功能方面同等重要。于是，在 1978 年美国言语听力协会的名称中增加了语言，更名为"美国言语语言听力协会"（American Speech-Language-Hearing Association），该协会名称延续至今，但保留了 1947 年以来 ASHA 的缩写。自成立以来，ASHA 在言语语言病理学领域引领发展了近百年，致力于推动言语语言听力科学专业服务标准、职业认证的发展，培养言语语言治疗师和听力师，提供继续教育推动行业的持续发展。此外，ASHA 还拥有该领域的专业期刊，*American Journal of Audiology*（AJA），*American Journal of Speech-Language Pathology*（AJSLP），*Journal of Speech，Language and Hearing Research*（JSLHR），*Language，Speech，and Hearing Services in Schools*（LSHSS），一直引导着该领域的专业发展，推动听力学与言语语言病理学两大方向的科学研究。

二、听力与言语康复学在我国的发展

（一）听力学

耳科学医学老前辈们很早就致力于听力学的发展，如姜泗长院士、顾瑞教授、徐丽蓉教授等，为我国听力学的发展做了大量贡献。早在 20 世纪 20 年代，北京市耳鼻咽喉科研究所刘瑞华教授就将听力学引入国内。1964 年何永照教授主编的《听力学概论》一书出版，标志着我国听力学专著的问世。我国听力学的迅速发展开始于 20 世纪 90 年代，随着诊断听力学水平的发展，听力问题诊断后对听力问题的干预需求日渐突出。随着电子技术的发展，助听器技术的发展和人工耳蜗技术的问世，让听力问题的干预成为可能。尤其是人工耳蜗技术的发展，让重度和极重度的患儿能够重获听力，重新回归主流社会。人工耳蜗是最具划时代意义的人工听觉技术。我国人工耳蜗手术的开展始于 20 世纪 90 年代，1995 年国内完成第一例成人 22 通道人工耳蜗植入手术，1997 年成功实施首例儿童 22 通道人工耳蜗植入手术，之后人工耳蜗手术逐渐在我国普遍开展。

2009 年卫生部发布了《新生儿疾病筛查管理办法》，即卫生部令第 64 号令（以下简称 64 号令）。64 号令指出，全国新生儿疾病筛查病种包括先天性甲状腺功能减退症、苯丙酮尿症等新生儿遗传代谢病和听力障碍。从 2009 年 6 月 1 日起，听力筛查成为新生儿必须做的新生儿筛查三大疾病之一。64 号令的发布，极大推动了国内听力学的发展，培养了大批听力筛查工作人员。听力筛查未通过的婴儿需要进一步进行听力诊断，各地医疗机构随之建立了相应的听力诊断机构，对确诊为永久性听力损失的婴幼儿及时进行干预和康复，因此推动了各地听力障碍患儿的干预和康复工作。近 20 年是我国听力学事业高速发展的 20 年，我国卫生管理部门先后发布了《新生儿及婴幼儿早期听力检测及干预指南》《婴幼儿听力损失诊断与干预指南》《新生儿听力筛查技术规范》《人工耳蜗植入工作指南》。在这些指南的规范下，目前我国新生儿听力筛查、诊断、干预工作的标准与国际标准一致。

随着新生儿听力工作的不断完善，我国关于老年人的听力问题也逐渐引起重视。根据国家统计局 2021 年 5 月颁布的第七次全国人口普查公报（第五号），我国 65 岁及以上老年人有1.9 亿，占总人口的 13.5%。根据世界卫生组织报告，1/3 的 65 岁及以上老年人有听力障碍，据此推算，我国有 6300 万 65 岁及以上老年人存在听力问题。2019 年，我国防聋治聋技术指导组等颁布了《老年听力损失诊断与干预专家共识》，对老年听力问题提出了指导性框架意见。相较于新生儿的听力筛查、诊断、干预工作，我国老年人听力问题的筛查、诊断、干预还没有形成完整的体系。

（二）言语语言病理学

我国言语语言康复的发展在台湾地区和香港地区发展相对较早。台湾听力与语言治疗学专业至今有近 60 年历史，其第一阶段言语治疗专业人才的培养主要依靠国际支持及人员公费外出进修，如 1967 年 WHO 派出言语语言治疗师在台湾地区医院成立语言治疗门诊，并训练护理人员及耳鼻咽喉科医师成为台湾地区最早的言语治疗人员；第二阶段的人才培养主要依托培训班或学会代训制度，如台北荣民总医院分别在 1976 年、1977 年、1979 年开办了三期"临床听语专业训练班"，共对 100 名学员进行培训；第三阶段的人才培养开始了大学系所的正规教育，如 1994 年中山医学大学复健医学系设立听语治疗组，2000 年语言治疗与听力学系正式成立，自此台湾地区开始了正规听力与语言治疗学专业教育大学课程。目前台湾地区开设听力与语言治疗学专业的高校有近 10 所，部分开设本科课程，部分开设硕士课程。专业不断发展的同时也逐渐规范化，2008～2009 年，语言治疗师和听力师在台湾地区已经成为拥有专业执照的技术人员，是交流障碍领域不可缺少的专业型人才。当前台湾地区的人才培养采用双轨制，只有听力与语言治疗学专业课程毕业并完成实习者，才具备语言治疗师及听力师执照考试资格。

香港言语治疗的发展源于 1981 年言语治疗师协会（Hong Kong Association of Speech

Therapists）的成立。成立初期由 20 多位经过海外专业教育训练的言语语言治疗师组成，成立协会的初衷在于加强联系、分享信息，确保香港地区言语治疗的专业水平。1988 年，香港大学言语及听觉科学系率先设立了"言语及听觉科学"的理学学士学位（bachelor of science in speech and hearing sciences），五年制，开始了本地言语语言治疗师的培养，属东南亚首创，并在研究及治疗以粤语为母语人士的言语语言障碍领域取得了国际地位。2022 年，香港大学将该专业更名为"言语-语言病理学"（bachelor of science in speech-language pathology），致力于言语语言治疗师本科阶段的人才培养。随着言语治疗服务需求的日益增长以及对专业人才的需求，香港其他几所高校自 2015 年起相继开设了言语治疗相关的硕士课程，如香港理工大学人文学院开设了言语治疗硕士课程（master of speech therapy），香港教育大学教育及人类发展学院开设了教育言语-语言病理学及学习障碍硕士课程（master of science in educational speech-language pathology and learning disabilities），香港中文大学医学院耳鼻咽喉-头颈外科学系开设了言语语言病理学硕士课程（master of science in speech-language pathology）。这些高校言语治疗相关硕士课程的开设极大地推动了香港地区两文三语环境下本地言语治疗师的培养。

对比香港，内地言语治疗的发展略迟，主要始于 20 世纪 80 年代末。但是当时大学没有言语治疗专业，医院也没有言语治疗专业人员，为数极少的专业人员均以国外进修学习归来为主。早年言语治疗专业人员的培养主要依靠培训，比如自 1991 年起中国康复研究中心每年举办一期以言语治疗为主的全国言语听力康复培训班，截至 2014 年共举办了 23 期国家级继续教育培训班，4 期言语障碍专题研讨班，据统计参加学员达到 1300 余人。目前，内地大部分言语治疗从业人员依旧以康复治疗学专业、护理学专业或特殊教育学专业毕业相关人员为主体，通过不同形式培训、进修的方式进行培养。早年有部分职业技术学校培养专科层次的言语语言治疗师，仅有极少数高校设置听力与言语康复学专业并侧重言语治疗本科专业人才培养。长期以来，由于言语治疗专业教育归属于康复治疗的本科教育，部分高校有关言语治疗的专业课程大多数只设置了言语治疗学一门课程，与物理治疗和作业治疗相比，在康复治疗学下言语治疗专业教育存在学生专业性不强、实践能力较弱、毕业后对该专业工作的适应时间较长等问题。

经过二三十年的发展，目前我国在开展言语语言治疗方面也做了大量的工作，如研制了适合汉语人群使用的汉语标准失语症检查法、构音障碍评估法、语言发育迟缓评估法、言语失用评估等针对汉语言语障碍的评估方法。在言语障碍治疗的种类上，我国从最初的主要面向失语症、构音障碍及听力障碍的儿童康复，逐步扩展到儿童语言发育迟缓、口吃、言语失用等不同类型的言语语言障碍，医学界对言语语言治疗的认识也更加深入。在言语语言治疗师的专业范畴方面，也开始与国际接轨将吞咽障碍治疗纳入言语语言治疗的专业领域，并且开展了大量的实践工作。

（三）听力与言语康复学

在康复治疗学专业逐渐分化为物理治疗、作业治疗等亚专业方向的过程中，2012 年我国普通高等学校本科专业目录正式设置"听力与言语康复学"专业（理学，专业代码 101008T），归属医学技术类。这标志着教育部正式将听力学与言语语言病理学纳入高等院校本科目录特设专业，开始听力与言语康复学专业的本科人才培养。2018 年教育部发布《普通高等学校本科专业类教学质量国家标准》，其中包括听力与言语康复学教学质量国家标准。目前开设此专业方向本科教育的高校有 20 余所，如四川大学、上海交通大学、华东师范大学、重庆医科大学、浙江中医药大学、首都医科大学、昆明医学院、滨州医学院等，均为四年制本科教育，授予理学学士。但是，院校之间尚未建立统一的课程体系，围绕听力与言语康复学专业教学质量国家标准各高校根据各自的办学特色与师资力量构建相应的课程体系，可选择在第二到第四学年分流为听力学及言语语言病理学两个方向办学，或只选择某一个方向作为特色办学方向。

2019 年，首届中国言语语言康复高等教育论坛在华东师范大学召开，与会专家就如何构建中国言语语言康复人才培养的课程体系进行了探讨，探索一条适合中国言语治疗发展的道路。论坛上，专家们就听力与言语康复学专业理论课程和实践课程的设置达成共识，即核心理论课程包括 3 门言语类核心课程：言语科学基础、言语治疗学、吞咽治疗学；3 门语言类核心课程：语言发展、儿童语言康复学、成人语言康复学；3 门听力类核心课程：听觉科学基础、诊断听力学、康复听力学；选修课由各高校根据自己的需求和特色自主选择和开设。同时，结合国际经验与本土实际，与会专家明确了中国言语语言治疗师从业的基本要求：①基本学历要求：本科及以上学历，以及相关专业的专科学历（包括言语听觉康复技术、特殊教育言语听觉康复方向）；②基本知识要求：完成修读上述 9 门核心理论课程和实践课程，掌握言语产生、言语流畅性、语言、认知、嗓音、共鸣、听力、喂养及吞咽等障碍评估和干预的相关知识；③基本技能要求：掌握筛查与预防保健、评估、治疗、家庭咨询与指导、科普教育及相关科学研究等技能。

就现阶段而言，我国听力康复与言语语言治疗从业人员严重不足，专业的发展和人才的培养尚处于起步阶段。虽然听力师与言语语言治疗师在我国境内仍未有成熟的职业认证体系，但是毋庸置疑，听力与言语康复学专业本科教育是我国听力师与言语语言治疗师专业人才培养的重要途径。过去十几年，开设听力与言语康复学专业的高校先后培养了一批批接受过系统化正规教育的听力学人才与言语语言病理学人才，有些继续攻读硕士、博士，极大地推动了我国听力学与言语语言病理学的发展。

第三节 听力与言语康复学专业的人才培养

一、培养目标

为推动我国听力与言语康复学专业教育的规范化、标准化建设，加快与国际接轨的进程，切实提高听力与言语康复学专业人才培养质量，《普通高等学校本科专业类教学质量国家标准》（简称"国标"）中对医学技术类听力与言语康复学专业人才培养的知识目标和技能目标提出了相应要求。"国标"明确了听力与言语康复学专业的内涵、学科基础和人才培养方向，有助于指导各高校培养符合我国国情、能够助力健康中国建设的听力康复与言语语言治疗从业人员，使其肩负起专业的社会责任，能够适应我国及全球对健康事业发展的需求。其中专业的知识目标和技能目标如下。

（一）知识目标

1. 掌握马克思主义、毛泽东思想和中国特色社会主义理论体系的基本原理。具有人文科学和自然科学基础理论知识，具有体育和军事的基本知识。

2. 掌握与听力和言语康复学相关的医学、生物学、行为学、社会学、心理学、研究方法学、临床科学等方面的基础知识，并能与平时的治疗工作相结合。

3. 具备听力与言语康复治疗师应有的基础知识，了解听力与言语康复治疗的范畴。熟练掌握听力学、语言病理学、音韵学、认知科学等相关专业的知识。

4. 熟练掌握听力与言语语言康复的检查、评估与治疗的原则与方法，并能灵活地、综合地应用于实践中。

5. 掌握治疗关系的特征与沟通技巧方面的知识，懂得如何以服务对象为中心以及如何与服务对象建立信任关系。

6. 理解团队工作的重要性以及专业团队成员的角色，了解康复医学、物理治疗、作业治疗、辅助器具和社区康复的基本知识，以及同听力与言语康复治疗之间相互配合的关系，懂得如何建立有效的工作关系。

7. 了解自身的专业能力及局限，懂得如何去寻找并收集理论知识与研究结果及如何做出判断，知道何时寻求包括耳鼻咽喉-头颈外科学、儿科学、神经科学等专业人士的咨询意见，知道如何获得其他专业人士的支持，开展多学科合作。

8. 能够应用ICF的构架建立对服务对象的整体健康观念，并提供以康复为核心的医疗服务。

（二）技能目标

1. 能够遵循以患者为中心的治疗原则，在建立有效沟通的前提下，尊重由于个体差异、文化信仰、习俗的不同给服务对象的听力与言语康复所带来的影响，倡导结合患者兴趣、患者本人或家属的意愿确定治疗方案，帮助患者重返家庭、重返社会。

2. 掌握听力与言语语言康复的程序，对患者热情、有耐心。能够对患者进行整体的相关评估，制订相应的治疗方案，并能够在治疗过程中根据患者的情况及时调整治疗方案。

3. 具有较强的临床推理能力，发展独立批判性分析能力、解决问题能力，以及有效运用人际关系提高治疗过程效率，减少和病患、同事之间的误解和矛盾的能力。

4. 能为毕业后工作单位提供业务的组织和计划、管理和质量监控方面的服务。能够参加并组织团队会议，具有良好的医疗文书和电子文档记录和表达能力。

5. 具备利用各种信息资源和信息技术进行自主学习与研究的能力。培养循证听力学与语言治疗学的能力、终身学习的能力和自我发展的正确态度。

6. 具有与患者及其家属进行有效沟通与交流的能力。

7. 具有与医生、护士及其他医疗卫生从业人员交流的能力。

8. 具有利用至少1门外语进行交流和应用的能力，具有计算机应用能力。

9. 具有科学锻炼身体的基本技能，达到国家规定的大学生体育、军事和心理健康合格标准，具备健全的心理和健康体魄。

二、国外听语人才培养模式

听力学和言语语言病理学在国外的发展历史较久，其学历教育已具备较为完善的体系，分为学士、硕士、博士教育三个层次，但是不同国家之间的听力学教育和言语语言病理学教育人才培养模式依然有所不同。听力学以培养听力学硕士为主，再向听力学博士方向发展，大致可以分成两种模式，北美模式和欧洲模式。北美模式以美国为代表，美国从2008年开始停止招收听力学本科生和听力学硕士生，并且开始招收四年制的听力学专业博士（doctor of audiology，Au.D）。从2012年开始，在美国申请听力学临床执业资格证书需要获得听力学博士学位，并且获得学位的学院要求是听力学与言语语言病理学学术认证委员会（The Council on Academic Accreditation in Audiology and Speech Language Pathology）认可的学院。其中包括必修课和 1820 个小时的临床实习，带教老师必须有 ASHA 颁发的听力学临床执业资格证书，需要掌握临床技能、预防/诊断、评估、康复、宣传/咨询和教育/研究/管理技能。申请人还必须通过 ASHA 制定的国家听力学执照考试，执照每 3 年认证 1 次。

美国言语语言治疗人才培养在本科阶段主要为沟通科学与障碍（communication science and disorder）专业，硕士阶段为言语语言病理学专业。据统计目前全美有超过 300 个受认可的言语语言病理学学系，其中 266 所大学提供临床训练的硕士学位，76 所提供学术研究训练的博士学位。沟通科学与障碍本科专业的学生通常需要修读该领域的共同课程，主要包括言语科学、听力科学、言语听觉和语言的神经基础、语音声学和感知、儿童和青少年语言发展等基础课程，以及提供与交流障碍相关的疾病分类、原因和本质等基本信息的专业课程，如语音发展与障碍、嗓音和流畅性障碍、言语语言和听力障碍的神经基础、听力康复、儿童语言障碍、评估和干预等。有些课程还有临床前观察（preclinical observation），即通过临床观察让学生了解临床过程，但不直接参与诊断或治疗交流障碍。在美国要想成为言语语言治疗师需要完成 ASHA 认定的专业课程、获得相关硕士学位、完成临床实习以及通过国家考试。实际上，在美国本科毕业生由于学程无法满足取得美国言语语言治疗师执照条件，毕业后虽有机会成为言语语言治疗师助理，但不能独立提供言语语言病理诊断或治疗服务。硕士阶段的一个关键训练是诊断和治疗言语语言障碍，根据 ASHA 标准，学生在硕士课程结束时将获得 400 小时的直接临床经验。而且硕士毕业生仍需完成 1260 小时言语语言病理学专业临床实习（clinical fellowship），实习合格且通过国家言语语言病理学测验（the praxis exam），正式取得言语语言治疗师执照后才可以开始独立工作提供治疗服务。听力和言语语言病理学临床认证委员会（Council for Clinical Certification in Audiology and Speech Language Pathology，CFCC）要求所有的申请者必须通过相应的临床能力测验。此外，美国许多州对言语语言治疗师资格有效期有一定规定，多为 3 年，有效期后需重新进行评审考核，且有效期内需完成一定的继续教育学时数。

欧洲和澳大利亚的教育模式和北美不同。以英国为例，英国的听力学教育拥有完整的教育体系，即听力学本科、硕士、博士，英国听力学学会注册的要求是获得听力学本科。澳大利亚的听力学也很发达，和美国不同，澳大利亚有听力学硕士教育。听力学就业需获得听力学硕士并完成规定时间的实习，实习必须由一名具有听力学执照的听力学家带教，完成后才能在听力学学会注册执业。英国的言语语言病理学有本科和硕士课程，年制在不同大学间存在差异，通常本科 3 年或 4 年，硕士 2 年。在英国，所有言语语言治疗师须完成英国皇家言语语言治疗师学院（Royal College of Speech and Language Therapists，RCSLT）认证课程，并且在英国卫生专业委员会（Health and Care Professions Council）进行注册。RCSLT 是英国言语语言治疗师的专业组织，制定专业标准，引领行业发展，同时推动言语治疗相关的研究和培训工作，为公众及协会会员提供言语治疗方面的信息。

如上所述，听力师和言语语言治疗师职业准入标准在各国间各不相同，故其教育水平也各不相同。听力师在美国从业现今需要博士学位，澳大利亚、加拿大等需要硕士学位，英国要求学士学位。但是，对于听力师从业的要求有明确的共识，一个合格的听力师应具备以下几点：与人交流的能力，解决问题的能力，科学教育背景，团队合作能力，良好的临床技能，处理特殊病人、老人和小孩病例的能力等。言语语言治疗师诊断和治疗各种言语语言问题，这些临床活动包括对语言发育迟缓或儿童早期口吃的干预，诊断和治疗嗓音问题，或者为腭裂儿童提供言语康复服务等，其职业准入标准在各国间虽存在差异，但是往往都设有与

ASHA 类似的临床培训计划以及言语语言治疗师协会来统筹执业认证或资格考试，从而规范从业人员的资质，提升行业的服务标准。

三、我国听语人才培养模式

我国听力学本科教育模式主要有两种，一种是医学模式，另一种是理学模式。医学模式下学生来自临床医学专业，在学习临床医学的同时学习听力学专业知识，培养目标是听力学医师，五年制本科毕业生可获得医学学士学位，通过执业医师资格考试取得医师资格，具有处方权和手术权。这种医学模式和国外教育模式不同，国外听力学没有医学模式，听力学专业的毕业生不具有行医资质。因此，涉及需要医学处理的疾病需要转介到耳鼻喉医生。国内听力学研究生教育起源于 1996 年首都医科大学附属同仁医院联合澳大利亚国家听力学中心成立的"中澳听力学教育项目"以及 2000 年四川大学和加拿大达尔豪斯大学联合成立的"中加联合培养听力学硕士教育项目"，至此国内听力学人才培养逐渐走上了正规化道路。

理学模式下学生来自医学技术类，教学上侧重于听觉科学、电声学的教育，实践操作上注重听力学检测、助听器验配等专业知识技能，对基础医学、耳病诊断学、医患沟通等也有涉及。该模式主要特点是培养具有听力保健、听力学检测和助听器验配、听力言语康复等知识技能的听力师，无须长时间的基础医学理论知识学习，毕业时获得理学学位，不具有医师资格。2001 年浙江中医药大学创办了听力与言语康复学专业，是我国境内最早开设的听力学高等教育本科专业，2004 年华东师范大学开设言语听觉科学本科专业，但归属于教育学。之后上海中医药大学、中山大学新华学院、昆明医科大学等相继成立了听力与言语康复学专业。四川大学华西临床医学院自 2015 年开始招收康复治疗学（听力与言语康复方向）本科生，是医学技术类中最早开设此专业的双一流高校。

第四节 听力与言语康复学的职业定位及工作内容

一、听力师及其工作内容

2015 年"听力师"被人力资源和社会保障部纳入《中华人民共和国职业分类大典》，成为正式的国家职业。2022 年刚颁布的《中华人民共和国职业分类大典》仍然保留了"听力师"这一职业类别，指从事听觉功能检测、评估、补偿、保护的工程技术人员。听力师的主要工作内容包括：

1. 检查、测试听觉功能，获取听觉功能检测图和数据。

2. 评估、分析听觉功能状况，出具听觉功能评估报告。

3. 制订听觉功能康复方案。

4. 使用人工耳蜗、助听器等辅助产品补偿听觉功能。

5. 进行噪声环境下人员听觉功能保护方案设计和咨询。

6. 分析、处理听觉功能障碍引起的眩晕、失眠问题。

综上，听力师的服务对象为从刚出生的婴儿到老年人，覆盖了每一个人的全生命周期。听力师工作内容涵盖了听力问题的诊断、评估、干预和康复以及听力保护、前庭功能等，其主要工作场所为医疗机构，如图 9-1 和图 9-2 所示。

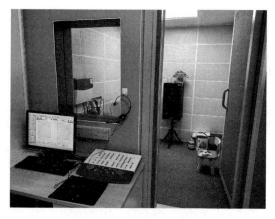

图9-1　听力测试隔声室

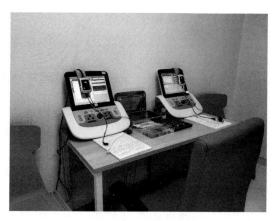

图9-2　听力检查室

二、助听器验配师及其工作内容

2007年"助听器验配师"首次进入《中华人民共和国职业分类大典》，是听力学行业第一个正式进入职业分类大典的职业。2008年国家出台了《助听器验配师国家职业标准》。根据《中华人民共和国职业分类大典》（2022年版），助听器验配师指运用康复辅助技术和知识，为残疾人、老年人、伤病人等功能障碍者提供辅助技术转介、评估、方案设计、应用指导等咨询服务的人员。助听器验配师的工作内容包括：

1. 评估医师诊断确认临床治疗无效的听障者听功能，并建立档案。

2. 解释听力检查结果，分析听障者听力障碍状况和需求。

3. 向听障者及家属介绍助听器的种类、性能、使用环境和价位等。

4. 根据听力障碍状况和听障者的具体需求，制订听力放大方案。

5. 进行功能障碍者辅助技术产品保养维修、一般康复指导、随访等服务。

6. 调试助听器，评估助听效果。

7. 进行听力康复指导。

8. 进行跟踪随访和评估。

从助听器验配师的工作内容可以看出，助听器验配师要和听障患者充分沟通，根据患者的需求制订听力放大方案，并评估助听后的效果，以及给予康复指导和随访评估。

三、言语语言治疗师及其工作内容

根据ASHA的定义，"言语语言治疗师"可在各种环境中工作，如医院、私人医疗机构、学校、康复中心、疗养院等。其工作内容包括合作医疗、咨询、预防和保健、筛查、评估、治疗、诊疗工具与技术研发，以及服务民众及医疗系统，具体如下：

1. 合作医疗　与其他相关专业人员、患者及其家属共同营造合作性工作氛围，通过团队成员间的沟通和共同决策增强疗效、改善患者的功能性障碍。

2. 咨询　为咨询者提供相关知识、专业指导与情感支持，在咨询过程中帮助咨询者解决因患病或与患者相处所引发的消极情绪和不良感受。

3. 预防和保健　其目标是减少新障碍或新疾病的发生，言语语言治疗师主要面向在沟通、听力、喂养、吞咽等方面的易感人群和高风险个人，在疾病早期阶段予以诊断以及降低言语语言或吞咽障碍对患者已有障碍或疾病的影响。

4. 筛查　能够筛查潜在的沟通、听力、喂养及吞咽障碍，设计并实施有效的筛查项目并介绍患者接受相关服务，使患者日后的诊疗更加省时、更加经济。

5. 评估　沟通、言语语言以及吞咽障碍会伴随个体的发育逐渐出现，有些障碍会伴随某种病症共同出现，有些障碍会在没有明确病因的情况下独立存在。言语语言治疗师应能够对患者的沟通及吞咽障碍做出评估。

6. 治疗　言语语言治疗的目的是改善个体的沟通和吞咽能力，进而提高生活质量。言语语言治疗师针对患者在沟通、吞咽等方面的症状或相关的功能性障碍设计并实施治疗方案，进而建立新技能或恢复受损功能，达到改善患者整体功能的最终目的。

7. 诊疗工具与技术研发　言语语言治疗师运用先进的工具及技术手段为存在沟通、喂养及吞咽等相关障碍的人群进行评估与治疗的同时也参与研发，将专业知识运用于先进的工具及技术生产上，以进一步提高言语治疗水平。

8. 服务民众及医疗系统　言语语言治疗师负责管理并提高整体人群的沟通、吞咽健康水平和普及程度，改善患者的治疗体验。

综上，言语语言治疗师为其工作范畴内有各种言语、语言和吞咽障碍的患者提供服务，跟听力康复一样，其服务对象贯穿一个人生命的全周期，在改善服务质量和提升服务有效性方面也起到重要作用。虽然《中华人民共和国职业分类大典》（2022 年版）尚未有言语语言治疗师这一职业类别，但在职业分类中实际归属于"康复技师"，相关工作内容也统一划到了康复技师的职业范围，即运用物理治疗、作业治疗、言语治疗等手段或方法，从事康复对象治疗和训练的技术人员，属于医疗卫生技术人员。随着学科发展以及职业的精细化，未来康复技师将进一步区分物理治疗师、作业治疗师和言语语言治疗师，且彼此间相互合作为患者提供康复服务。实际上，在近些年的招聘信息中用人单位在招聘从事言语治疗工作的工作人员时已逐渐使用"言语语言治疗师"。

2021 年中国残疾人康复协会发布了《语言障碍康复人员专业技能要求与评价》，该团体标准中提出语言障碍康复人员（speech and language pathologist）指直接面向语言障碍患者，从事语言障碍筛查、评估、诊断、康复、治疗、教育、训练和咨询工作的人员。语言障碍康复人员需具备相应专业技能：

1. 处理成年人语言障碍的相关能力　包括获得性言语失用症、吞咽困难/障碍、成人听力筛查、失语症、痴呆症、构音障碍、成人助听器。

2. 处理儿童相关障碍的能力　包括孤独症谱系障碍、儿童言语失用症、儿童言语流畅性障碍、唇腭裂、儿童人工耳蜗植入及助听器、听力损伤-幼儿后期、智力障碍、语言发育迟缓、新生儿听力筛查、儿童永久性听力损失、小儿吞咽困难、学龄期儿童社交沟通障碍、语音障碍-构音和音系障碍。

3. 处理其他障碍的能力　包括口语障碍、书面语障碍和嗓音障碍。

根据技能等级以及相应的申报条件，符合条件的申报者还可申报初级语言康复师、中级语言康复师或高级语言康复师。

四、其他相关就业岗位

除了助听器验配师，听觉口语师也正式纳入《中华人民共和国职业分类大典》（2022 年版），两者均归属于康复矫正服务人员。听觉口语师指在康复、医疗或教育机构中，从事听障群体听觉和口语康复、评估及训练，并为其家庭提供康复指导服务的人员。2022年中国残疾人康复协会发布了《听觉口语师职业技能要求》团体标准，标准中明确定义听觉口语师是个别化康复技师中的一种，特指掌握听觉口语法知识和技能，严格遵循听觉口语法原则，对听力残疾儿童及其家庭实施个别化评估并提供康复服务专业技术的人员。听觉口语师的主要工作任务包括：

1. 使用标准化测量工具或非标准化评估方法，进行听力残疾儿童及青少年听觉、语言能力与水平评价及心理测评。

2. 制订和调整个性化康复训练计划。

3. 运用听觉口语法等技术，对听力残疾儿童及青少年实施听觉、语言、言语、认知和沟通等康复训练。

4. 指导和培训家长掌握日常听能管理和家庭康复知识与技能。

5. 使用助听设备保养及监听工具，监控助听设备工作状况。

6. 维护并保管康复服务的档案资料。

7. 为听力残疾儿童及青少年所在普通教育机构人员提供技术支持。

从上述岗位要求和工作任务可见听觉口语师主要服务于听障群体，特别是听障儿童，属于言语语言治疗服务的群体之一。除此以外，还有不少听力与言语康复专业毕业生从事耳鼻喉技师。

第五节　听力与言语康复学的学科前景

一、听力学的学科前景

随着新生儿听力筛查项目的普遍开展、现代生活接触越来越多的噪声、人口老龄化出现庞大的老年性听力损失人群，听力学正越来越受到重视。从2009年6月1日《新生儿疾病筛查管理办法》（卫生部令第64号令）的实施，2007年助听器验配师首次进入《中华人民共和国职业分类大典》，到2015年听力师进入《中华人民共和国职业分类大典》。从2000年左右到现在，是我国听力学进入高速发展的20年，从刚出生的婴儿，到噪声导致听力损失的中青年、经历老年性听力损失的老年人，不同年龄阶段对听力学都提出了需求。2021年世界卫生组织发布的听力报告中提出了全生命周期护耳的概念。

第二次全国残疾人抽样调查数据显示，老年性聋占我国听力残疾致残原因的首位（51.61%），根据第七次《全国人口普查公报》（第五号），我国65岁及以上人口有1.9亿，占全国人口的13.5%，老年性聋的防控是未来听力学发展的方向和重点。目前老年性聋的防控还有很多工作需要开展。老年人的听力筛查工作、老年性聋的干预、随访这些都还没有形成共识和框架。很多老年人对老年性聋的危害没有足够的认知，听力学工作者的科普宣传也需要进一步加强。

随着现代娱乐设备的增加，年轻人面临噪声性听力损失的风险越来越大。噪声性听力损失目前成为仅次于老年性听力损失的第二大听力损失原因。目前很多年轻人还没有意识到噪声性听力损失的危害，听力学工作者还需要做大量的科普宣传，让大家保护听力，远离噪声。

可见，听力学服务的人群广泛，从刚出生的婴儿到老年人都需要全生命周期的护耳。相对于广大的服务对象，听力学专业人才目前还很匮乏。目前已有20多家院校开展了听力与言语康复专业本科教育。教育部也将"听力与言语康复学专业"纳入《普通高等学校本科专业目录》。但目前的专业人才培养规模比较小，难以满足需求。根据《中国听力健康报告》（2021年），我国目前的从业人员约有 1 万人，我国听力障碍人群总数超过 2 亿，我国听力学专业人员和听力障碍人数的比值约为 1∶20 000，而发达国家听力学人员的配备标准是每 3000 名听障患者配备 1 名听力学专业人士，因此我国目前的听力学专业人员远远不能达到服务听障患者数量的要求。听力学从业人员少也限制了听力学的发展，目前听力师还没有职业资格认定。但老年性听力损失人群的逐渐增多，大众对噪声性听力损失认识的提高，新生儿听力筛查工作的持续开展，对听力学人才的需求会越来越多。

新技术的发展和进步也推动了听力学新技术的不断发展和更新。助听器技术和人工耳蜗技术的更新进步，给听障患者带来更好的聆听体验。随着基因技术的发展，遗传听力学也随之不断进步与发展，2005 年开启新一代测序技术，"千人基因组计划""万人基因组计划""十万人基因组计划"相继启动，基因组测序的时间和成本大大降低，基因测序技术已在临床广泛开展。几种常见的耳聋基因已经在新生儿中开展筛查，科学家们也在不断尝试用基因治疗耳聋。通过基因治疗耳聋也是未来听力学发展的方向。

从以上听力学服务的人群、技术的发展我们可以看出，听力学是一门新兴的、充满朝气的交叉性学科。但在人才培养、职业资格认定等方面随着学科的发展还需要逐渐完善，从而进一步促进学科的发展。

二、言语语言病理学的学科前景

言语语言病理学是一门跨医学、遗传学、生理学、解剖学、听力学、神经科学、认知科学、心理学、语言学等众多学科领域的交叉学科。国际上创立之初只关注言语障碍的言语病理学到现在有近百年历史，而着眼于语言障碍的语言病理学研究却只有短短几十年。言语语言病理学在我国近二三十年才开始起步，但近年来日益受到重视，无论是基于脑神经的基础研究还是基于临床干预的应用研究都有待进一步探索和实践，比如汉语语音障碍的诊断和治疗方案的制订，符合我国历史文化以及汉语使用特点的语用障碍诊断和干预。由于语言符号和文化背景不同，汉语失语症的评估与诊断、汉语儿童语言障碍诊断的标准化测试、基于动态评估的临床干预训练模式等都有待深入研究和开发。

言语语言治疗师是评估、预防、诊断和治疗各年龄层人群的言语、语言、社交、认知沟通和吞咽障碍的专业人士。其服务对象包括听障患者、自闭症患者、发展性语言障碍儿童、口吃患者、失语症患者、语音障碍患者、吞咽障碍患者、认知障碍患者、嗓音障碍患者等，贯穿一个人生命的全周期，在推动健康中国建设、提高人民生活质量方面起着重要的作用。其职业特点也决定了言语语言治疗师须立足全人群和全生命两个着力点，提供公平可及、系统连续的健康服务，使全民享有所需要的、有质量的、可负担的预防、治疗、康复、健康促进等健康服务。但是，目前我国言语语言治疗师在数量和质量上远不能满足全生命周期的言语语言障碍患者需求。依据国际上各类言语语言障碍的流行病学发生率统计，目前儿童发展性语言障碍（developmental language disorder，DLD）发生率 8% 左右，以此估计中国约有上亿人口存在不同类型、不同程度的言语语言障碍。同时，随着社会的发展以及我国人口老龄化的加剧，老年群体的言语、语言、社交、认知沟通障碍问题日益突显，言语语言治疗师在老年人康复服务中与康复治疗师、作业治疗师一样起着重要的作用。国际上对言语语言治疗师的需求量标准是每 10 万人口配备 20 名，根据我国第七次人口普查数据估算，我国需要 28 万名专业言语语言治疗师，而目前我国从事言语语言治疗的专业人员远不能满足社会需求。

因此，增加言语语言治疗专业人才培养供给，对健全完善我国康复医疗服务体系、提高康复医疗服务能力发挥着非常重要的作用。

言语语言病理学是一门年轻的学科，在我国起步较晚，目前境内仍然缺乏言语语言治疗师执业认证体系。言语语言的相关从业人员与物理治疗和作业治疗从业人员一样考取"康复治疗师"资格证。但是，随着物理治疗、作业治疗、言语语言治疗各亚专业学科的发展，单独的执业认证体系的构建是言语语言治疗师专业化、规范化发展的必经之路。由于不同语言在语言的形式（语音、形态、句法）、内容和使用各层面具有自身的特点，这些特点有可能引发病理人群的特殊表现，因此我国言语语言治疗师的培养体系还需结合汉语的实际情况，从而培养符合我国国情、适合社会需求的专业化人才，言语语言治疗师的执业认证体系建设也任重而道远。此外，作为一门新兴学科，言语语言病理学的发展还依赖理论语言学、临床语言学、神经语言学以及认知科学等方向的深入发展和学科间的交叉融合，学术上无论是在基础研究领域还是干预方法、干预技术的探索都还有待创新和突破。因此，进一步培养高层次人才，优化人才队伍建设，培养专业发展所需的师资力量和科研力量，促进专业的良性持续发展也是学科发展的重要任务。

（孟照莉　李　群　冀　飞）

第十章 呼吸治疗学

第一节 呼吸治疗学的定义和学科定位

一、呼吸治疗学的定义

呼吸治疗学是一门以心肺生理学、病理生理学、生物医学工程学等为基础，融合呼吸与危重症医学、麻醉学等多学科知识，以培养评估、治疗和预防心肺系统急性或慢性功能障碍专业人才为目标的学科。呼吸治疗师（respiratory therapist，RT）是从事呼吸治疗工作的医疗专业技术人员，其主要职责是在医生的指导下，运用专业知识和技术为心肺功能不全的患者提供心肺功能评估、诊治、管理以及心肺疾病预防和健康指导。呼吸治疗（respiratory therapy，respiratory care）涉及疾病的预防、评价、治疗、管理、控制和照顾等多个环节，但不同国家和地区的执业范畴并不完全一致。我国呼吸治疗学在大学教育和临床实践中还结合了危重症医学和重症监护，因而范畴更广。

二、呼吸治疗学的学科定位

呼吸治疗学专业属于医学技术类，本科院校的毕业生被授予理学学士学位。呼吸治疗学是现代医学发展的产物，是在国内医疗发展的大背景，随着各类诊疗设备兴起和普及，在满足临床需求、患者需求、人群健康照护需求和呼吸治疗相关仪器的不断发展的基础上，培养呼吸治疗专业人员，在院内充当临床医师的"助理"角色。呼吸治疗师主要在医生的书面或口头医嘱的授权下，使用各类技术以及相关设备对患者进行监测、评估和治疗。在使用呼吸机等设备开展监测和治疗时，呼吸治疗师需要深入了解患者的病情，除了精通呼吸治疗相关的各治疗手段外，对危重症患者的监护和治疗也有很丰富的知识储备和临床经验，涉及医学、生物医学工程学、物理学、材料学等多学科交叉和融合。具有很强的学科交叉性。

呼吸治疗学主要涉及呼吸支持（respiratory support）技术、人工气道管理、气道廓清技术（airway clearance therapy）、湿化疗法（humidification therapy）、雾化疗法（aerosolized therapy）、肺功能评估、睡眠疾病诊断（diagnostics for sleep disorder）和治疗、肺康复（pulmonary rehabilitation）、家庭呼吸治疗和健康教育等多个领域，主要在 ICU、呼吸内镜中心、睡眠监测室、肺康复中心等进行相关疾病的评估和治疗。呼吸治疗专业人员主要负责执行医嘱、完成临床操作，评估患者病情，辅助临床医师进行治疗方案的制订和实施，以及开展呼吸治疗相关的基础医学和临床研究。

第二节 呼吸治疗学的发展历史和现状

一、国外呼吸治疗学的发展历史和现状

呼吸治疗学起源于美国。第一批呼吸治疗师是 20 世纪 40 年代的氧气技术人员。随着正压呼吸机和气溶胶吸入技术的发展，至 20 世纪 60 年代，呼吸治疗师可以提供各类氧气吸入

治疗、间歇正压呼吸、气溶胶药物吸入治疗，此时的呼吸治疗师一般被称为吸入治疗师。20世纪60年代以后，正压呼吸机迅速发展，呼吸治疗师开始负责动脉血气的采集和肺功能测定。1974年，呼吸治疗师这一称呼正式确定，并被定义为"主要关注心肺系统缺陷和异常患者的评估、诊断测试、治疗、教育和照护的联合卫生专业人员"。随着各类疾病管理手段和医疗技术的成熟，北美呼吸治疗师的执业范畴目前已包括各类氧气疗法、气溶胶药物吸入治疗、机械通气、气道管理、支气管卫生疗法、肺功能测定和睡眠监测等，执业点已覆盖医院、诊所、康复中心、社区和家庭等各级医疗机构。

呼吸治疗领域的第一个专业协会为1947年成立于芝加哥的吸入治疗协会（Inhalation Therapy Association，ITA），其目的在于提升专业技术，促进与临床医师的合作。ITA的成立标志着呼吸治疗学科的建立。经数十年的变革，最终在1982年成为美国呼吸治疗协会（American Association for Respiratory Care，AARC）。目前AARC与全美州级呼吸治疗协会和国际的类似呼吸治疗组织都有正式联系，其宗旨是鼓励和提高卓越的专业技术进步，推动呼吸治疗学科和技术的提高，并成为患者及其家属、公众、呼吸治疗行业、呼吸治疗师健康活动的倡导者。为贯彻这一宗旨，AARC赞助了一系列持续教育活动，如国际学术会议、研讨会、公众健康活动，AARC还创办了呼吸治疗专业网站（www.aarc.org）。

1956年，美国《呼吸治疗》（*Respiratory Care*，RC）杂志的前身《吸入治疗》（*Inhalation Therapy*，IT）杂志正式创刊。《呼吸治疗》杂志主要发表与呼吸治疗专业相关的临床研究、综述、教学、呼吸治疗临床操作指南等文章，是呼吸治疗专业的基础杂志。同年，美国呼吸治疗国家委员会（National Board for Respiratory Care，NBRC）成立，标志着呼吸治疗职业体制的形成。1970年，美国呼吸治疗教育鉴定委员会（Joint Review Committee for Respiratory Therapy Education，JRCRTE）成立，呼吸治疗教育体制正式形成。

加拿大是全球第二个出现呼吸治疗师的国家，1964年加拿大就已成立呼吸治疗师协会（Canadian Society of Respiratory Therapists，CSRT）。亚洲最早开设呼吸治疗高等教育的国家是菲律宾。1978年菲律宾建立呼吸治疗科，至2008年，菲律宾已经有24所学校设置了呼吸治疗系。21世纪以来，拉丁美洲和中东地区也逐渐引入呼吸治疗教育。

二、我国呼吸治疗学的发展历史和现状

我国最早开展呼吸治疗工作的是台湾地区。20世纪60年代台湾开始建立加护病房，各医院的加护病房仿照国外模式自主进行科室管理，自主选拔和培训医疗人员（以护理人员为主）从事呼吸治疗工作。1973年，台湾地区的各大医院开始建立呼吸治疗科。1989年，台湾呼吸照护学会成立（2004年更名为台湾呼吸治疗学会）。1994年，因各医院间加护病房没有统一标准，台湾建立单独的小组进行加护病房的评审和制度制定，使各医院加护病房走向正规化管理。台湾呼吸照护学会在这个趋势下举办为期半年的培训班，培养医务人员从事呼吸治疗工作。至2002年，已通过这种培训班培训了900多位呼吸治疗师。2002年，台湾地区通过呼吸治疗相关的政策，规定高等学院负责培养呼吸治疗师。毕业的学生必须通过"专门职业及技术人员高等考试呼吸治疗师考试"，方可取得呼吸治疗师执照以执行相关医疗业务，还规定台湾呼吸治疗学会专职负责呼吸治疗师的继续教育。

目前台湾地区有5所专科学校/大学的7个系/医学研究所提供呼吸治疗高等教育，包括台湾长庚大学呼吸治疗学系和临床医学研究所、台北医学大学呼吸治疗学系、高雄医学大学呼吸治疗学系和医学研究所、长庚科技大学呼吸照护系和辅仁大学呼吸治疗学系。高等教育分

为四年制大学教育、二年制在职专班、二年制日间学制班三种学制，授课内容包含基础医学、基本呼吸治疗学、呼吸治疗设备学、机械通气原理、心肺疾病、重症呼吸治疗学、小儿呼吸治疗学、胸部影像学、心肺监测学等，毕业生授予理学副学士（associate of science，AS）、理学学士（bachelor of science，BS）两种学位。在研究生教育方面，医学研究所硕士班和博士班的毕业生则颁发理学硕士（master of science，MS）、哲学博士（doctor of philosophy，Ph.D）学位。

1996 年，报经教育部、卫生部备案批准，华西医科大学（现四川大学华西医学中心）率先开设本科层次医学技术专业教育，由梁宗安教授负责筹备设立了呼吸治疗专业方向，成为中国境内建立的第一个呼吸治疗本科专业。该专业 1997 年开始招生，学制为五年，毕业授予医学学士学位，平均每届招生 15～25 人，2000 年改为四年制，毕业授予理学学士学位。四川大学于 2020 年成立医学技术学院，呼吸治疗作为二级学科招收学生。2015 年，四川大学华西医院建立呼吸治疗的硕士点和博士点，开展硕士和博士培养工作。目前四川大学、北京大学、中山大学、上海交通大学都已开始招收呼吸治疗研究生。为了适应人才培养的需求，教育部最新一轮学科目录修订（2022 版）增设了呼吸治疗专业学位硕士研究生。

除四川大学外，开设呼吸治疗本科高等教育的还有广州中山大学新华学院和浙江大学城市学院（特色班）。在专科高等教育方面，西安医学院于 2009 年、郑州铁路职业技术学院于 2010 年相继开展三年制专科层次的呼吸治疗技术专业。此后，上海震旦职业学院和广东江门中医药职业学院也开始招收呼吸治疗专科生。目前中国境内呼吸治疗高等教育毕业生约 1000 人，大部分就职于三甲医院的重症监护室、呼吸科、急诊科。

1994 年，浙江大学医学院附属邵逸夫医院通过借鉴美国罗马琳达大学的医院工作模式，成立呼吸治疗科。邵逸夫医院呼吸治疗科的工作模式和美国的工作模式类似，开展的业务涵盖门诊、肺功能室、呼吸康复、呼吸支持、机械通气等内容，在住院病房，主要与呼吸科、重症医学科医师组成多学科团队进行患者管理。

目前全国很多医院已经建立了呼吸治疗小组或者呼吸治疗中心。比较具有代表性的是四川大学华西医院。该院自 2004 年招收第一批呼吸治疗师，2005 年建成呼吸治疗小组。经过近 20 年的发展，目前已经拥有一支超过 40 人的呼吸治疗团队，工作内容辐射全院，并于 2022 年正式成立呼吸治疗科。

由于目前国内呼吸治疗专业人员仍然十分缺乏，无法满足临床需求，因此几所较大的教学型医院开展呼吸治疗短期进修学习，培养医生和护理人员从事呼吸治疗工作。2018 年，中华呼吸学会和美国胸科医师学院牵头，在全国范围开展呼吸与危重症医学（pulmonary and critical care medicine，PCCM）呼吸治疗单修班。PCCM 项目具备较为统一、客观的教学体系和考核体系，可保证学员的学习效果，有利于提高呼吸治疗继续教育的同质化。

中华医学会呼吸病学分会、中国康复医学会、中国病理生理学会、中国老年医学会及部分省级医学会都设置了呼吸治疗学组，举办呼吸治疗学术会议，宣传和传播呼吸治疗相关的知识。

2020～2022 年，全国各级医院有超过 150 名毕业于高等院校的呼吸治疗师参与到新冠肺炎疫情患者的救治工作中。在心肺功能评估、气道管理、呼吸支持、机械通气、呼吸康复等方面发挥了巨大的作用（图 10-1），赢得了医疗界的认可，也得到了社会的广泛关注。2020 年 2 月，人力资源和社会保障部会同国家市场监督管理总局、国家统计局公布呼吸治疗师为新职业（职业代码 4-14-01-03），同时认可了呼吸治疗的业务范畴，极大地推动了呼吸治疗专业的发展。

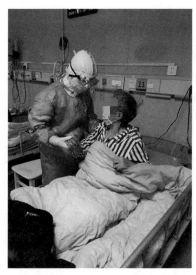

图 10-1　呼吸治疗师指导新冠病毒感染患者进行呼吸训练

第三节　呼吸治疗学专业的人才教育

　　呼吸治疗学专业的人才培养目标是以医学及社会经济发展对呼吸治疗人才的需求为导向，培养能够在医生的指导下，运用专业知识和技术为心肺功能不全的患者提供心肺功能评估、治疗、管理，以及心肺疾病预防和健康指导的专业人员。本节主要针对呼吸治疗本科教学的人才培养目标、能力结构和教学体系建设进行阐述。

一、呼吸治疗学专业的人才培养目标

　　随着医学不断发展，患者的治疗不再仅仅由医生和护士参与，而是多学科专业人员组成的团队共同为患者服务。呼吸治疗师作为对心肺重要脏器进行支持和治疗的专业，逐步成为治疗心肺功能不全患者的团队成员之一。在整个治疗过程中，呼吸治疗师往往是治疗策略的具体实施者。因此，总体而言，呼吸治疗师应该具备较强的动手能力、技术操作能力和岗位胜任力。具体的目标包括：

　　1. 能熟练地掌握常见的临床技能，能基本正确和独立地实施常规呼吸治疗救治　这是作为一名合格呼吸治疗师的基本培养目标。呼吸治疗学本科教育中，学生系统学习呼吸治疗专业相关的理论知识，能熟练运用各种呼吸治疗相关仪器和设备，掌握专业技术知识并具备扎实的临床实践能力，能够胜任常规的救治工作。

　　2. 具有一定的临床经验和科学的临床思维，能够对心肺疾病进行评估和诊治　随着医疗分工不断细化，患者评估和治疗措施越来越精细，呼吸治疗师参与的多学科合作有助于协助临床医生更好地完成各种临床操作。呼吸治疗学生经过系统学习临床医学基础知识以及心肺系统生理学与病理生理学知识，积累临床经验，建立科学的临床思维，能够对心肺疾病进行全面准确评估和诊治。甚至可能达到助理内科医师的水平，协助医生完成疾病诊治。

　　3. 具备一定的临危思维技巧，具有对紧急情况能够做出快速判断和处理的能力　呼吸治疗师常常面对心肺功能不全甚至存在呼吸衰竭的重症患者，这类患者常常发生紧急的临床情况。这就要求呼吸治疗师具备在紧急情况下的快速判断和处理的能力。呼吸治疗专业学生通过扎实的理论知识学习以及实习过程中的临床实践，具备紧急情况进行快速判断和处理的能力。

4. 具备较高的职业道德和素质，良好的人文综合素质及医德医风　个人道德修养和医疗作风是作为医务人员的基础。一个有抱负的人必定具有高度敬业乐群的精神，愿意花费较多时间在工作上，具有百折不挠的毅力和恒心。此外要注意操守把持。一个人再有学识，再有能力，倘若在品行操守上不能把持住分寸，则极有可能会对自己的成长产生阻碍作用。呼吸治疗师必须具备良好的职业素养和为医学奉献的精神，以及全心全意救治患者、尊重患者、保护患者权益的良好医德医风。在多次应急救援和社会公共卫生事件中，呼吸治疗师展现出极高的职业素养，对患者的救治发挥了巨大的作用，也得到社会各界的好评。

5. 了解临床科研方法，能够撰写具有一定水平的专业学术文章　医学是一门不断发展和进步的学科。医学研究是对临床问题的发现、探索和总结。呼吸治疗专业本科教育要求学生了解并具备一定的科研能力，能够撰写简单的论著、病案报道和综述等学术文章。

6. 具备团队协作精神　随着现代医学的发展，患者的救治已经逐步发展成多学科团队合作的工作模式，在集体中实现个人价值。呼吸治疗师应该与不同岗位的工作人员协同工作，密切配合，才能彻底融入所工作的医院环境之中，整个团队才能发挥应有的作用。

此外，除了本科教育，呼吸治疗专业的学校教育还涉及专科生教育和研究生教育。这两个层次的教育与本科生教育目标相似。不同之处在于，专科教育在培养目标上更加注重学生的技术操作能力，而研究生教育则是在实现本科生培养目标的基础上，更加关注科学研究能力的培养。

二、呼吸治疗专业人才能力结构

能力指我们在从事某项活动时所表现出的心理特征水平。能力结构指把各种能力的集合作为一个整体考虑时，所呈现出的整体结构属性。作为呼吸治疗师，需要具备以下能力。

（一）具有医学科学、人文科学、社会科学完整的三维知识结构

自然科学知识和人文社会科学知识是必备的基本文化素质，是基础和前提。专业知识、专业基础知识和学科知识决定着职业生涯的发展程度和水平。这三方面相互影响，缺一不可。中学和大学阶段是学习知识的关键时期，应该充分利用这段时间完成知识积累。

（二）自主学习能力

自主学习能力是指通过激发主观能动性，自我求知、做事、发展的能力。医学是一个还在不断发展的学科。科学技术助力医学发展，临床治疗也不断优化。要求临床工作者不断学习专业前沿知识，才能提高临床救治水平。呼吸治疗学在国内发展时间短，更需要从业者学习相关知识体系并不断总结和延伸。这就要求呼吸治疗师具备自主学习和终身学习的能力。学习能力的培养是让学生成为教学的主体，在老师的指导下，促进学生调动学习积极性，充分体现自身的创新精神，支持鼓励学生提问，并通过各种渠道获取信息，独立自主寻找问题的答案。

（三）实践能力

医学技术学是一门床旁实践的学科。呼吸治疗专业是一门实践性极强的专业。作为呼吸治疗师，需要到床旁实际实施各种治疗措施并反馈治疗效果，调整治疗方案。这就要求呼吸

治疗师具备实践能力，要将实践放在整体知识结构的框架中来认识，通过实践培养能力，使实践能力成为人的品质之一。

（四）科学研究的精神和创新能力

科学研究是指临床工作者通过实践和科研将临床问题解决的过程。创新是在实践中发现问题，产生新思想并在实践中证实的行为，是一种在主观意志驱使下逐渐形成的不断认识事物、不断探索发展的行为品质。我们通过实践发现问题，通过科学研究和创新总结和解决问题，将工作认知和经验不断转化为系统理论，知识才能得到传播和获得不断发展。呼吸治疗学是一门新兴的临床实践性极强的学科，要不断发展和进步，就需要从业者具备科学研究和创新精神。呼吸治疗师要提高和升华自身能力，也需要通过科研能力和创新能力才能实现。

（五）一定的外语水平

医学是一门需要从业者不断学习的专业。医学知识的共享促进医学的发展。国内和国外的一些进展和成果需要我们不断学习。呼吸治疗专业起源于美国，在国内的发展时间尚短，不可避免需要学习国外已有知识和对外交流，外语听、说、读、写的能力和基本知识储备是必要的。

（六）沟通协调能力

呼吸治疗师作为临床团队的一员，在临床工作中需要与医务人员和患者进行沟通和协调。通过沟通协调，能够达成目标治疗方案的共识。良好的团队沟通是保证临床工作顺利开展的基础。有效的医患沟通是减少医疗纠纷和提高治疗效率的关键。在团队沟通和协调时，应该以患者的健康利益为核心，遵循互相尊重、互相学习、互相配合、互相监督的原则。在医患沟通时则应该树立以质量为核心、以患者为中心的服务意识，富有同情心和共情意识。在大学学习期间，应该有意识地培养说话和表达技巧、鼓励多参与临床沟通实践；积累沟通经验。

三、教学体系建设

四川大学是我国境内最早开始呼吸治疗学高等教育的本科院校。在建立之初，教育体系的设计结合美国呼吸治疗教育的课程体系和中国的大学医学教育特色。经过二十多年的教学实践，目前逐步形成完善的教学体系。因目前四川大学呼吸治疗专业的教学体系较为完善，故以此为例进行阐述。呼吸治疗学是一门以心肺生理学、病理生理学、生物医学工程学等为基础，融合呼吸与危重症医学、麻醉学等多学科知识的学科。呼吸治疗学的教育体系是以学科培养目标和学生的能力结构为指导，教学体系建设应该同时兼顾广度和深度，基本覆盖人文科学和社会科学、基础医学知识、专业核心知识等几个方面。

（一）人文科学和社会科学

人文科学和社会科学包括但不限于政治、历史、公共英语、体育、心理健康、数学、化学、物理等基础知识。基础学科知识一方面可以丰富学生的人文科学知识，拓展知识广度。另一方面，也是学习医学知识的基础和必不可少的。同时，还可以根据学校的实际情况提供多种跨学科课程，增加学生的艺术、美术、人文、科学知识的广度。这部分知识通常在大学第一学年和第二学年完成。

（二）基础医学知识

呼吸治疗师照护心肺功能不全的患者，且需要具备独立评估和治疗的能力，基础医学知识是对患者做出准确判断的基石，是必须学习的。学习基础医学知识为学习呼吸治疗师专业核心课程和科学研究奠定基础。基础医学知识通常包括但不限于有机化学、生物化学、医学生物学、组织学与胚胎学、解剖学、生理学、病理学、诊断学、医学统计学、医学伦理学、内科学、外科学等课程。一般在大学第一和第二学年完成。

（三）专业核心知识

心肺系统是指在功能上有密切联系的循环系统和呼吸系统。心肺系统的能力直接影响全身其他器官的功能，是人体重要的系统。呼吸治疗师的主要临床工作是为心肺功能不全的患者提供合适的呼吸支持，就必须掌握心肺系统的基础知识和各种呼吸支持手段。专业核心课程应该涉及呼吸治疗师临床工作内容的各个方面，一般在大学第三学年进行学习，内容包括心肺系统常见疾病、ICU 常见疾病和处理、呼吸治疗药理学、机械通气、医疗气体应用与氧疗、心肺康复、肺功能监测、支气管镜检查、气道管理和人工气道建立、气道廓清技术、气道用药（湿化和雾化等）、血气分析、睡眠监测、呼吸治疗设备介绍、专业英语、基础生命支持和高级生命支持、家庭呼吸治疗等。专业核心课程是呼吸治疗专业的学生必须掌握的专业知识，随着教学形式多样化，在讲授过程中可以运用小班教授、临床见习、翻转课堂、模拟教学、线上课堂、问题导向的学习等多种教学手段，提高学生对这些知识的掌握度。

（四）临床实践教学

实践教学贯穿于整个大学阶段。在理论课程学习阶段，大多数理论课程会设置相应的临床见习、观摩学习或标准化病人等实践环节。此时的实践教学有助于帮助学生掌握理论知识。一般在大学第四学年会进入临床实习。呼吸治疗本科院校的临床实习时长一般约为一学年。临床实习是为了让学生能够将理论知识用于实践，理论联系实际，真正掌握理论知识和应对未来的临床工作，真正感受临床实际工作状况，在临床实习中，呼吸治疗本科学生需要轮转呼吸与危重症医学科、重症医学科、支气管镜检查室、睡眠监测、肺功能检查室、麻醉科等多个临床科室，在带习教师的指导下，对心肺疾病进行评估和治疗，掌握呼吸治疗师常用的临床技能，积累一定的临床经验，形成科学的临床思维，能基本正确且独立地实施常规操作，能对紧急情况进行快速判断和正确处理，以及学会临床沟通技巧。

（五）创新思维培养

现代医学人才的培养十分注重创新思维能力的培养。1997 年，四川大学建立呼吸治疗专业，本身就是一种基于临床医学发展趋势的创新。事实证明，呼吸治疗在危重症疾病和心肺功能不全患者的治疗中，发挥了巨大的作用。呼吸治疗是一门新兴的临床实践性极强的学科，目前国内的呼吸治疗尚处在发展阶段，许多工作需要优化。在临床实践中，为了提高工作效率，改进设备性能，优化治疗方案，探寻理论原理，往往需要不断探索和创新。呼吸治疗师担任着不断创新的任务和使命。因此，呼吸治疗专业教育的目标之一就是培养学生的创新思维。创新是建立在掌握基本理论知识基础上的。在教学中，可以通过设置创新学分、安排指导教师、提出创新问题、增加实验室教学和动手机会等形式，激发学生去思考和创新。

第四节 岗位和工作内容

一、呼吸治疗师的就业

呼吸治疗师是对心肺功能不全的患者进行照护。目前呼吸治疗师主要工作地点仍然是各级医疗机构，此外也有医疗公司、科研院校等地方。具体包括：

（一）各级医疗机构

心肺系统是人体重要的系统，与其他系统息息相关，相互影响，心肺功能不全或心肺功能衰竭甚至可以威胁患者的生命。在医疗机构中，常常会有各种心肺功能不全的患者就医和（或）住院，此时就需要专业人员进行心肺功能评估、治疗和支持。医院内所有与心肺功能相关的科室和部门，都可以有呼吸治疗师参与。其中主要的科室包括成人和儿科重症监护室、呼吸内科（呼吸与危重症医学科）、急诊科、支气管镜室、肺功能检查室、睡眠医学中心等。在国内一些医院也成立了呼吸治疗科，辐射全院所有需要照护的患者。

（二）医疗器械公司

呼吸治疗师在评估和治疗患者时，除了通过经验积累，使用传统的病史采集和床旁查体评估患者的情况外，还需要利用呼吸治疗相关设备。生产和销售这些设备的医疗器械公司也是呼吸治疗师就业的场所。呼吸治疗师是最了解呼吸治疗相关设备性能和临床需求的专业人员之一，在设备研发、推广、维护等方面，呼吸治疗师都能很好地胜任。

（三）科研机构和教育机构

随着呼吸治疗学的发展，高等院校和科学研究机构也是呼吸治疗师的就业场所。在这些单位工作的呼吸治疗师专注于学生教育、科学研究和管理工作。

（四）家庭呼吸治疗

一些具有基础疾病的患者需要长期居家治疗。例如，随着社会老龄化进展，老年人数量逐年增加。这部分人群常伴有心肺功能不全的疾病，如慢性阻塞性肺疾病。也有一些因中枢神经系统疾病或神经肌肉疾病而存在呼吸肌力下降和呼吸功能衰竭的患者。睡眠呼吸暂停患者也需要呼吸支持。心肺功能障碍影响患者的生活质量，呼吸治疗师为这些患者提供专业的氧疗、药物吸入、戒烟、心肺康复和锻炼等方面的治疗和指导。呼吸治疗师的介入可以降低患者住院率、提高生存质量、改善心脏功能、增加幸福感，甚至改善肺功能和延长生存时间。目前我国境内的家庭呼吸治疗尚未真正开展，但这部分工作将是社会发展趋势，也是呼吸治疗专业的发展方向。

（五）研究生深造

随着医学的不断发展，医学技术学不断进步，医学领域需要研究型人才的参与。呼吸治疗师本科学生也越来越多地选择继续就读研究生深造学习。这是社会和科学发展的大趋势，也可以提高呼吸治疗整个行业的整体实力。

从 1997 年四川大学华西临床医学院开始开办呼吸治疗专业至今的 20 多年来，四川大学华西临床医学院共培养 300 余名呼吸治疗师。根据呼吸治疗师本科学生的就业情况统计，超过 80% 的学生在三级甲等医院就业，近 10% 在医疗设备公司就业，近 10% 选择继续深造学习。

选择读研究生的比例在逐年增加。

医学技术学的持续进步创造着不断变化的新环境，从而给呼吸治疗从业者（respiratory care practitioner，RCP）提供了许多有益的机会。大部分呼吸治疗师在医院和专科医院工作，他们对重症患者进行照护，是急诊和重症团队中的重要组成部分。由于呼吸治疗师在患者照护中的重要地位，许多大型医疗机构认识到呼吸治疗师的重要性而引进呼吸治疗专业人才。目前而言呼吸治疗师的就业尚处于供不应求的阶段。许多医院暂时不能招聘到呼吸治疗师，让医生和护士参与呼吸治疗培训或进修，开展呼吸治疗工作。随着呼吸治疗的发展，呼吸治疗高等教育的重要性逐渐得到广泛的认可和重视。一些高等院校已经开设或者即将开设呼吸治疗专业。将来一定会有越来越多的呼吸治疗师参与到临床工作中。

二、呼吸治疗师的工作内容

呼吸治疗相关工作具备非常强的操作性和动力性。在心肺系统的管理中，呼吸治疗师可以较护士更加专业，较医生更加注重细节。而在患者的治疗中，细节管理往往决定患者治疗的效果。具体而言，呼吸治疗师的工作内容包括但不限于：

（一）疾病的评估和治疗

1. 询问病史和床旁查体　病史采集和床旁查体是评估和诊断的基础，可以帮助医务人员评估和判断患者的心肺功能和疾病，是每一位呼吸治疗师必须具备的基本技能（图10-2）。

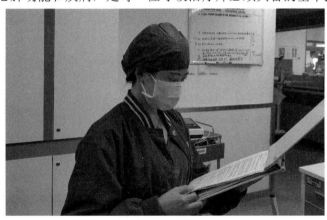

图 10-2　呼吸治疗师查看患者病历资料

2. 获取和分析痰标本　痰标本检测可以帮助临床医生分析患者肺部疾病的原因。呼吸治疗师通过鼓励患者咳嗽、吸痰和支气管镜检查等手段，可以获取合格的痰液标本，帮助临床准确分析患者疾病状况。

3. 肺功能检查　主要的肺功能检查包括测定患者的肺容积、气流流速和流量、支气管激发试验和扩张试验。医疗机构一般都配备肺功能室，呼吸治疗师可以担任肺功能室的技术人员，并能够通过数据分析来判断患者是否存在肺功能受损。

4. 心功能监测和分析　包括实施心电图、心脏负荷试验、心脏超声检查等。当然，心功能的检查和分析同样离不开心脏科医师的介入。但呼吸治疗师需要解读简单的心肺评估检查结果，判断心脏功能，并制订适合患者的治疗和康复计划。

5. 睡眠呼吸紊乱的检测　睡眠呼吸紊乱可能导致多种并发症。呼吸治疗师实施并分析多导睡眠描计图结果，判断睡眠紊乱的类型，并提供相应的治疗。

6. 床旁血气分析 血气分析可以评估患者呼吸系统通气和氧合状况的临床操作，一般由呼吸治疗师完成。临床工作中，呼吸治疗师不仅能正确操作相关仪器，还能够通过分析数据判断患者通气和氧合障碍以及酸碱失衡状态，帮助临床治疗。

7. 分析影像学检查结果 呼吸治疗师具备通过 X 线片、CT、MRI 等影像学检查结果评估和诊断心肺疾病的能力。近年来床旁超声应用越来越广泛，呼吸治疗师能够实施简单的心肺系统床旁超声检查，并分析心肺系统的状况。

8. 支气管镜检查 呼吸治疗师作为支气管镜检查技师，可利用支气管镜对呼吸系统进行评估和治疗。

9. 测定氧耗量和二氧化碳产生量 呼吸治疗师需要通过间接热量法测定氧耗量和二氧化碳产生量，分析氧供和氧耗量等问题。

（二）医疗气体的使用

包括使用氧气、氦气、一氧化氮以及其他多种医疗气体。呼吸治疗师管理和维护各种医疗气体相关的设备，临床使用医疗气体进行治疗和诊断。

（三）呼吸支持

1. 氧疗 准确使用鼻塞、面罩、高流量氧疗、氧帐、呼吸机等装置，进行氧气治疗，在医生的指导下调整氧流量以增加患者的吸入氧浓度，纠正患者缺氧状态。

2. 机械通气 机械通气是利用呼吸机对患者进行呼吸支持，是呼吸治疗师重要的工作内容。机械通气主要用于呼吸衰竭患者，包括无创机械通气和有创机械通气。呼吸治疗师能够正确应用呼吸机，给予呼吸衰竭患者合适的机械通气支持。能够准确把握呼吸机使用的适应证、禁忌证，设置并调节呼吸机参数，通过呼吸机监测患者的各种呼吸系统指标，把握呼吸机撤离的指征并实施呼吸机撤离。

3. 体外膜肺氧合技术 包括体外膜肺氧合技术的理论原理和实践操作，以及相应的呼吸支持设置和调节等。

（四）气道的建立和管理

1. 人工气道建立 呼吸治疗师协助医生完成呼吸衰竭患者的人工气道建立。主要包括气管插管和气管切开。

2. 人工气道维护 人工气道在使用过程中需要专业人员维持人工气道位置正确和通畅。呼吸治疗师在人工气道维护方面，具有理论体系支撑和较多的临床经验，可以在短时间内准确判断人工气道的状况，并做出相应的处理。

3. 气道分泌物清除 呼吸治疗师通过鼓励患者咳嗽、吸痰、支气管镜检查以及其他设备等手段清除气道内的分泌物。

4. 气道湿化治疗 评估患者气道湿化的程度，在医生指导下制订气道湿化方案并实施。

5. 气道雾化治疗 心肺功能不全的患者需要使用雾化治疗。有些患者，如慢性阻塞性肺疾病和哮喘患者甚至需要长期居家雾化治疗。呼吸治疗师是雾化治疗的具体实施者，同时也指导患者正确实施雾化治疗，提高雾化治疗的效果。

6. 气道廓清治疗 主要是指通过胸部物理治疗帮助痰液从肺中排出，包括体位引流、胸部叩击和振动、指导咳嗽等措施。呼吸治疗师能够掌握每一项操作的使用指征，并指导患者正确实施气道廓清治疗，实现气道的清洁和通畅。

（五）肺扩张治疗

对于存在或需要预防肺不张的患者，往往需要肺扩张治疗。目前有许多肺扩张治疗措施。呼吸治疗师要掌握所有的肺扩张措施，并指导患者正确实施肺扩张治疗。

（六）心肺康复

心肺康复是一项由多学科团队合作实施的工作，呼吸治疗师是治疗团队中的主要成员之一。呼吸治疗师在心肺康复中，主要承担心肺功能评估、治疗措施实施和团队沟通协调等工作。

（七）患者急救

每一位呼吸治疗师都应该掌握基础生命支持和高级生命支持技术，作为团队成员参与危重患者抢救和心肺复苏。

（八）危重患者转运

心肺功能不全的危重患者的转运往往存在较大的风险。呼吸治疗师主要负责在转运过程中给予呼吸的监测和支持，保证患者转运安全。

（九）设备管理

设备管理主要包括呼吸治疗相关仪器设备的维修和保养，按既定的标准定期实施全部仪器的质量控制，保持仪器性能完好和处于随时备用状态，提供仪器设备清单，负责仪器设备的存储、清洁、消毒或灭菌等工作。

（十）其他

1. 随访和家庭呼吸治疗　主要包括出院患者的家庭护理方案及跟踪随访，门诊患者的肺康复和指导慢性肺疾病患者进行康复活动；帮助并指导戒烟；指导患者及其家人使用通气机和其他生命支持系统；检查和清洁仪器并保障其正常使用；处理设备和患者的紧急问题等工作。

2. 患者教育　主要包括对患者及其家人和社会公众进行宣传和教育，对医院其他工作人员进行服务教育，以及对学生的理论教育和临床带教。

三、呼吸治疗师的职业规划

基于对呼吸治疗学专业的了解，呼吸治疗专业的学生应该制订自身的职业规划。制订职业规划时，应做到以下几个方面：

（一）主动了解专业的特点，准确认识自我，明确自身的定位

通过向教师、呼吸治疗往届学生请教以及借助书籍、网络等多个途径，了解呼吸治疗专业的特点和职业机会。客观分析自己的职业兴趣、个人风格、职业价值观、个性特征等，作为设定职业生涯目标和策略的基础，做出准确的职业定位。每个人都有不同的职业倾向性。比如有些学生适合或者喜欢科学研究，有的喜欢临床工作，有的喜欢设备的改造和发明，有的喜欢教书育人。可以根据兴趣选择医院、科研院校、高校或者管理部门作为工作场所。

（二）与时俱进，灵活调整

职业定位可能是暂时的或者尚无明确定位，根据自我发展、社会变迁以及其他不可预测的因素，主动适应各种变化，及时评估，灵活调整，不断修正、优化自己的职业生涯规划。

第五节　呼吸治疗学学科发展中的问题与展望

一、呼吸治疗学学科发展中面临的突出问题

目前我国的呼吸治疗专业教学形式包括专科教育、本科教育、研究生教育、毕业后教育、短期培训班等。开展呼吸治疗专业的本科高等学校不低于 6 所（四川大学、郑州铁路职业技术学院、上海震旦职业学院、广东江门中医药职业学院、广州新华学院、浙江大学城市学院），开展呼吸治疗研究生培养的学校也不低于 4 所（四川大学、北京大学、中山大学、上海交通大学），办学的院校逐渐增多，但有许多问题仍亟待解决。

（一）呼吸治疗专业尚未收入本科专业目录

教育部《普通高等学校本科专业目录》中并无呼吸治疗专业。目前各高等院校不能独立招收呼吸治疗专业学生，而是隶属于康复治疗专业或护理专业，作为一个专业方向进行招生和培养。这一现状在很大程度上限制了高校开办呼吸治疗专业的动力，一定程度上阻碍了专业发展。

（二）缺乏独立的执业资格证

虽然呼吸治疗师已经成为人力资源和社会保障部公布的新职业，但卫生部门尚未增加这一医疗卫生的新职业。目前在职的呼吸治疗师们无法顺利考取呼吸治疗资格证书，影响了呼吸治疗工作的开展。这一现状还导致了另一个重大问题：大部分医院缺乏呼吸治疗职称评定体系，很多医院无呼吸治疗师职称评定的标准，影响了许多医院招聘呼吸治疗从业者，也影响呼吸治疗师们实现自我价值和获得合理薪酬待遇。

（三）尚未形成统一的教学质量国家标准

呼吸治疗专业尚未收入本科专业目录中，因此目前仍然缺乏相应的教学质量国家标准。高校会根据自己对呼吸治疗专业的理解制订培养目标和培养方案。不同的医院对呼吸治疗师的定位不完全一致，授课教师也多为呼吸科和重症医学科医师，这些授课教师在设置教学内容时，会倾向于按照自身所在科室的临床需求来培养呼吸治疗师，导致高校间的培养模式存在差异。四川大学呼吸治疗专业在借鉴国外呼吸治疗教学标准的同时，结合中国国情，以"培养多技能人才"为指导思想，加入了危重症监护的专业知识，形成了独特的本科教学体系，也被部分专科院校所采用。但是，呼吸治疗专业的发展要求人才培养的一致性。制订统一的培养目标和培养方案是呼吸治疗专业发展的必然趋势，是目前呼吸治疗高等教育领域需要解决的一大问题。

（四）缺乏优质的呼吸治疗教师队伍

目前高等院校的呼吸治疗师数量有限，许多高校参与呼吸治疗教学工作的仍然以临床医师为主。由于理论知识和临床实践的限制，他们可能无法真正全面深入掌握呼吸治疗专业知识，导致知识点讲解不透彻、不全面。早期的呼吸治疗毕业生在工作中往往需要通过自学完成理论知识积累。这是呼吸治疗专业起步阶段不可避免的问题。目前开展专科或本科教学的院校中，四川大学和浙江大学因为有较完善的呼吸治疗团队，已经建立了呼吸治疗师为中坚力量教师团队，但其他高等院校尚缺乏优质的教师团队。增加呼吸治疗从业人员人数，才能扩大教师队伍，真正培养合格的呼吸治疗师。另外，建立呼吸治疗专业教师认证体系，进行

教师的能力考核、提升等，是呼吸治疗教育体系需要解决的另一大问题。此外，教师队伍的对外交流也非常重要。通过申请出国访问和进修深造以及对外联合办学等方式，学习国外成熟的教学经验，也可以提高呼吸治疗专业的教学水平和教学质量。

（五）缺乏独立、统一的教材，教学设施不完善

呼吸治疗专业仍然有许多课程十分缺乏教材或者相关的专业书籍。目前我国境内高校授课仍然以翻译国外教材或者自编讲义为主。高质量、统一编写的教材是提高高校教学水平的重要影响因素，是亟待解决的问题。此外，绝大多数院校缺乏单独的呼吸治疗实验室或模拟教学中心，教学设备缺乏，教学只能止步于理论，学生实际操作的机会减少，降低了教学效果，这也是各院校需要解决的问题。

（六）缺乏呼吸治疗教育背景的研究生导师

目前全国可招收呼吸治疗专业研究生的院校有四川大学、北京大学、上海交通大学、中山大学等高等院校，但导师以临床医师为主。这导致许多研究生的研究方向和内容多为临床医学的相关课题而缺乏呼吸治疗专业的科研能力培训。要解决这个问题，其一是完善呼吸治疗师的职称评聘体系，其二是导师必须有稳定的科研课题和扎实的科研能力。这是任重道远的任务。呼吸治疗专业的学生，应当树立学科建设的主人翁意识，在大学期间努力提升自我的科学素养，夯实自己的医学基础知识，为未来的学科建设做好应有的准备。此外，呼吸治疗高等院校也可以加强国际合作，采用联合培养的形式与国外的高校进行交流，也为以后的学术和科研交流提供契机。

（七）尚未建立独立的学术组织

中国的呼吸治疗专业尚无独立的国家级呼吸治疗学会。成立呼吸治疗学会，与制定规范的呼吸治疗认证标准、继续教育、职称考核、参与国际呼吸治疗学术和科研活动等密切相关，是目前呼吸治疗界需要完成的一大艰巨任务，也必定是具有里程碑意义的一件大事。

（八）继续教育认证机制不完善

由于高等院校毕业生数量有限，无法满足国内呼吸治疗师的需求，继续教育成为培养呼吸治疗师重要方式之一。医生和护理人员通过培训，学习呼吸治疗知识，成为呼吸治疗从业者。目前全国开展呼吸治疗继续教育医院有四川大学华西医院、中日友好医院、中国人民解放军总医院、浙江大学医学院附属邵逸夫医院、河南省人民医院等多家三甲医院，这些医院具有国内领先的医疗团队、医疗设施、对外交流机会和较高的科学研究水平。但因呼吸治疗专业发展的区域差异较大，不同医院呼吸治疗团队起步时间差距较大等原因，相同级别的医院，呼吸治疗团队规模和工作重点差距较大。因此，不同医院在进行呼吸治疗继续教育过程中，其教学方式、教学能力、毕业要求也存在较大差别，是否需要统一毕业要求，可能是继续教育领域需要解决的一个问题。此外，呼吸治疗进修学员的从业认证，目前也没有统一意见。为了实现呼吸治疗继续教育同质化，2018 年，中华医学会呼吸病学分会和美国胸科医师学院牵头，在全国范围开展 PCCM 呼吸治疗单修班，形成较为统一、客观的教学体系和考核体系，有利于提高呼吸治疗继续教育的同质化，旨在提升我国呼吸系统疾病整体防治以及危重症管理能力。目前在全国共有 10 家培训基地。单修学员 PCCM 呼吸治疗单修结业后，由培训基地颁发继续教育结业证书，若再通过 PCCM 呼吸治疗考核，则可获得 PCCM 呼吸治疗单修证书。

总之，我国呼吸治疗发展到现在，医疗界、社会均已认可呼吸治疗师团队，人力资源和社会保障部也已经认证呼吸治疗职业。但需要解决的问题还有很多，诸如提高教学质量，扩

大从业人员规模，建立呼吸治疗学会等，需要一代代呼吸治疗师共同努力，推动呼吸治疗专业向前发展。

二、呼吸治疗学学科展望

虽然与其他临床相关专业相比，呼吸治疗专业尚有需要解决的问题，整体发展也处于起步阶段。但是，经过 20 多年的努力，目前呼吸治疗学学科在中国正在不断发展和前进中。

（一）呼吸治疗专业得到社会广泛认可，临床需求大，就业前景广阔

在新冠肺炎疫情中，富有经验的呼吸治疗师在全国各地参与危重患者救治，让不同区域、不同级别的医院深刻认识了呼吸治疗师团队的从业内容和在重症患者救治中的强大力量，呼吸治疗师更加活跃于公众视野中。2020 年 2 月，人力资源和社会保障部会同国家市场监督管理总局、国家统计局认证呼吸治疗师为新职业，同时认可了呼吸治疗的业务范畴，极大地推动了呼吸治疗专业的发展。各大医院呼吸治疗师需求大大增加，呼吸治疗师更加"供不应求"。

因高等教育院校毕业生远不能满足临床需求，许多医院通过继续教育的形式派遣临床医师和护士到呼吸治疗继续教育基地完成为期 3～12 个月的呼吸治疗进修，结业后回归科室开展呼吸治疗相关工作。也有一些地区和医院通过定期举办呼吸治疗短期会议、培训班的形式进行呼吸治疗理论和技术的学习。区域联盟、医联体医院和定点支援等形式也为患者的呼吸治疗相关管理提供了支撑。

整体而言，目前呼吸治疗师的临床需求大，从业人员少，高校毕业生就业前景广阔。这一现状激发了高校开办呼吸专业的热情，也促进了呼吸治疗学科发展。

（二）开办呼吸治疗专业的高校逐年增加，专业发展良好

仿照国际呼吸治疗体系，我国的呼吸治疗教育正在向着层次化、规范化发展并有多元化趋势。按照美国劳工统计局的就业报告，2022 年美国共有 13 万余名呼吸治疗师在岗，多数为副学士学位。近年我国开办呼吸治疗专业的高等院校逐年增加，在参考国际呼吸治疗教育体系的基础上，建立了越来越完善的教学体系。这些现状都推动着中国呼吸治疗专业发展。

（三）新兴的专业带来巨大的发展创新机遇

呼吸治疗专业是一个多学科交叉融合的专业。在临床实践中，呼吸治疗与临床医学、影像学、工程学等专业开展合作，进行呼吸治疗相关前沿设备的研发和临床应用。呼吸治疗专业发展会越来越快，合作科室也会逐渐增多，与各学科的合作会更加广泛、紧密，对呼吸治疗师的能力要求也会越来越高。

呼吸机、呼吸康复相关设备的国产化也是目前国内医疗行业需要逐渐填补的空白。呼吸机和呼吸康复设备研发在国外已具有较长的历史，虽然我国目前设备的整体质量已接近国际水平，但考虑到呼吸治疗专业发展的速度，仍然有许多呼吸治疗设备需要本土化和创新。因此，拥有一定临床基础的团队，结合实际临床需求，参考国内外呼吸治疗设备，创新研发有临床实际应用前景的呼吸治疗设备，是目前呼吸治疗发展的一个前沿方向。

呼吸治疗师临床工作的开展多依赖于相关的临床设备，随着临床医学发展越来越深入，传统的医疗设备已不足以满足呼吸治疗师的临床需求。国务院发布了推动公立医院高质量发展的意见，支持医学技术学创新。呼吸治疗学与医学工程学的结合逐步成为热门，将结合临床实际需求，创新设计前沿的医学技术设备并应用于临床，促进医疗技术的发展，推动疾病诊疗水平。

　　当下中国和世界都面临着人口老龄化、心肺系统慢性疾病发病率高和公共卫生事件频发等影响人类健康和生活质量的问题。这些社会现状为呼吸治疗专业的发展创造了契机。在公共卫生事件如地震、流行病防控等方面，呼吸治疗师发挥着重要作用，一些医院筹建了应急医疗队，呼吸治疗师参与其中可大大提高重症患者的救治效率。虽然目前呼吸治疗学学科的发展尚存在许多困难，但是这个新兴学科正在不断向社会展现其作用和担当，呼吸治疗学学科的发展前景必将无比广阔。

（罗凤鸣　刘婷婷　王　振）

参考文献

龚道元, 徐克前, 林发全, 2016. 医学检验导论 [M]. 北京: 人民卫生出版社.

国务院学位委员会第六届学科评议组, 2013. 学位授予和人才培养一级学科简介 [M]. 北京: 高等教育出版社.

贺庆军, 杜美莲, 梁宗安, 2011. 中国呼吸治疗专业教育介绍 [C]. 中华医学会呼吸病学分会. 呼吸与危重症医学 (2010-2011). 北京: 人民卫生出版社.

贺庆军, 卿平, 万学红, 等, 2010. 医学技术专业教育 12 年的探索与实践 [J]. 现代预防医学, 37(2): 269-271.

教育部高等学校教学指导委员会, 2018. 普通高等学校本科专业类教学质量国家标准 (下) [M]. 北京: 高等教育出版社 .

柯杨, 2014. 21 世纪中国医学教育改革再定位 [M]. 北京: 北京大学医学出版社.

唐高骏, 吴清平, 2015. 台湾地区重症医学的历史、现状和未来 [J]. 中华重症医学电子杂志, 1 (1): 20-25.

王如蜜, 郝建萍, 2018. 言语治疗师入门手册 [M]. 北京: 北京科学技术出版社 .

夏宁绍, 郑铁生, 2018. 体外诊断产业技术 [M]. 北京: 人民卫生出版社.

杨必, 贺庆军, 刘陇黔, 2011. 视光学专业本科教育模式的比较与思考 [J]. 中国高等医学教育, (12): 15-16.

郑铁生, 倪培华, 2017. 临床检验医学 [M]. 北京: 人民卫生出版社.

Efron N, 2021. Which are the top optometry schools in the world ? [J]. Clin Exp Optom, 104(8): 813-814.

Woo GC, 2005. Diversity in optometric education within and across China: challenges for harmonization [J]. Clin Exp Optom, 88(6): 420-425.